섹스의 과학

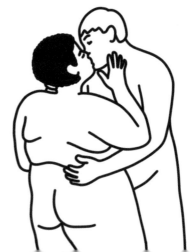

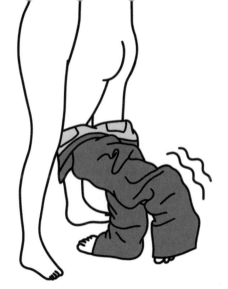

The Science of Sex

섹스의 과학

케이트 모일 지음 | 조슬린 코버루비어스 그림 | 강세중 옮김

시그마북스
Sigma Books

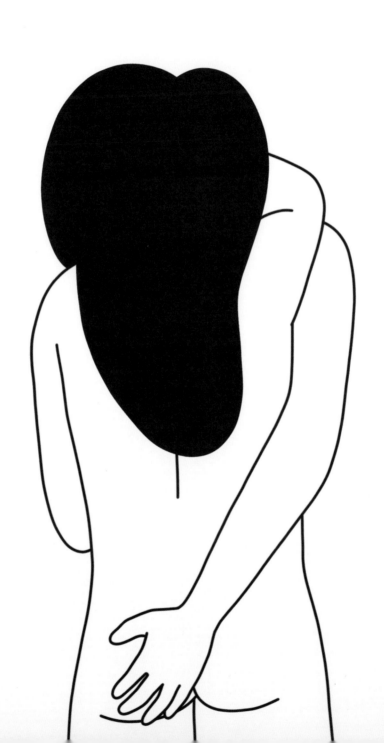

차례

섹스에 대해
말하기

나는 섹스에 대해 의문을 느끼지 않은 사람을 만나본 적이 없다. 성심리 치료사인 내 업무의 주요 부분 중 하나는 사람들이 각자 자신에게 맞는 답을 찾도록 돕는 것이다. 나는 항상 왜 '섹스'라는 단어가 사람들에게 특정 반응을 불러일으키는지, 즉 몸짓이 바뀌고, 목소리 톤이 달라지고, 일단 이 주제만 꺼내면 대화 분위기가 달라졌다는 느낌이 드는지에 대해 흥미를 느껴왔다. 2023년에조차 내가 성심리 치료사라고 말하면 사람들이 눈을 치뜬다. 마찬가지로 나는 왜 성교육이 성행위에만 집중되는지에 의문이 들었다. 성행위는 우리의 심리나 감정과 분리할 수 없고, 심지어 감정적으로 애착이 없는 사람과 함께할 때조차도 그런데 말이다.

섹스는 전문가가 되기 위한 과정 없이 전문가가 되기를 기대하는 분야처럼 느껴진다. 질문, 학습, 시행착오 없이 저절로 통달하기를 바라는 것이다. 주관적인 경험이긴 해도 섹스 역시 배워야 몸에 익는 '기술'이라고 할 수 있다. 그럼에도 적절한 교육이 이뤄지지 않아 많은 사람들이 섹스에 실패할까 걱정하고 있다.

모든 것을 제쳐 두더라도 우리는 성적으로 엄청난 변화와 발전의 시기에 있다. 성 건강 산업은 팽창 일로에 있다. 새로운 벤처기업들이 끊임없이 등장해 이성애 중심의 섹스가 아닌 포용성에 초점을 맞추고 성교육, 쾌감, 자신감, 웰빙을 개선시켜준다. 윤활제나 섹스 토이 같은 제품은 어두운 뒷골목에서 번화가 진열대로 이전해 다른 건강 및 웰빙 영역과 함께 성을 정상화하고 있다. 또한 자금과 연구가 이 업계에 투입되며 많은 사람의 성생활을 개선하기 위한 개발로 이어지고 있다.

섹스는 대체로 우리 자신과의 관계에 관한 것이며, 대부분은 우리 정체성

**섹스는
단순하지만,
수수께끼다.**

에 뿌리를 두고 있다. 따라서 이 책에서는 포괄적인 용
어를 사용한다. 여성과 남성이라는 용어와 함께 질이나
외음부, 음핵이 있는 사람, 음경이 있는 사람, 지정 성별 여성/남
성(AFAB, assigned female at birth/AMAB, assigned male at birth)이란 말도 사용
하며, 이는 이 글을 쓰는 시점에서 가장 포괄적인 용어로 간주되는 언어다.
연구를 인용할 때 해당 연구에서 쓰인 언어를 채택한 이유는 발표된 연구
대부분이 추가적인 식별 정보를 명시하지 않기 때문이다. 따라서 누구를 대
상으로 한 통계인지가 항상 명확하지는 않지만, 그래도 인용한 연구를 통해
성에 대한 다양한 경험과 의견에 대한 통찰력은 얻을 수 있을 것이다.

그 어떤 책도 성에 대한 모든 질문에 답할 수는 없다. 인간은 워낙 다양해
서 절대 한 사람이 성에 대한 모든 것을 이야기할 수 없기 때문이다. 나도 실
무를 하며 이런 주관성을 느낄 수 있는데, 함께 일하는 모든 사람이 각자 나
에게 새로운 것을 가르쳐줄 정도다. 아마도 이 책을 읽으면서 얻을 수 있는
가장 귀중한 것은 자신에게 질문을 던지는 태도일 것이다. 나는 섹스에 대
해 무엇을 알고 있을까? 그 지식은 어디서 얻은 것일까? 그 지식을 통해 자
신의 성적 잠재력을 실현할 수 있을까? 그렇지 못하다면, 성관계가 더 나아
지도록 바꿀 방법을 찾을 준비가 되었을까? 부디 이 책이 여러분의 호기심
을 자극하기를 바란다.

Kate Moyle

성교육

성교육은 생각보다 일찍 시작되며, 명시적인 측면과 암묵적인 측면 모두 이루어진다. 불충분하기 쉬운 학교 성교육을 받을 때뿐만 아니라 소통을 관찰하고 다른 사람과 접촉하면서 섹스에 대한 메시지를 흡수하기도 한다. 예기치 않게 섹스에 관한 주제를 접해서 주변 사람들의 어색한 반응과 자신의 당혹감을 느낄 때도 마찬가지다. 우리가 욕구를 경험하는 방식, 신체 반응, 섹스에 대해 느끼는 감정도 모두 정보의 원천이다. 성교육이 잘 이루어지면 섹스에 관한 메시지는 긍정적이게 된다. 성적 다양성을 받아들이고 섹스가 건강과 웰빙의 정상적인 일부가 되는 것이다.

섹스의 간략한 역사

섹스는 생명 그 자체만큼이나 오래된 주제지만, 인간의 섹슈얼리티에 대한 우리의 접근 방식은 끊임없이 진화해왔다. 섹스의 역사에서 중요한 전환점들은 오늘날 성생활의 지형에도 큰 영향을 미쳤다.

섹스 토이의 진화

섹스 토이 사용은 수천 년에 걸쳐 기록되어 있다. 고대 그리스에도 딜도가 있었다는 논문이 있을 정도다. **1880년대** 초에 그랜빌 박사가 최초의 바이브레이터에 대한 특허를 받았다.

콘돔 사용

이것의 역사는 수천 년 전까지 거슬러 올라가는 것으로 추정된다. 동물의 방광과 살가죽, 거북이 껍데기, 얇은 가죽, 묶은 리넨 등 재료도 다양했다. 큰 진전이 이루어진 것은 **1830년대**에 미국의 화학자 찰스 굿이어가 가황 고무 콘돔을 발명하면서부터다. 1920년대에는 제조 기술의 발전으로 더 얇고 튼튼한 라텍스 콘돔이 출시되어 널리 사용되기 시작했다.

현대 섹스 연구의 출현

1947년 미국의 생물학자 겸 성과학자인 알프레드 킨제이 박사가 성 연구소를 설립했다. 그는 섹스에 대한 기존의 통념에 도전하는 두 권의 저서, 즉 킨제이 보고서 『인간 남성의 성적 행동』(1948)과 『인간 여성의 성적 행동』(1953)을 출간해 명성을 얻었다.

시대를 관통하는 포르노

욕구와 섹스에 대한 에로틱한 묘사는 역사 전반에 걸쳐 다양한 문화권에서 기록되어 왔으며, 동굴 벽화, 미술, 그림, 글, 조각, 음악 등 분야도 다양하다. 오늘날 포르노의 주류 형식은 영화와 사진이며, 빠르게 진보하는 기술과 인터넷에 발맞춰 발전하고 있다.

카마수트라

기원전 400년부터 기원후 200년 사이에 쓰인 인도의 고대 산스크리트어 삽화책으로, 실험적이고 창의적인 체위를 자세히 설명하는 것으로 유명하다. 게다가 욕구, 친밀함, 섹슈얼리티, 사랑에 대해서도 탐색하고 있다.

기원전 400년~
기원후 200년

1800 **1830**

1900

1947

영국의 한 연구에 따르면 2015년부터 2019년 사이에 커플 중 32%가 온라인에서 만났다고 한다.

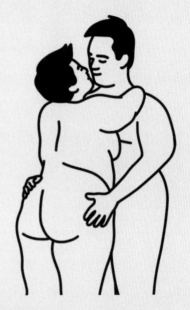

섹슈얼리티에 대한 지속적인 연구

1950년대 후반 윌리엄 마스터스와 버지니아 존슨은 인간 피험자를 직접 관찰함으로써 인간의 섹스에 대한 연구를 개척했다. 이들은 실험실 환경에서 해부학적이고 생리적인 성적 반응을 측정했다. 이 연구는 인간의 성적 반응을 이해하는 데 큰 역할을 했으며, 흥분 유발 요인과 성기능 장애나 성 문제가 어떻게 발생할 수 있는지에 대한 논의를 촉발했다.

피임약 도입

1960년 미국 식품의약국(FDA)은 세계 최초로 시판용 피임약을 승인했다. 영국에서는 처음에 기혼 여성만 피임약을 사용할 수 있었지만, 1967년에는 모든 사람이 피임약을 사용할 수 있게 되었다. 피임약을 손쉽게 접할 수 있게 되면서 생식의 자유와 선택권을 제공하는 최초의 섹스 혁명이 일어났다.

최초의 여성 섹스숍

1974년 델 윌리엄스는 미국 뉴욕에 최초의 여성용 섹스 숍인 이브스 가든을 열었다.

HIV/에이즈 유행

1981년 미국은 인간 면역 결핍 바이러스(HIV)로 인한 후천성 면역 결핍 증후군(AIDS)에 대해 처음으로 공식 보고했으며, 적어도 처음에는 게이 남성 커뮤니티에 큰 영향을 미쳤다. 1999년 세계보건기구(WHO)는 에이즈가 전 세계 사망 원인 4위, 아프리카 사망 원인 1위라고 발표했다.

비아그라 승인

1998년 FDA가 비아그라를 발기 부전 치료제로 사용 승인했다.

온라인 데이트 출현

1995년 최초의 온라인 데이트 사이트인 매치닷컴이 동반자를 만나는 방식에 혁명을 일으켰다. 스마트폰이 보편화되면서 온라인 데이트는 더욱 널리 보급되었다. 2009년에는 게이 및 양성애자 데이팅 앱인 그라인더가 출시되었고, 2012년에는 틴더가 '오른쪽으로 스와이프'라는 개념을 도입해 온라인 매칭을 시작했다. 2018년에는 〈타임스〉의 결혼 발표 칼럼에 실린 1,000쌍의 커플 중 93쌍이 온라인에서 만났다.

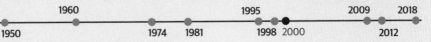

섹스란 무엇일까?

섹스를 삽입을 수반하는 행위로 정의하는 경우가 흔하다. 그러나 이런 관점은 섹스의 의미를 축소시키고 이성애 중심적이며, 섹스를 즐겁게 만드는 많은 요소를 무시한 채 섹스의 일부에만 초점을 맞출 우려가 있다.

많은 사람이 상식으로 배운 섹스의 정의를 받아들인다. 즉 생식에 중점을 둔 신체적·생물학적 행위이며 음경을 질에 넣는(PIV, penis in vagina) 성교로 정의된다고 생각하는 것이다. 그러나 '섹스'와 '성교'라는 용어를 동의어로 사용하면 성교만이 '진짜 섹스'인 것으로 격상시키고 우리가 즐기는 다른 섹스 행위를 배제하거나, 적어도 덜 중요하다고 암시하게 된다.

문제가 있는 정의

PIV 섹스에 초점을 맞추면 음경과 질, 둘 다 참여하지 않는 관계를 인정하지 않게 되고, 다른 성적 표현을 선호하거나 신체적으로 삽입 섹스를 할 수 없는 사람들의 성적 쾌감을 중요하지 않다고 생각하게 된다. 그리고 이런 섹스의 정의는 "동반자와 비삽입 쾌감을 즐기는 것은 섹스에 포함되지 않을까?" 같은 의문도 제기한다.

섹스의 정의를 성교로 제한하면 특정 집단과 행위를 배제할 뿐만 아니라, 자신에게 맞지 않을 수 있는 성적 모델을 고수해야 한다는 압박감을 느낄 수 있다. 또한 그 탓에 성적 쾌감, 교감, 만족감, 재미를 경험할 수 있는 능력에 한계를 두게 된다. 예를 들어 섹스는 반드시 성교를

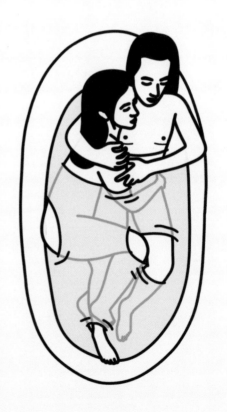

포함해야 한다고 생각하면, 불편을 느끼는 섹스를 고수하거나 기능 불안을 비롯한 성기능 장애 등의 문제가 발생할 수 있다(118~123페이지 참조). 그 결과 부정적인 성적 경험을 하게 되고, 이는 결국 욕구, 관계, 친밀함, 자기 수용 수준에 영향을 미칠 수 있다. 그리고 궁극적으로 섹스에 대한 수치심으로까지 이어질 수 있다(32페이지 참조).

섹스에 대한 통념 다시 쓰기

성교는 많은 사람의 성생활에서 큰 역할을 하지만, 사실 성적 표현의 한 형태일 뿐이다. 섹스에 관해 우리가 사용하는 언어에 대해 생각해보면 우리의 경험을 재검토하는 데 도움이 될 수 있다. 예를 들어 '전희'라는 단어는 이 행위가 메인 이벤트 전에 먼저 일어나는 일이라고 암시하기 때문에, 섹스를 선형적이고 목표 지향적인 이벤트라고 여기게 한다. 반면에 이를 '비삽입 섹스'라는 틀로 다시 바라보면 성적인 경험을 즐기는 데 다양한 방법이 있음을 이해하는 계기가 될 수 있다. 탐험이 중심이 되고 섹스가 목표 지향적이지 않은, 좀 더 순환적인 섹스 모델을 받아들일 수 있는 것이다(130페이지 참조).

섹스의 모든 면을 개방적으로 받아들이면 섹스를 최대한 즐길 수 있다.

섹스에는 우리의 몸과 마음, 감정이 모두 개입되며, 섹스 행위는 참여하는 사람들이 함께 만들어가는 것이다. 섹스의 의미와 정의를 단순히 기계적으로 받아들이지 않고, 섹스가 우리에게 주는 것에 근거해 생각할 때, 우리의 성적 세계는 크게 확장된다. 섹스의 의미에 대한 우리의 생각이 어디에서 비롯되었는지, 이런 생각이 고정된 것인지 아니면 유동적인지, 그리고 섹스에 대한 정의를 바꾸면 우리가 생각하고, 느끼고, 섹스하는 방식이 어떻게 달라질 수 있는지부터 살펴보자.

섹스는 **육체적**이기만 할까?

**섹스를 순전히 신체적 행위로만 보는 접근법은 의미를 매우 축소시키며,
섹스를 할 때 일어나는 일을 설명하는 데 한계가 있다.**

섹스는 육체적인 경험일 뿐만 아니라 사회적, 정서적 수준과도 관련 있다.

전체 그림

성생활에는 생물학적, 심리적, 사회적 측면이 모두 관여한다. 이런 관점 중 하나만 고려해서는 섹스를 제대로 이해할 수 없다. 성과학(인간의 섹슈얼리티에 대한 과학적 연구)에서는 생물심리사회적 모델을 인간의 섹스를 이해하는 황금 표준으로 삼고 있다. 이 섹스에 긍정적인 접근법은 개인의 성적 표현을 각자의 상황에 따라 타당하고 의미있는 것으로 간주한다. 이 접근법은 다양성과 차이를 존중하며 '규범'이라는 잣대로 개인을 측정하지 않는다. 규범은 일정 기준을 충족하지 못한다고 느낄 경우 수치심을 유발하는 폐해가 있을 수 있기 때문이다.

상호 연관된 반응

오른쪽 그림에서 볼 수 있듯이 사회적, 문화적 메시지는 개인의 정신과 육체에 영향을 미칠 수 있다. 섹스 측면에서는 스트레스에 대한 우리의 반응을 예로 들 수 있다. 스트레스는 사회적 맥락의 영향을 받으며, 우리는 이런 맥락을 보고 스트레스 요인에 집중해 이에 반응할지 아니면 그냥 무시할지를 결정하게 된다. 스트레스를 받으면 혈압이 상승하고 스트레스 호르몬인 아드레날린과 코르티솔이 분비되며 심박수와 호흡이 빨라지는 등 신체의 스트레스 반응이 활성화된다. 성적 흥분의 중단은 많은 사람에게 그 자체로 스트레스가 되며, 이것이 다시 스트레스와 섹스 사이의 관계를 재정립한다.

무엇이 섹스에 영향을 미칠까?
성은 생물학적, 심리적, 사회적 요소로
이루어져 있다. 이 요소들이 서로 어떻
게 연결되고 영향을 미치는지 이해하는
것이 성과학의 핵심이다.

생물학은 뇌 및 신체와 관련이 있다.
신경 활동은 신경 화학 물질의
방출을 촉발하고,
이 물질은 생리적 반응을 유도한다.
이는 다시 흥분을 돕거나 방해하는
작용을 한다.

우리의 성적 표현은
개인적이며 신체적, 정서적,
사회적 현실을 반영한다.

사회적 맥락, 즉 사회와 문화는
스트레스 요인에 심리적으로 반응하는
방식에 영향을 미친다. 예를 들어 우리는
이 맥락에 따라 스트레스에 대한
생리적 반응을 유지하기도,
스트레스 사이클을 완료하고
흥분이 계속되도록 하기도 한다.

심리학은 우리가 어떤 이벤트의
관련성을 평가할 때 감정에 개입한다.
심리적 스트레스 요인이 섹스에 집중하는
능력을 방해하면 신체적 흥분 과정을
방해할 수 있다.

섹스는 건강에 좋을까?

섹스는 결코 단순한 행위가 아니다. 섹스는 우리 삶의 너무나 많은 부분과 얽혀 있다. 섹스가 몸과 마음에 미치는 영향을 이해하면 그것이 건강과 웰빙에 얼마나 많은 이득을 주는지에 감사하게 된다.

육체적 증진

성행위는 신체 활동이며 유산소 운동의 한 형태로 작용한다. 섹스를 하는 동안 심박수, 호흡, 혈류량이 증가하고 칼로리가 소모된다. 또한 성행위는 피곤함을 느끼게 하여 숙면을 유도해서 신체가 회복되게 한다.

스트레스 해독

만성 스트레스는 성생활에 부정적인 영향을 미칠 수 있다. 어떤 사람들에게는 섹스 자체가 스트레스 요인이 될 수 있으며, 이는 섹스와 심리적, 정서적 웰빙 사이의 양방향 관계를 입증한다. 그러나 또 어떤 사람들에게는 섹스가 스트레스 해소의 한 형태로 작용하기도 한다. 섹스 중에 분비되는 신경 화학 물질인 옥시토신, 도파민, 엔도르핀이 기분을 좋게 하는 효과가 있기 때문이다. 게다가 엔도르핀은 스트레스가 정신과 육체에 미치는 영향을 완화하는 천연 통증 완화제로도 작용한다. 이런 신경 화학 물질의 유익한 효과는 긍정적인 순환고리를 만들어 섹스에 대한 욕구와 전반적인 동기를 높일 수 있다.

또한 연구에 따르면 친밀함은 일종의 스트레스 완화 효과를 내서, 정신과 신체에 영향을 미치는 정신생물학적 스트레스를 완충하고 스트레스 호르몬인 코르티솔 수치를 낮추는 것으로 밝혀졌다. 게다가 섹스는 동반자의 정서적 응원을 전달할 수 있어 스트레스에 대한 자신의 감정적 반응을 관리하는 데도 도움이 된다.

오르가슴을 느끼는 동안 추가로 급증하는 옥시토신은 프로락틴 분비와 함께 숙면을 촉진한다. 이는 스트레스와 관련 있는 수면 장애에 대응하고 스트레스에 대한 회복력을 높이는 데도 도움이 된다.

자기관리의 수단

섹스 중에는 뇌의 보상 경로(56페이지 참조)에서 도파민 급증을 경험하게 되는데, 이는 쾌감의 주요 원천이자 그 자체가 일종의 자기관리다.

섹스 중에 느끼는 감정 역시 우리 몸과 육체적인 쾌감에 대한 긍정적인 통념을 구축하는 데 도움이 되며, 이는 결국 성적 웰빙에 기여한다. 또한 쾌감은 정신적 해방감을 제공해서, 일상의 걱정에서 벗어나 온전히 자신에게 집중할 수 있게 해준다.

교감 강화

섹스가 우리의 웰빙을 향상시킬 수 있는 이유 중 하나로 동반자 간의 접촉과 신체적 친밀함이 더 깊은 교감을 형성해준다는 점을 들 수 있다. 생리적인 면에서 볼 때 접촉은 유대감을 형성하는 호르몬인 옥시토신 분비를 촉발하므로, 서로의 몸을 탐색할 때 이 화학 물질이 분비되면서 동반자와 더 가까워짐을 느낄 수 있다. 또한 섹스 중에는 취약점을 내보인다는 느낌을 받을 수도 있는데, 이것이 교감을 더욱 강화할 수 있다(143페이지 참조).

섹스는 독특하게 공유되는 경험이며 동반자가 다르면 결코 같을 수 없다. 무성애자(36페이지 참조) 같은 일부 사람들은 섹스 없이도 친밀함을 즐길 수 있다고 느끼지만, 다른 사람들에게 섹스는 성적이지 않은 관계와는 다른 방식으로 상대방을 알아가는 친밀한 수단이 된다.

자신감 향상

심리적인 측면에서 긍정적인 성적 경험과 동반자가 자신을 욕구한다는 느낌은 성적 자존감과 자신감을 증진시킬 수 있다. 많은 사람에게 욕구의 대상이 된다는 느낌은 극도로 에로틱하고 성적인 동기 부여가 된다.

또한 자기 탐색과 쾌감은 자신과 자신의 취향에 대해 배우는 데 핵심 역할을 하며 일종의 자기 성교육 기회가 된다. 자신의 몸에 대해 알아가며 관능적이고 성적인 쾌감을 그 자체로 즐길 수 있으면, 동반자에게 자신이 즐기는 것을 알려주는 데에도 자신감을 가질 수 있다.

한 연구에 따르면 이성애 관계에 있는 남성의 95%가 성적 경험에서, 상대가 자신을 욕구한다는 느낌을 받는 것이 중요하다고 답했다.

섹슈얼리티와 성별에 라벨을 붙이는 것이 도움이 될까?

우리 스스로가, 또는 다른 사람들이 우리에게 부여하는 라벨은 의미가 있으며 삶에 영향을 미칠 수 있다. 중요한 것은 라벨이 전부가 아니라는 것이다.

라벨(labels)을 사용해 다양한 성적 지향과 성 정체성을 설명하는 경우가 많다. 우리 자신을 하나 이상의 라벨과 얼마나 많이, 또 반대로 적게 동일시하는지는 우리 자신의 정체성과 직결되고 라벨에 대한 소유감 및 동질감을 느끼는지 아닌지와도 관련이 있다.

라벨이 우리에게 어떤 느낌을 줄까

어떤 사람들은 라벨이 안정감과 소속감을 준다고 생각한다. 라벨 덕분에 자신을 표현할 수 있는 커뮤니티의 일원이 되었다는 느낌을 받을 수도 있다. 반면 에 라벨이 제약이 되거나 적합하지 않다고 느끼는 사람도 있을 수 있으며, 분리감을 조성하고 자신에 대한 관점을 고정시킬 수 있다고 생각할 수도 있다. 섹슈얼리티 또는 성적 지향(19페이지 참조) 측면에서 많은 사람들이 하나의 라벨에 만족하는 반면, 어떤 사람들은 미묘한 차이를 느낀다. 1948년 성과학자 알프레드 킨제이 박사가 발표한 『인간 남성의 성적 행동』은 섹스가 이분법적이라는 개념에 도전했으며, 사람들은 그의 연구에서 쓰인 말대로라면 동성애자, 양성애자, 이성애자 중 하나였다(186페이지 참조). 그의 연구에 따르면 어떤 사람들은, 예를 들어 이성애자나 게이 같은 이분법적 라벨로 식별된다. 반면 대다수에게는 라벨이 딱 맞지 않는 한계가 있다. 성적인 행동, 생

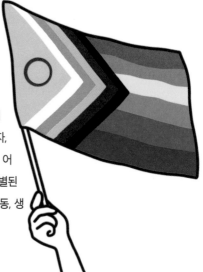

인간은 매우 다차원적이기 때문에 식별 라벨을 하나만 사용하는 경우는 거의 없다.

각, 감정은 시간이 지나면서 변하기 때문이다.

또한 어떤 사람은 성별 분류가 제한적이거나 옳지 않다고 느낄 수도 있다. 예를 들어 트랜스젠더는 자신이 양육 받은 성별 분류가 자기 자신의 존재와 일치하지 않는다고 느낀다. 트랜스젠더를 받아들이기 위해서는 새로운 라벨을 포용해야 할 수도 있다. 성별 위화감을 경험하는 사람들은 지정 성별과 자신의 성 정체성이 일치하지 않는다는 느낌이 라벨에 대한 불편함으로 이어질 수 있다.

맥락의 문제

라벨은 찬미하는 것뿐만 아니라 공격하는 데도 사용될 수 있으며, 사회적 및 법적 맥락은 사람들이 자신을 표현하는 방식에 영향을 미칠 수 있다. 예를 들어 특정 그룹에 대한 차별, 심지어 위협으로 인해 어떤 사람들은 자신이 누구인지 공개적으로 표현하는 것이 안전하지 않다고 느낄 수 있다.

라벨은 어떻게 진화했을까

성별(사회적으로 구성된 정체성)과 성적 지향(성적 끌림을 경험하는 방식)을 표현하는 데 사용하는 용어는 점차 늘어났다. 오늘날 우리는 이분법적인 설명에서 벗어나 훨씬 더 폭넓은 정체성을 인정하고 있다.

- 트랜스젠더란 자신의 성 정체성이 지정 성별과 일치하지 않는 사람이다.
- 논바이너리에는 에이젠더(무성별), 바이젠더(이중 성별), 젠더플루이드(유동 성별), 그 밖의 다른 용어도 포함된다.
- 범성애(팬섹슈얼리티)라는 용어는 성별을 구분하지 않고 끌림을 느끼는 사람을 말한다.
- 무성애 및 에이로맨틱은 다른 사람에게 성적 끌림을 느끼지 않거나 로맨틱한 관심을 느끼지 않는 것을 말한다(36페이지 참조).
- 데미섹슈얼은 정서적 교감이 있을 때만 끌림을 느끼는 성향이다.
- 새로 떠오르는 성적 지향인 디지섹슈얼리티는 우리 삶의 기술에 대한 의존도가 높아짐에 따라 발전해왔다. 이는 기술과 기기를 통해 다른 사람에게 성적 및 로맨틱한 끌림을 느끼는 사람들뿐만 아니라 가상 현실 등을 통해 다른 사람과 직접 교접하지 않고 기기로 섹스를 즐기는 사람들도 일컫는다.
- 퀴어라는 용어는 사람마다 다른 뜻으로 받아들일 수 있다. 이성애자 또는 시스젠더 규범으로 식별되지 않는 사람을 뜻하기도 하며, 섹슈얼리티와 성별이 스펙트럼상에 있음을 반영하기도 한다. 퀴어는 비하어로 사용되어온 역사가 있으나 많은 사람의 노력으로 그 뜻이 달라졌다.

성적 경계는
어떻게 설정할까?

개인적 경계는 우리가 어떻게 대우받고 싶은지를 나타낸다. 성적, 정서적, 신체적 경계가 있을 수 있으며, 이를 설정함으로써 자신과 타인의 가치, 한계, 필요, 바람을 존중하게 된다.

경계를 관리하는 방식은 서로의 차이를 존중하는 모델을 기반으로 해야 한다.

세 가지 C
섹스와 친밀함에 있어서 경계 설정은 매우 중요하며, 이를 위해서는 동반자와 명확한 대화가 필요하다. 우리가 무엇을 원하고 무엇은 원하지 않는지를 확립할 때는 세 가지 C가 초석이 된다. 바로 합의(consent), 소통(communication), 호기심(curiosity)이다.

합의는 우리가 일상 생활에서 늘 하는 것이며, 섹스에서 매우 중요하고 결코 타협할 수 없는 부분이다. 성행위에 법적으로 합의할 수 있는(즉 합법적으로 성행위에 참여하기로 동의할 수 있는) 나이는 나라마다 다르다. 이것 말고도 자유와 선택, 즉 동반자와의 성적 경험에서 무엇을 기꺼이 할 수 있는지에 대한 개인적 합의가 있다. 가장 중요한 것은 합의는 언제든지 철회하거나 수정할 수 있다는 점이다.

소통은 경계에 대한 정보를 어떻게 교환하는지에 대한 것이며, 언어적일 수도 있지만 동반자의 손을 신체 일부로 안내하는 것 같이 비언어적일 수도 있다. 소통은 우리가 서로를 이해하는 방법이므로 성공하지 못한 소통은 없는 것이나 마찬가지다. 소통이 없으면 추측과 자기 관점으로만 다른 사람을 이해하게 된다.

호기심은 배우고자 하는 욕구다. 다른 사람을 이해하는 데 도움이 되며, 다른 사람의 필요에 대해 마음을 열고 그들이 특정 경계를 왜 중요시하는지 탐구할 생각이 들게 한다. 또한 우리 자신의 욕구와 필요를 탐구하고 이해하는 데도 도움이 된다.

실천하기!
경계 설정은 자신에게 중요한 것이 무엇인지 인식하고 동반자(들)에게 자신만의 경계가 있음을 인정하는 것에서 시작된다. 다음 사항을 고려하자.
- **섹스를 안전하게 탐구하자.** 그러기 위해서 꼭 동반자와 성적으로 완벽하게 일치해야만 하는 것은 아니다. 동반자가 각자 다른 성적 취향과 욕구를 가지는 것은

드문 일이 아니다.

- **큰 개념에 대해 생각하자.** 섹스에 국한되지 않고 존중과 상호 감정 같은 면을 고려하면 더 이해하기 쉽다.

- **편안하게 할 수 있는 것부터 얘기하자.** 하고 싶다는 느낌이 들었을 때 안심하고 시도해볼 수 있는 일에 대해서도 좋다.

- **자신의 신체를 탐구하자.** 혼자만의 시간에 해보면 무엇을 좋아하고 무엇을 싫어하는지 스스로 파악하는 데 도움이 될 수 있다. 그럼으로써 동반자의 압박이나 기대를 따르기만 하지 않고 자신이 좋아하는 것을 명확히 할 수 있다.

- **불통**과 오해는 언제든 발생할 수 있다. 이런 일이 일어났을 때 자신감 있게 대처하는 방법을 알아두면 도움이 된다.

- **취향은 바뀔 수 있다.** 예컨대 동반자에 대해 서로 알아가면서 그렇게 되는 경우가 있다. 정기적으로 서로를 체크하면 뭐가 바뀌었는지 제대로 아는 데 도움이 된다.

- **상대가 경계선를 넘었다는 생각이 들면** 바로 말하자. 합의와 소통은 강압에 의한 것이어서는 안 된다. 강압의 예로는 "예"라는 대답이 나올 때까지 반복적으로 무언가를 요구하거나, 소통을 방해하는 약물이나 술을 주는 경우 등이 있다. "나를 사랑하지 않으니까 섹스를 안 하는 거지", "다른 사람들은 다 섹스를 해", "섹스 안 해도 어쨌든 다른 사람들에게는 했다고 할 거야", "네가 ○○하지 않으면 내가 ××할 거야" 같은 표현도 강압의 한 형태다. 콘돔 착용을 전제로 합의했는데 도중에 콘돔을 제거하는 행위는 많은 국가에서 불법이며 합의 오용으로 간주된다.

- **합의를 주고받는 것**은 다음과 같이 다양한 방법으로 표현할 수 있다.

기분이 정말 좋아, 좀 더 천천히 해도 괜찮을까?

만져주니까 기분이 어때?

계속할래?

그렇게 해도 좋겠어?

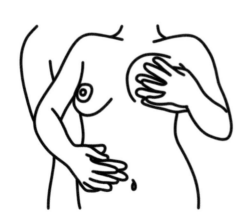

생각이 섹스에
영향을 미칠까?

인간에겐 자기 성찰적인 본성이 있다. 우리는 자신에게 끊임없이 질문한다는 뜻이다. 섹스에 대한 생각을 가다듬으면 문제 해결에 도움이 될 수 있다.

섹스에 대해 어떻게 생각하는지는 중요하다. 우리는 생각을 통해 경험을 해석하고 이해하기 때문이다. 사고 과정은 뇌의 전두엽이 관장한다. 이 영역은 감정과 성격을 조절하는 중추로서 사회적 상호작용뿐만 아니라 소통, 인지 능력, 감정 표현, 판단력에도 중요한 역할을 한다. 모든 사고 과정과 마찬가지로 섹스에 대해 생각하는 방식도 다차원적이다.

성찰적 사고

복잡한 사고 과정은 우리 자신의 생각과 학습에 대해서도 생각하고 성찰함을 뜻하며, 이 개념을 메타 인지라고 한다. 따라서 성적인 생각, 판타지, 신체적 흥분 반응이 생길 때 이것이 자기 성찰적 사고로 이어질 수 있다. 예컨대 무언가가 왜 우리를 흥분시키는지, 특정 생각을 하는 것이 정상인지, 다른 사람들도 비슷한 생각을 하는지 등의 의문이 들 수도 있다. 이런 과정은 그 의문의 답으로 인해 자신이 부정적으로 보이거나 성적인 '규범'에 맞지 않는

다고 느끼게 되면 문제가 될 수 있다. 이로 인해 스트레스, 불안감, 수치심이 생길 수 있는 것이다. 그 결과 사회적으로 허용된다고 여겨지는 틀에 자신의 성생활을 맞추고 진정한 바람과 욕구는 외면하게 될 수 있다.

긍정적 사고

자기비판을 줄이고 스스로 했던 생각을 받아들임으로써, 도움이 되지 않는 부정적인 사고 패턴에 집착하는 대신 그런 패턴을 유발했을 가능성이 있는 기저 요인에 대한 인식을 키울 수 있다.

때로는 살아가면서 겪는 큰 사건으로 인해 성적 자신감이 흔들리고, 섹스에 대한 생각을 바꾸고, 변화한 자신에 맞게 성생활을 조정해야 할 수도 있다. 부상, 질병, 인간관계, 정신적·신체적 변화를 겪을 때 같은 경우다. 섹스가 우리 삶의 다른 부분과 마찬가지로 늘 유동적인 상태라는 사실을 받아들임으로써, 우리 생각은 자유로워지고 섹스를 다른 의미로 받아들일 수 있게 된다.

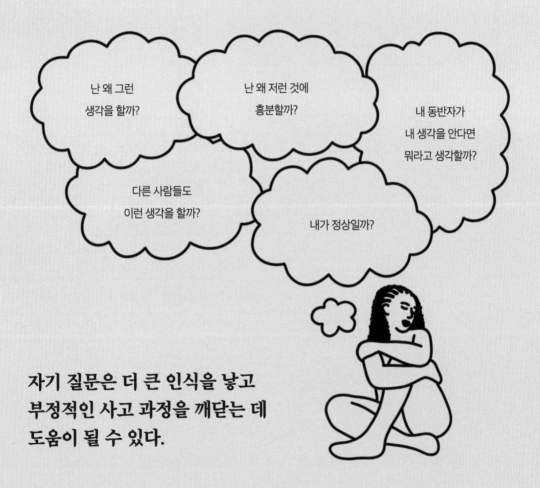

난 왜 그런
생각을 할까?

난 왜 저런 것에
흥분할까?

내 동반자가
내 생각을 안다면
뭐라고 생각할까?

다른 사람들도
이런 생각을 할까?

내가 정상일까?

자기 질문은 더 큰 인식을 낳고
부정적인 사고 과정을 깨닫는 데
도움이 될 수 있다.

섹스에 대해 **이야기할** 필요가 있을까?

어릴 때부터 그 나이에 맞게 섹스에 대한 대화를 나누고 평생 동안 발전시켜 나가면, 섹스라는 주제가 더 이상 부끄러운 주제가 아닌 일상적인 것이 되어 동반자와 편하게 대화하고 성적 웰빙을 증진할 수 있다.

일생에 걸쳐 성에 대한 이야기를 스스럼없이 할 수 있게 되면 섹스에서 소통과 지식이 얼마나 중요한지 인식하는 데 도움이 된다. 네덜란드 같은 일부 국가에서는 성교육을 4세부터 교과과정에 통합해 연령에 맞게 단계에 따라 합의, 관계, 접촉, 사랑, 신체 부위에 대해 가르친다. 반대로 섹스에 대해 언급하지 않는다면, 이런 침묵은 섹스라는 주제가 온당치 않음을 뜻하게 된다. 그러면 각 개인은 수치심을 내면화해 고립감을 느끼고, 이런 대화 부족이 광범위한 사회적 금기를 반영한다는 점을 인식하지 못할 수도 있다.

동반자와 대화하기

섹스에 대해 이야기하는 방식도 중요하다. 언어적 및 비언어적 소통에서, 눈 맞춤, 몸짓, 목소리 톤 같은 지표는 상대방의 감정을 알려준다(177페이지 참조). 이런 신호가 불편함을 나타내는 경우는 솔직하고 투명한 대화를 나누기가 어렵다. 막상 동반자끼리 소통하려면 낯선 언어로 대화하려는 듯 느껴질 때가 많다. 또한 섹스에 대해 이야기해야 한다는 것 자체가 뭔가 잘못하고 있다는 의미라 암묵적 통념도 존재한다. 섹스는 본능적으로 아는 거라 질문할 필요가 없다고 여기거나, 동반자가 상처받을까 봐 걱정할 수도 있다. 중요한 것은, 섹스에 대해 이야기하지 않으면 성생활에 좋지 않다는 점이다. 모든 신체와 사람은 독특하며, 섹스와 쾌감은 같이 하는 사람들이 함께 만드는 것이기 때문에 각자 경험이

어디서부터 시작해야 할지 모르겠다면?

새로운 시도는 언제나 어렵다. 동반자와 섹스에 대해 이야기하는 데 익숙하지 않다면 다음에 설명할 간단한 연습부터 해보자. 우선 성적인 경험의 목록을 함께 작성해본다. 각자 따로 각 항목에 대해 '예/아니요/아마도'라고 적은 다음 목록을 공유하자. 이 방법은 부담 없이 대화를 시작하고, 서로가 비슷한 호기심을 가졌는지 알아보거나, 여러분이 어떤 성행위에는 관심이 없는지를 표현할 방법이 될 수 있다.

다르다. 섹스에 대해 이야기할 수 없는 분위기가 되면 부정확한 가정에 근거해 행동할 수 있다. 또한 동반자가 질색하거나 실망할까 봐 자신이 즐기거나 욕망하는 것에 대해 솔직하게 털어놓지 못할 수도 있다. 이로 인해 현재 상황이 별로 신통치 않더라도 이를 타개하기보다 같은 행동을 계속하는 악순환이 반복된다. 이런 상황이 오래 지속될수록 말을 꺼내기가 더 어려워진다. 언제부터 이런 감정을 느꼈는지 동반자가 궁금해할까 두렵기 때문이다.

동반자와 섹스에 대해 이야기하면 서로의 취향과 욕구를 함께 탐색하는 데 도움이 되고 더 큰 쾌감을 느낄 수 있다(아래쪽 참조). 게다가 성적 웰빙이 깊어지고 섹스

가 잘되지 않을 때 흔히 발생하는 수치심도 피할 수 있게 된다(32페이지 참조).

어떤 언어를 사용할까

우리가 섹스와 관련해 사용하는 단어에는 성적인 행위의 틀을 짜는 의미가 내포되어 있다. 예컨대 '전희'는 섹스가 어떻게 이루어져야 하는지에 대한 순서나 계획이 있다는 것을 암시해 삽입 성교가 중요하다는 생각을 강화한다. 단어를 바꿔서 '비삽입 섹스'라는 표현을 사용하면, 곧바로 통념을 재구성해 삽입 성교를 하는 사람뿐만 아니라 모든 사람을 포함하는 가능성의 세계를 열어준다(13페이지 참조).

동반자와 섹스에 대해 이야기하는 것의 장점

- 서로가 좋아하는 것과 싫어하는 것에 대해 알 수 있고, 동반자가 성적으로 어떤 것에 관심이 있는지도 알 수 있다.
- 서로에게 각자의 욕구와 취향을 공유할 수 있게 허락해준다.
- 자신감이 높아지고, 그로 인해 호기심과 탐험을 북돋워서 궁극적으로 더 많은 쾌감과 성적 만족을 얻게 된다.

솔로 섹스도 섹스일까?

자기 쾌락, 솔로 섹스, 자위… 어떤 용어를 사용하든 이는 성생활의 자연스러운 일부분이다.
싱글이든 동반자가 있든, 성적 취향이나 성 정체성이 무엇이든 간에 말이다.

많은 사람에게 자기 쾌락은 다른 사람의 요구에 부응하거나 그 앞에서 공연한다는 느낌 없이 편안한 환경에서 자신을 알 수 있는 기회가 된다(178페이지 참조). 이는 성별과 관계없이 자위할 때 오르가슴을 느낄 가능성이 더 높은 이유이기도 하다. 그런데도 자위와 관련해 수치심을 느끼는 경우가 많다. 이는 자위를 하면 눈이 먼다는 식의 오래된 도시전설로까지 이어지는 문화 통념에서 비롯되었을 수 있다. 이러한 공포 조장은, 자위를 두려움 및 수치심과 연결시켜 섹스를 결혼의 영역 안에 제한해 성욕을 통제하려고 고안된 것이다.

혼자만의 놀이터

자기 쾌락을 자신만의 놀이터라고 여길 수 있다. 옳고 그름 없이 기분 좋아지기 위해 뭐든 할 수 있는 곳 말이다.

자위에는 하나로 정해진 공식이 없다. 어떤 사람들은 동반자와의 섹스하고는 전혀 다른 방식을 선호하고, 또

어떤 이들은 동반자와의 섹스에 최대한 가까운 느낌을 좋아한다. 셀프 터치에는 문지르기, 누르기, 다양한 터치, 도구 사용 등 여러 방법이 포함될 수 있다. 취향 측면에서도 포르노, 오디오 에로티카, 음악, 향기, 섹스 토이, 조명 등의 다양한 에로틱한 자극이 포함될 수 있다. 윤활제를 사용하거나, 샤워나 목욕 중에 물의 감각을 즐기며 자위하거나, 체중을 이용해 감각을 더하는 체위를 즐길 수도 있다. 동반자와의 섹스와 마찬가지로 솔로 섹스도 때에 따라 취향이 달라진다. 오르가슴에 대한 욕구를 느낄 때도 있고, 그냥 감각을 즐길 때도 있다.

동반자 섹스처럼 솔로 섹스도 기분을 좋게 하는 신경화학 물질인 옥시토신과 도파민을 분비한다는 점은 똑같다. 또한 자신의 성적인 감각과 신체와의 관계를 구축해서 성적 자존감을 계발하는 데 도움이 된다. 게다가 가장 안전한 유형의 성적 경험이고, 원치 않는 임신이나 성병 감염의 위험이 전혀 없다.

모든 사람에게 맞지는 않는다

모든 사람이 자위 욕구를 느끼는 것은 아니고 전적으로 개인 취향에 달렸다는 점을 명심해야 한다. 하지만 선호하지 않아서 자위를 안 하는 것과 수치심 때문에 자위를 피하는 것은 차이가 있다. 성적 웰빙에서 가장 중요한 부분 중 하나는 맹목적으로 의무감을 따르기보다 자신만의 방식으로 자신이 즐기는 것을 찾는 것이다(52페이지 참조).

잘못된 개념 바로잡기

유명한 속설 중에, 연애 중에 솔로 섹스를 한다는 것은 커플 섹스에 만족하지 못한다는 뜻이라는 말이 있다. 사실은 솔로 섹스가 성생활에 큰 도움이 될 수 있다. 호기심을 자극함으로써 동반자와의 섹스에 자기 이해와 다양성을 불어넣기 때문이다. 일례로 한쪽 동반자가 병으로 인해 섹스를 할 수 없는 경우, 솔로 섹스는 하나의 방편이 될 수 있다.

솔로 섹스를 '진짜' 섹스보다 열등한 것으로 보는 시각도 있다. 이는 삽입 성교가 가장 중요한 섹스라는 보수적인 문화와 연관 있으며, 동반자 없는 사람도 만족스럽고 충만한 성생활을 할 수 있음을 완전히 폄하하는 것이다. 솔로 섹스는 성적 표현의 한 형태로서 똑같이 유효하고 동등하다.

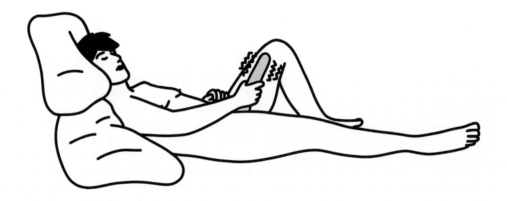

내 동반자는 무엇을 좋아할까?

동반자와 성적인 관계를 맺으면 신체에도 변화가 생긴다. 서로 성적인 관계를 맺는 방법을 배우는 것이야말로 만족으로 가는 핵심 비결이다.

동반자와 섹스를 즐기며 무엇이 상대를 흥분시키는지 이해하려면 새로운 방식으로 소통하는 법을 배워야 한다. 그러려면 비언어적 신호와 언어적 신호, 모두에 주의를 기울이는 편이 좋다. 예를 들어 상대방이 격하게 소리를 내면서 반기거나 귀에 키스했을 때 아주 흥분한 듯이 보인다면, 계속해도 좋을 것이다. 이런 신호는 꽤 정확하게 읽을 수 있다. 하지만 그 순간 보여주는 성적인 모습은 사회적으로 허용되는 것으로 여겨지는 틀을 따르는 것일 뿐, 그들의 진정한 욕구를 반영하는 것은 아닐 수 있다는 점을 명심해야 한다. 좋아하는 것과 싫어하는 것을 솔직하게 표현할 수 있게 되는 것이 핵심이다.

비판 치워두기

서로 간에 섹스의 의미가 얼마나 불일치하는지는 동반자 사이의 성적 만족도를 예측하는 데 큰 요인이 된다. 소통이 원활하지 않으면 섹스의 역할에 대한 이해가 충돌할 수 있다. 예컨대 '정상적인' 섹스 횟수가 얼마인지에 대해 서로 다른 통념을 가질 수 있는 것이다(52페이지 참조). 이에 대해 터놓고 이야기할 수 있을 때에야, 서로가 어떻게 느끼는지를 드러내고 대화의 폭을 넓혀서 좋아하는 것, 할 수 있는 것, 관심 있는 것에 대해 이야기할 수 있다.

따라서 무엇이 동반자를 흥분시키는지를 진정으로 탐구하려면 비판 없이 경청할 필요가 있다. 여기에는 상대방이 좋아하는 것과 싫어하는 것을 사적인 감정 없이 들을 수 있어야 한다는 것도 포함된다. 누군가가 성행위에 관심이 없어서 거부할 때, 상대방은 이를 개인적인 거부로 받아들이는 경우가 많다. 생각의 틀을 바꿔서 그런 것이 아님을 분명히 이해하면 신뢰가 생겨서 욕구를 함께 탐색하고 타협할 수 있게 된다.

말하기 가장 좋은 시간

침실에서 벗어나 중립적인 시간에 성적 취향과 욕구에 대해 이야기하는 것이 가장 이상적이다. 우리가 소통하는 방식에 대한 심리를 염두에 두는 것도 도움이 될 수 있다. 예컨대 대화를 긍정적으로 이끌면 동반자가 비난을 받는다는 느낌을 받고 대화를 중단하는 일을 방지할 수 있다. '나'라는 표현을 사용해 자신의 감정에 대한 주인의식을 드러내도록 하자. "난 네가 해보고 싶은 것이 있는지 알고 싶어" 같은 식이다.

동반자가 둘 이상인 경우에는 각 동반자와 개별적으로 이야기하는 편이 낫지만, 모두 함께 섹스를 하는 경우에는 솔직한 그룹 토론이 도움이 될 수 있다. 동반자가 바뀌었을 때는 이전 동반자가 즐겼던 것을 똑같이 좋아할 것이라고 가정해서는 안 된다. 선입견을 내려놓고 열린 마음으로 상대방의 욕구에 대해 들어주면(20페이지 참조) 명확한 소통을 할 수 있다.

동반자마다 섹스의 의미는
다를 수 있다.

서로가 성적으로 좋아하는 것과
싫어하는 것에 대해 명확하게
소통하면, 여러 이점이 뒤따른다.

경청해준다는 느낌을
받으면 심리적으로
받아들여진다는 느낌이 들어,
섹스에 대한 개방성이
높아질 수 있다.

동반자와 교감하고 있다고
느끼면 신체적·정서적
친밀감을 높일 수 있다.

육체적 쾌감은
욕구를 터놓고 공유할 때
극대화될 수 있다.

좋은 소통과 만족스러운
섹스의 긍정적인 순환고리는
옥시토신과 엔도르핀처럼
기분을 좋게 하는
신경 화학 물질의 반복적인
분비로 이어진다.

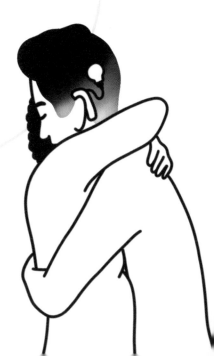

논모노가미 관계란 무엇일까?

합의에 의한 논모노가미 관계란 한 시기에 두 명 이상의 성적인 동반자와 관계를 맺는 것을 말한다. 논모노가미가 제대로 작동하려면 명확한 소통과 합의가 필요하다.

논모노가미 관계를 구성하는 방식에 대해 정해진 규칙은 없으므로, 당사자들이 바라는 대로 이루어지면 된다. 어떤 관계는 다른 사람을 초대함으로써 형성되기도 하고, 어떤 경우는 외부에서 동반자와 관계를 맺거나 성관계를 갖는 것을 포함하기도 한다. 무엇보다 윤리적 논모노가미에서 중요한 것은 겉모습이 아니라 합의, 계약, 소통의 내용이다.

질투하지 않을까?

가장 흔한 질문은 논모노가미와 외도의 차이점은 무엇인지, 그리고 이런 관계 모델이 질투를 유발하지는 않느냐다. 우선 부정행위는 어느 관계에서나 발생할 수 있다. 외도는 부정과 관련된 것이기 때문이다. 논모노가미 관계에서 질투가 발생할 수 있는 것은 사실이지만, 합의는 소통이 개방적임을 내포하고 감정에 대한 토론이 쉬워지도록 북돋기 때문에 동반자들은 지금 무슨 일이 일어나고 있는지를 드러낼 수 있다. 오히려 논모노가미 관계에서는 컴퍼션(compersion)이라는 감정을 경험하는 사람도 많다. 질투와 반대되는, 사랑하는 사람이 다른 동반자와 쾌감을 경험할 때 기쁨을 느끼는 감정이다.

　오른쪽 페이지는 윤리적 논모노가미 용어의 예시다. 하지만 이런 관계 모델에 굳이 라벨을 붙일 필요성을 느끼지 못하는 사람이 많으며, 그 대신 자신의 삶에 적합하고 좋은 느낌을 주는 것을 기준으로 삼고 관계가 발전함에 따라 이를 조정하는 경우가 흔하다.

메타무어

동반자의 동반자를 뜻하는데, 본인과는 연애나 성적인 관계가 아닌 사람을 가리킨다.

오픈 릴레이션십이란 논모노가미적 연애와 성적 가능성에 열려 있으며, 모든 관련자가 협의해 정하는 관계다.

모노가미시(Monogamish)란 대부분의 경우 모노가미 관계를 유지하지만, 가끔은 동반자가 둘 사이 이외의 성적인 관계에 합의하는 경우다.

키친테이블 폴리아모리란 관련된 모든 사람이 식탁(키친테이블)에 편안하게 둘러앉을 수 있다는 개념을 일컫는다. 이는 고정된 모델이 아니라 합의된 논모노가미에 대한 접근 방식이라 할 수 있다. 이와 반대되는 스타일을 DADT라고 하는데, '묻지도 말고 말하지도 말라(don't ask, don't tell)'는 뜻이다. 이는 동반자가 어떤 관계를 맺는지 알고 싶지 않다는 데 합의하는 방식이다.

스루플 또는 트라이어드란 세 사람이 서로 연애 및 성적인 관계를 맺는 삼각 관계를 말한다. **쿼드**는 네 사람이 모두 서로 데이트를 하는 경우다.

닫힌 V란 그 모양대로다. 두 명의 동반자가 둘 사이에는 직접 관계가 없고 제3의 동반자와 각각 연애 및 성적인 관계를 공유하고 있음을 의미한다.

주 동반자란 일부 논모노가미에서 가장 중요한 관계를 맺는 위계를 뜻한다. 위계가 없는 평등한 구조를 채택하는 관계도 있다.

스윙이란 새로운 성적 관계에 관심이 있지만 굳이 연애 관계일 필요는 없는 사람들을 말한다. 커플이 함께 스윙을 하는 경우가 많으며 동반자 스와핑, 스윙 파티, 혼숙 등이 스윙의 일반적인 방식이다.

다양한 모델

다음은 모든 당사자 간의 사전 합의에 따라 운영되는 논모노가미 관계의 몇 가지 예시다.

1 커플 또는 양자 관계
2 트라이어드
3 쿼드
4 V, 즉 '브이'

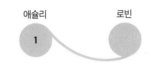

애슐리 로빈

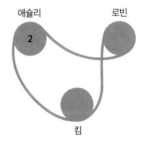

애슐리 로빈
킴

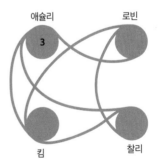

애슐리 로빈
킴 찰리

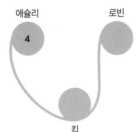

애슐리 로빈
킴

왜 섹스를 수치스럽게 느끼는 경우가 있을까?

수치심은 그 뿌리가 깊은 경우가 많다. 무엇이 우리를 성적으로 방해하는지 질문하고 살펴보기 전까지는, 이를 의식적으로 인식하지도 못할 수도 있다.

수치심이란 우리가 무언가 잘못했다고 생각할 때 느끼는 감정이다. 죄책감은 특정 행동에 집중된 감정이지만, 수치심은 자신의 정체성에 의문을 품고 무언가가 본질적으로 잘못되었다고 느끼는 감정이다.

우리가 섹스에 대해 배우는 방식은 수치심과 얽혀 있는 경우가 많다. 부모 등 보호자로부터 부정적인 메시지를 받거나 섹스에 대해 문화적인 강압이 있을 수도 있다. 평생을 약속한 관계 같은 특정 상황에서만 섹스를 해야 한다거나, 성별에 따라 특정 방식으로 행동해야 한다는 생각 등이 그런 예다. 따라서 성적 탐험을 시작하기 전에 수치심부터 형성되어 견고한 통념이 뿌리내릴 수 있다.

수치심의 다른 이유로는 경험 부족에 대한 걱정(184페이지 참조), 성적 판타지에 대한 수치심, 음경이나 음순의 크기와 대칭성에 대한 걱정 같은 신체에 대한 수치심 등이 있다. 성적인 문제로 도움을 구하는 사람들은 수치심을 호소할 때가 많으며, 수치심과 성적 어려움이 서로 맞물리는 악순환을 이룰 수 있다(33페이지 참조).

섹스에 미치는 영향

성기능 면에서 보자면, 너무 강한 수치심이 정신 신체적 반응을 일으킬 수 있다(33페이지 참조). 뇌가 '위협' 반응 상태가 되어, 전두엽이 이성적 사고를 멈추고 투쟁-도피 모드로 들어간다. 교감신경계가 활성화되어 심박수가 증가하고 발한, 불안, 메스꺼움을 유발한다. 정서적, 심리적, 육체적으로 스트레스를 받아서 숨고 싶은 충동을 경험할 수도 있다. 이는 심리적 또는 신체적 불편함, 불안감, 통증 등을 유발해 욕구를 방해하고 성기능에 영향을 미칠 수 있다.

수치심 내려놓기

수치심에 대한 해독제는 자기 표현이다. 하지만 그럼으로써 부끄럽고 취약해질 때가 잦다. 현대 사회는 성적인 이미지는 포화 상태임에도, 섹스에 관한 대화는 정상으로 여기지 않는 어려운 환경이다.

사회적 통념에서 섹스에 대한 경험을 제거하면 우리의 마음과 성적 경험에 대해 생각하는 방식이 자유로워질 수 있다. '자기 대화'(긍정적 또는 부정적인 의식적, 무의식적 생각이 내면의 대화를 형성하는 것을 말한다)를 인식하면 그런 메시지가 어디서 왔는지에 대해 비판적으로 생각하는 데 도움이 될 수 있다. 그러면 자신에게 연민을 느끼고 문제를 다른 사람과 나누기가 더 쉬워진다.

수치심 사이클

수치심 문화는 성에 대한 생각을 고착시킴으로써 자기비판을 악화시킨다. 목표 지향적 섹스라는 개념에서 탈피하면 성적인 경험에서 좋은 부분에만 집중하고, 좋지 않은 부분은 그냥 넘기기가 쉬워진다. 긍정적인 개입은 부정적인 순환고리를 끊는 데 도움이 될 수 있다.

생각을 지나치게 하지 말자. 사회적 조건반사 때문에 우리는 이상적인 상태에 이르지 못하면 실패라고 생각하기 쉽다.

긴장을 풀지 못하거나, 윤활액이 감소하거나, 발기가 잘 안 되는 등의 문제는 섹스가 계획대로 되지 않음을 뜻한다.

이런 실패에 대한 자기비판은 수치심으로 이어지고, 뿌리 깊은 문화적 압박으로 인해 더욱 강화된다.

수치심이 증가해서 성적 어려움이 강화된다.

수치심은 섹스에 대한 가장 흔한 감정 반응 중 하나다.

수치심은 위협으로 해석되어 불안과 생리적 투쟁-도피 반응을 일으킨다.

동반자와 소통하지 못하면 잡다한 생각이 많아져 섹스가 계획대로 진행되지 않을 확률이 더욱 증가한다.

점차 실패에 대한 두려움이 스트레스를 가중시켜 흥분을 방해하고 실패할 확률을 증가시킨다. 이로 인해 섹스를 피하기 시작할 수 있다.

동반자에게 현재 자신의 감정을 설명하고 손을 잡는 정도의 교감만 유지해도 단절된 느낌을 피할 수 있다.

부교감 신경계를 제어하는 호흡법과 마음챙김 섹스 기술(180페이지 참조)은 진정 효과를 줄 수 있다.

섹스와 **친밀함**은 같은 것일까?

섹스와 친밀함이라는 용어를 같은 말인 듯 사용할 때가 많다. 하지만 이 용어들은 관계 경험에서 서로 다른 부분을 나타낸다.

친밀함은 사람들 사이의 가까운 정도라고 정의된다. 여기에는 신체적 친밀함과 정서적 친밀함이 포함될 수 있지만, 꼭 이 둘이 병행되어야만 친밀함이 있는 것은 아니다. 예컨대 우리는 신체적 또는 성적 관계가 아닌 친구나 가족과 가깝고 친밀한 관계를 맺고 있다. 다른 사람에게 성적 매력을 거의 또는 전혀 느끼지 않는 무성애자들도 이런 방식으로 친밀함을 경험할 수 있다(36페이지 참조). 친밀함은 신뢰와 함께 취약할 수 있는 자신의 진정한 모습을 보여주는 것으로 묘사될 때가 잦다. 섹스는 분명히 친밀함의 일부가 될 수 있으며 섹스가 곧 친밀함이라고 말하는 경우도 흔하지만, 그렇다고 필수 요소는 아니다.

개인 취향에 따라

우리는 항상 인지적으로 성적인 경험을 한다고 할 수 있다. 섹스에는 신체적, 인지적, 심리적 요소의 복잡한 상호작용이 수반되기 때문이다. 그렇지만 친밀함이나 정서적 교감 없이도 동반자와 섹스할 수 있으며, 그런 섹스가 덜 가치 있는 것도 아니다.

오히려 정서적 교감이 별로 없는 사람을 상대로 성적으로 자유로워지기가 더 쉬움을 깨닫는 사람도 많다. 어떤 이들은 감정을 안 가지거나 숨기면 그만큼 거절에 대한 두려움이 적어지는데, 신뢰가 문제될 때가 바로 이런 경우일 수 있다. 무의식적으로라도 감정을 보호함으로써 억눌린 욕망

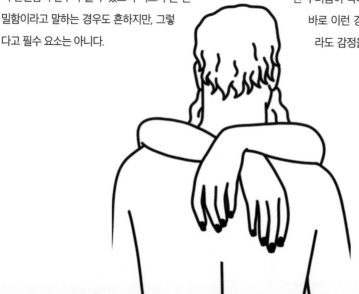

을 풀어낼 수 있는 것이다. 친밀함이 어느 정도 있고 파트너가 자신의 몸을 잘 아는 관계에서 더 성적 만족도가 높아지는 사람도 있는데, 이들에게 친밀함은 만족스러운 섹스를 하는 데 중요한 요소다.

기대가 일치하지 않는 경우

동반자와 나 사이에서 섹스와 친밀함의 역할에 대한 견해가 일치하는 경우라면 고민할 이유가 별로 없다. 하지만 서로 욕구에 차이가 있다면 어려움이 발생할 수 있다. 예컨대 섹스 중에 끌림이나 애정, 사랑을 표현했지만 파트너가 이에 화답하지 않는다면, 상대방이 어떻게 느끼는지를 추측만 하게 되고 이는 만족도에 영향을 끼칠 수 있다. 관계에서 정서적 친밀함을 추구하지 않는다는 것을 스스로 알고 있다면, 이에 대해 솔직하게 이야기하는 편이 서로 기대하는 바를 관리하는 데 도움이 될 수 있다. 궁극적으로는 한쪽만 친밀함을 추구한다면 상호성이 생기지 않아 둘 다 행복해지지 못할 가능성이 높다. 친밀함이 무엇인지에 대한 생각은 서로 다를 수 있지만, 상대에게 친밀함이 어떤 의미인지 이해하는 것은 도움이 될 수 있다.

친밀함 없이
섹스할 수도 있고,
섹스 없이 친밀하게
지낼 수도 있다.

섹스가 우선순위가 아니라도 괜찮을까?

누군가가 섹스를 원하지 않는 데는 여러 이유가 있을 수 있다. 어떤 사람들에게는 근본적인 성적 취향이 반영된 것일 수 있고, 또 어떤 사람들에게는 특정 시기에 한해 섹스의 우선순위가 떨어졌을 수도 있다.

섹슈얼리티와 성적 경험은 매우 다양하며, 섹스에 대해 느끼는 만족감, 괴로움, 또는 무관심의 정도에 따라 섹스를 얼마나 원하는지가 결정될 수 있다. 어떤 사람들에게는 섹스에 대한 관심 부족을 자신의 정체성 일부라고 받아들이는 것이 유용하지만, 또 어떤 사람들에게는 성생활의 변화와 요동이 인생의 변곡점을 반영하는 것일 수 있다. 예컨대 스트레스를 받거나, 아프거나, 다른 일에 몰두할 때 같은 특정 시기에는 섹스의 우선순위가 떨어지고 욕구가 줄어듦을 느낄 수 있다.

성 정체성 정의
성적 끌림을 느끼지 않는 것도 성적 지향의 일부일 수 있으며, 무성애자가 바로 그런 경우다. 무성애는 타인에게 성적 끌림을 느끼지 못하고 섹스에 대한 욕구가 없거나 낮은 것이 특징이다. 무성애자도 연애 관계는 가질 수 있으며, 마찬가지로 에이로맨틱(아래쪽 참조)도 섹스는 할 수 있다. 게다가 무성애자이자 에이로맨틱일 수도 있다. 성생활에서의 다른 모든 것과 마찬가지로 이런 라벨은 다양한 스펙트럼상에 존재하며(37페이지 참조), 각 개인의 경험, 취향, 살면서 겪은 사건에 따라 다를 수 있다.

에이로맨틱은 다른 사람과의 연애에 관심이 거의 또는 전혀 없다. 또한 어떤 이들은 성적 끌림을 느끼지 않는 반면, 어떤 사람들은 성적 교감을 욕구한다. 에이로맨틱은 외롭고 사랑을 경험하지 못한다는 오해가 흔하지만, 이들은 다른 방식으로도 만족스러운 관계를 맺을 수 있다. 대표적인 예로는 가족 및 친구 관계를 들 수 있고, 다른 이들과 마찬가지로 장소, 취미, 애완동물, 경험에 대한 애정을 가질 수 있다.

무성애 스펙트럼

무성애자에 대한 오해가 많지만 전반적인 섹슈얼리티와 마찬가지로 끌림, 욕구, 섹슈얼리티의 다양한 개인적 차이와 관련된 취향 스펙트럼의 일부일 뿐이다. 어떤 이들은 섹스에 대해 더 긍정적으로 느끼고, 어떤 이들은 더 중립적이다. 다음과 같은 특정 라벨은 무성애 안에서의 미묘한 차이를 설명한다.

- 회색 무성애 : 성적 끌림을 자주 또는 강렬하게 느끼지 않는 사람을 말한다.
- 데미섹슈얼 : 긴밀한 정서적 유대감을 형성해야만 성적 끌림을 느끼는 사람을 말한다.

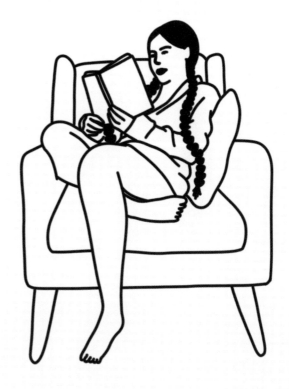

섹스를 더 잘할 수 있을까?

섹스에 대한 선입견 대부분은 배워서 일반으로 적용할 수 있는, 측정 가능한 방식으로 섹스를 '잘' 할 수 있는 방법이 있다는 생각에서 비롯된다.

다른 생활 스킬과 마찬가지로 섹스도 계발되는 스킬이다. 하지만 공식적인 매뉴얼이 있는 것도 아니고, 동반자가 많다고 해서 섹스를 더 잘하는 것도 아니다. 오히려 섹스는 발견에 가까우며, 우리 자신과 다른 이들에 대해 배우는 것이다. 그리고 그 과정에서 중대한 원칙을 따라야 한다. 바로 다른 사람을 존중하고, 소통하고, 동반자의 느낌을 확인하고, 우리 신체와 우리가 어디까지 기꺼이 합의할 수 있는지를 이해한다는 원칙 말이다.

신체 지식이란 섹스와 관련된 신체 부위의 위치와 기능을 이해하는 것을 말하는데(69페이지 참조), 이는 성적 자신감을 키울 수 있는 한 가지 방법이다. 하지만 상대방과 실제로 성적 경험을 하고 소통하는 스킬을 배우기 전까지는 그 사람이 무엇을 좋아하는지 정확히 알 수 없다. 동반자가 어떻게 느끼는지 확인하고, 거리낌 없이 질문하고, 차이를 받아들이고, 편견 없이 탐색하면 성적인 스킬을 발전시킬 수 있는 긍정적인 프레임워크가 만들어진다.

이렇게 성적인 경험이 긍정적으로 이루어지면 자신감이 커지고 점점 성적인 경험에 대해 개방적인 태도를 취할 가능성이 높아진다.

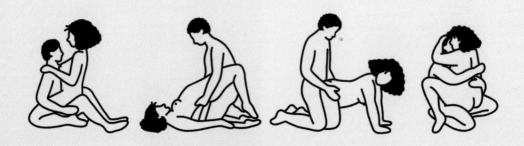

섹스는 서로를 존중하는 탐험이다.

성적 웰빙이란 무엇일까?

성 건강에는 정서적, 신체적, 심리적 건강이 모두 포함된다. 일반적으로
행복감, 자신감, 편안함을 느끼면 성적 웰빙이 증진될 수 있다.

성적 웰빙을 향상하려면 다각적인 방식으로 섹스에 접근해야 한다. 섹스에 대해 생각하는 방식을 일반적으로 우리 자신에 대해 느끼고 관계하는 방식에 결합하고 통합해야 하는 것이다. 이렇게 할 때 성적으로 자신감, 행복감, 편안함을 느낄 가능성이 가장 높다.

- **열린 관점**에서 섹스에 대한 자신의 생각을 형성하는 요소가 무엇인지, 섹스에 대해 편협한 시각을 가지고 있지는 않은지 생각해보자. 이는 호기심을 북돋워 뇌의 보상 시스템을 활성화하고(56페이지 참조), 우리 자신에 대해 새로운 것을 배우고 발견하는 데 도움이 될 수 있다.

- **자기 대화에 대해 생각해보자.** 자기 대화란 자신의 내면과 이야기를 나눈다는 뜻이다. 보통은 자기 자신이야말로 스스로에게 가장 비판적이지만, 섹스에 관해서는 스스로를 옹호해야 한다. 부정적인 자기 대화를 인식하고 밀어내자. "이 생각은 어디서 온 걸까?", "이걸 다른 식으로 생각할 수는 없을까?"라고 자신에게 물어보는 것이다.

- **성적 웰빙을 가로막는 장애물이 무엇인지 식별하고** 자신에게 쾌감을 누릴 수 있는 권한을 부여하자. 예컨대 주의가 산만해지기 쉽다는 것을 깨달았다면 섹스하는 동안 더 집중할 수 있는 방안을 생각해보는 것이다. 또는 섹스에 불편감이 있다면, 다른 방식을 찾아보는 것도 좋다. 예컨대 윤활제 사용(86페이지 참조)이 도움이 되는지 알아보는 것이다. 섹스를 부끄러운 것이 아니라 포용할 수 있는 주제라고 받아들이면 성적으로 발전할 수 있다.

- **자신의 신체와 교감하자.** 자신의 신체를 바라보는 방식은 내면의 대화를 통해 형성된다. 신체를 가꾸고 신체가 할 수 있는 일을 찬미하는 것은 성적 자신감을 얻는 데 도움이 될 수 있다.

- **자기 자신을 받아들이자.** 우리 모두 욕구와 취향이 서로 다르니, 성적으로 자신이 어떤 사람인지를 부끄러워하지 말자. 성적인 자신을 받아들일 때 비로서 진정한 자신이 될 수 있으며, 이는 성생활을 정서적, 심리적, 육체적으로 향상시킬 수 있다.

섹스란 무엇일까?

섹스는 단순하면서도 복잡하다. 섹스는 경험이기에 결코 행위 자체로 끝나지 않는다. 우리 삶의 맥락에 따라 형성되며 상황에 따라 변할 수 있는 것이다. 삶의 변화뿐만 아니라 개인의 상황과 취향도 욕구를 경험하는 방식에 영향을 미치며, 때로는 이로 인해 어려움을 겪을 수 있다. 섹스를 어떻게 정의하는지가 가장 큰 한계점이 될 수도 있다는 점을 이해하면, 우리 주변에서 일어나는 일과 이것이 성생활에 어떤 영향을 미치는지에 주의를 기울이는 데 도움이 될 수 있다. 감정의 역할, 신체가 쾌감을 느끼는 방식, 흥분을 일으키는 방법을 살펴보는 것도 변화를 탐구하고 수용하는 데 도움이 될 수 있다.

맥락에 따라
섹스가 바뀔까?

섹스는 신체적인 면에만 초점이 맞춰지는 경우가 너무나 많다. 그러나 뇌야말로 성 경험의 중심이며, 섹스를 하고자 하는 동기는 경험 자체를 변화시킬 수 있는 잠재력이 있다.

2007년 발표된 연구 논문 「인간은 왜 섹스를 하는가 (Why Humans Have Sex)」에서, 심리학자 데이비드 버스와 신디 메스턴은 450명이 넘는 남녀를 대상으로 섹스를 하는 동기에 대해 질문했다. 그 결과 237가지나 되는 이유가 밝혀졌으며, 내용도 정서적 교감에서부터 상대가 나를 원한다는 느낌에 대한 욕구, 오르가슴의 해방감, 스트레스 해소에 이르기까지 다양했다. 이처럼 섹스하는 이유가 무척 다양한데도, 자발적인 욕구에만 지나치게 초점을 맞추는 것이 현실이다(130페이지 참조). 실제로는 우리의 관점과 마음속에서 일어나는 일이 우리의 경험을 형성한다.

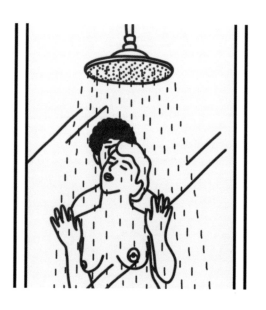

섹스는 단순한 행위가 아니다.
여기에는 항상 '왜'라는 요소가 있다.

같은 시나리오, 다른 상황

상황은 다양한 방식으로 성 경험에 영향을 미칠 수 있다. 예컨대 동반자와 단둘이 시간을 보내며 육체적으로 친밀해질 수 있는 기회를 가진다고 치자. 편안하고 집중할 수 있는 분위기라면 이 기회를 이용해 함께 섹스를 즐길 수 있다. 하지만 같은 상황에서 업무 걱정 같은 외부 요인에 사로잡혀 있다면, 주의가 산만해져 서로에게 마음을 닫거나 제대로 반응하지 못할 수 있다.

여러 가지 이유

우리의 삶과 관계에서 일어나는 일들은 섹스에 대한 맥락을 바꾸고 결과적으로 경험에 영향을 미칠 수 있다.

누군가를 처음 만날 때 섹스는 탐색적이며 이를 통해 교감을 키우는 경우가 많다. 이 시기에 자발적인 욕구가 높으면 자연스럽게 더 자주 섹스를 하게 되고, 이것이 다시 서로에 대한 관심을 표현하고 원한다면 교감을 쌓아갈 수 있는 수단이 된다.

또한 신뢰가 깨진 관계나 사이가 멀어진 커플이 섹스를 통해 다시 교감할 수도 있다. 섹스 자체만으로 관계를 회복할 수도, 그러지 못할 수도 있지만, 이를 계기로 서로의 반응에 더 집중하고 주의를 기울임으로써 동반자의 감정을 이해하려고 노력할 수 있다.

결과 바라기

임신을 바라고 하는 섹스는 목표 지향적이 될 수 있다. 처음에는 흥분과 기대감이 더해져 섹스에 대한 긍정적인 동기로 작용할 수 있다. 하지만 배란에만 초점을 맞춰 섹스를 한다면 압박감에 시달리는 탓에 배란기 이외의 기간에는 섹스가 줄어들 수 있다. 임신이 예상보다 오래 걸리거나 이전에 유산이나 불임을 겪은 경험이 있는 경우, 불안감이 스며들고 섹스가 재미보다 필요에 의한 것으로 바뀌면서 쾌감에 영향을 미칠 수 있다.

가임 기간이 아닐 때도 스킨십에 집중하려고 의식적으로 노력하면 섹스가 단순히 결과 지향적인 행위가 되는 대신, 다시 쾌감을 되찾는 데 도움이 될 수 있다.

동반자에게 기다려 달라고 말해도 될까?

사람들은 흔히 섹스할 준비가 된 순간이 명확하게 정의되어 있다고 생각한다. 하지만 섹스를 언제 해야 하는지에 대한 사회적 통념을 제쳐두면 자신의 취향에 집중하는 데 도움이 될 수 있다.

누군가와 섹스할 준비가 됐다고 느끼는 것은 개인적 선택이므로 절대로 압박감을 느껴서는 안 되며, 이는 합의와도 밀접한 관련이 있다(20페이지 참조). 사람들이 생각하는 섹스의 의미는 저마다 다르다. 따라서 성 경험은 목표 지향적 섹스 모델에 기반하기보다 잘 협의해서 합의된 속도에 따라가는 편이 좋다.

상황에 맞춰 말 꺼내기

누군가와 섹스할 준비가 되어 있다는 느낌은 상대방의 영향을 받기도 하지만 우리 자신에게 달려있다. 언제부터 성적인 관계가 될지를 결정하는 것도 함께하는 동반자가 누구인지와 그때그때 상황에 따라 달라질 수 있다. 예컨대 전 동반자에게 감정적으로 상처를 받은 적이 있다면 새 동반자에게 더 조심스러워지기도 한다. 뇌가 통증을 처리하는 방식을 생각해보면 그 이유가 약간 이해된다. 정서적 고통과 신체적 고통이 정확히 같은 방식으로 처리되지는 않지만, 겹치는 부분이 상당하다. 두 경우 다 뇌섬엽과 앞띠다발겉질의 신경 경로가 활성화된다. 이는 거절당하는 경험이 왜 그렇게 상처를 주는지, 그리고 감정적 고통 이후에 어째서 경계심이 지속되는지 설명하는 데 도움이 된다. 바로 뇌가 사람을 멀리하라는 메시지를 보내기 때문인 것이다.

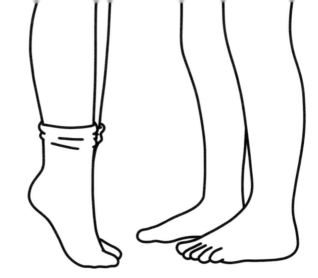

신체적 요건

신체적 변화에 따라 섹스를 가질 준비가 됐는지를 재평가해야 할 수 있다. 예컨대 성전환 수술을 한 사람의 경우 섹스하기 전에 성기 변화를 탐구하는 시간이 필요할 수 있다. 또 출산 후에는 언제 섹스를 재개할 준비가 되는지를 동반자와 소통해야 한다. 장애인의 경우 특정 요구 사항을 충족하기 위해 섹스를 개인에게 맞춰야 할 수도 있다(48페이지 참조). 예를 들어 체위 변경이나 보조기구 사용 같은 기본적인 준비를 함으로써 동반자에게 준비됐다고 느끼도록 할 수 있다.

적절한 순간

새로운 누군가와 섹스할 준비가 됐다고 느끼는 시기는 외부 요인과 경험에 영향받을 수 있지만, 정해진 공식은 없으며 상황은 그날그날 바뀔 수 있다. 예컨대 섹스를 고려 중인 상대와 교감을 느끼기 시작하고 감정적으로 자신감이 생기면, 미리 생각해둔 시기가 아니라 바로 그 순간에 마음을 열고 섹스할 준비가 됐다고 느낄 수 있다. 이와 마찬가지로 일단 섹스를 시작했어도 항상 중단할 수 있다. 합의에서 중요한 부분은 언제든 마음을 바꿀 수 있다는 점을 이해하는 것이다.

두 사람이 섹스를 정의하는 방식과 이전 경험도 고려해야 할 요소다. 예컨대 과거에 삽입이 고통스러웠다면(120페이지 참조), 처음에는 비삽입 성행위를 모색하는 것이 자신감을 키우는 데 도움이 될 수 있다.

동반자와 섹스를 시작하기 '적절한' 시간이 따로 있는 것은 아니다.

우리는 섹스를
충분히 하고 있을까?

**얼마나 자주 섹스하는지에 초점을 맞추는 것이 성생활의 성공 여부를 판단하는
주요 척도가 된 것이 현실이다. 하지만 이것이 성 경험에 대해 알려주는 정보는
일부분에 불과하다는 점에 유념해야 한다.**

섹스 횟수는 성생활을 '측정'하는 가장 기본적이고 확실한 방법이다. 하지만 이걸로는 섹스의 질에 대해 알 수 없는데, 질이야말로 성 경험을 이해하는 가장 중요한 수단이다. 섹스를 얼마나 자주 하는지에 관해 생각하는 것은 사실 욕구 불일치(136페이지 참조)나 충분한 섹스 횟수에 관해 서로 의견이 다른 커플에게만 의미 있는 사항이다.

최선의 측정법
일반적으로 섹스를 평가할 때 얼마나 규칙적인지를 보는 것은 매우 무익하며, 대체 무엇을 측정하고 있는지에 대한 의문을 제기한다. 성교가 규칙적인지에 대한 것이라면, 삽입 섹스를 하지 않는 커플의 성행위는 의미가 없거나 아예 섹스도 아니라는 뜻일까? 또는 가상 섹스 같은 행위는 제외하는 걸까? 섹스를 어떻게 정의하느냐에 따라 섹스를 의미 있고 즐겁게 만드는 많은 경험이 배제될 수 있다.

질보다 양에 신경 쓸 때의 아이러니는 섹스가 즐거울수록 횟수도 많아질 가능성이 높다는 점이다. 멋진 섹스를 하면 이 즐거운 경험을 반복하고 싶은 동기가 생기고, 동반자에게 호응해서 반응형 욕구라는 것에 기대기 쉬워진다(130페이지 참조).

또한 독신자는 섹스 횟수가 동반자 수와 관련이 있다는 점을 인정하는 것이 중요하다. 이것이 허용 가능한 동반자 수에 대한 사회적 통념에 영향을 미쳐서, 개인의 주관적인 경험은 경시되기 쉽다. 게다가 솔로 섹스는 파트너와의 섹스에서도 지속적이며 또 다른 쾌감을 선사해줄 수 있다.

그래서, 횟수는?
섹스 횟수가 만족스러운 성생활의 척도는 아니지만, 일부 연구에 따르면 지난 20년 동안 커플들의 섹스 횟수가 줄어드는 경향이 있었고, '섹스 불황' 또는 '섹스 가뭄'과 같은 말로 표현되었다. 다른 연구에서는 이것이 사실 아닐 수 있으며 성교에만 초점을 맞춘 연구라고 주장한다. 확실한 해답은 없지만 한 가지 분명한 가능성은, 스마트폰과 기술에 빠져 있으면 그만큼 주의가 분산된다

는 것이다(152페이지 참조). 그러나 섹스와 기술의 연관성이 전적으로 부정적인 것만은 아니며, 많은 이들이 이에 적응해 폰 섹스, 야톡(섹스팅), 가상 섹스 같은 비접촉 방식의 성생활을 즐기고 있다. 기술은 장거리 관계에서도 성적 교감을 유지하게 해준다.

섹스는 주관적인 경험이기 때문에 객관적으로 측정할 수 없다.

동반자와 대화하기

동반자와 섹스 횟수에 대해 이야기를 나누고 싶을 때는 상대를 책망하지 말자. 심리적인 면에서 볼 때, '나'라는 표현을 사용하면 누구의 감정인지가 확실히 나타난다. 예컨대 "난 최근에 섹스할 때 당신과 훨씬 더 가까워진 느낌이 들어", "가끔 나는 우리가 정기적으로 섹스하지 않는다는 점이 걱정돼" 같이 말하는 것이다. 아니면 중립적으로 "우리가 너무 바빴는데, 이번 주말에 함께 시간을 보낼까?" 같은 표현을 사용해도 좋다. 이러면 섹스에 대한 의견 충돌을 피할 수 있고 서로의 입장을 이해하는 데 도움이 된다. 이런 식의 소통은 마치 사전처럼 우리의 내밀한 욕구를 설명해주는 역할을 할 수도 있다.

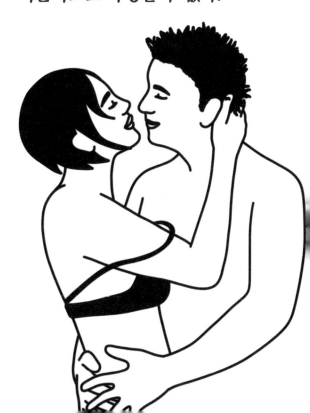

장애가 섹스에 영향을 미칠까?

장애와 섹스의 관계 사이에는 수많은 미신이 있으며, 그중 대다수는 비장애인의 가정에 근거한 차별적 관점에서 비롯된 것이다.

장애는 신체적일 수도 정신적일 수도, 눈에 보일 수도 보이지 않을 수도 있으며, 개인의 건강과 능력의 모든 면에 영향을 미칠 수 있다. 장애인이라는 단어는 매우 포괄적인 용어라서 개인마다 처한 사회적 상황은 다르며, 이는 전반적인 삶은 물론 성생활에도 중요한 역할을 한다. 누군가의 성적 필요가 무엇인지 추측하기 전에 그 사람의 취향에 대해, 그리고 섹스가 그 사람의 삶에 얼마나 큰 비중을 차지하는지부터 이야기해야 한다.

장애와 관련된 섹스 탐색하기

장애의 유형이 같더라도, 실제로 장애를 경험하는 방식과 성생활에 미치는 영향은 각자의 상황에 따라 달라진다. 장애는 태어났을 때부터 있을 수도 있지만 후천적일 수도, 때로는 진행성 질환으로 인해 발생했을 수도 있으며, 이런 경우는 성생활에 적응하기 위해 신체가 어떻게 작동하고 느끼는지 탐색할 필요가 있다. 차별적인 사회에 사는 장애인은 성 경험에도 정서적·심리적 영향을 받을 수 있다. 현실적인 관점에서 보면 사생활 침해 문제가 될 수 있는데, 간병인이 함께 있어야 할 때가 많기 때문이다.

도움 안 되는 추측

섹스 측면에서 장애인에게 가장 큰 장애물은 비장애인의 추측이다. 장애인은 성욕이 없거나 섹스가 불가능하고, 장애인은 사회적으로 탈성애화되어 있다고 여기는 사람이 많다. 이는 장애인도 똑같은 욕구와 필요를 가지고 있으며 친밀한 관계를 즐긴다는 현실을 무시하는 것

이다. 일부 장애는 특정 방식의 섹스가 불가능하거나 도움 또는 준비가 필요한 것이 사실이지만(아래쪽 참조), 그렇다고 쾌감을 제한할 이유는 없다. 누구나와 마찬가지로 섹스는 온갖 방식으로 표현될 수 있다. 중요한 것은 개인에게 적합한 방식인지 아닌지다.

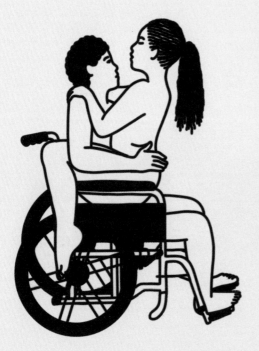

물리적 지원

과거에는 장애와 섹스에 대한 논의가 부족했기 때문에 장애인의 성생활과 쾌락을 돕는 제품이 부족했다. 그러면 장애인은 장벽을 직면하고 좌절할 때가 많았다.

오늘날에는 장애 보조 용품의 디자인이 발전하고 이에 대한 인식도 높아지면서 신체 장애인이 섹스와 쾌감을 즐기는 데 직면하게 되는 장애물을 제거하는 데 도움이 되는 제품이 많이 늘어났다. 휠체어 사용자의 경우, 섹스 그네나 신체 승강 장치를 사용하면 동반자와의 섹스 체위를 더 다양하게 취할 수 있다. 또한 섹스 토이가 발전함에 따라 특정 장애를 염두에 두고 고안된 쾌락용 제품들이 나오고 있다. 예컨대 손이 불편한 사람들을 위해 손잡이가 조정된 토이, 섹스 토이의 접근성을 높이는 거치대, 체위를 취하기 쉽게 만들어진 쐐기형 쿠션 등이다.

섹스에 어려움을
겪는 건 나뿐일까?

**성적인 문제로 어려움을 겪는 사람들의 주된 고민 중 하나는 성생활이 이미
잘못돼서 고칠 수 없는데, 자신만 그런 문제를 겪는다는 느낌이다.**

발기 문제(122페이지 참조)나 삽입통(120페이지 참조) 같은 성
적인 문제를 경험하면, 나 혼자만 생물학적 성기능이 손
상되었다는 생각에 두려워할 수 있다. 그러나 연구에 따
르면 성적인 문제는 흔한 일이며(118페이지 참조), 사람들
대부분이 살면서 언젠가는 성적인 문제를 겪는다고 한
다. 건강과 웰빙의 다른 모든 영역과 마찬가지로 성기능
에도 그날그날 변동성이 있다. 이런 문제가 흔하다는 것
은 이것이 개인이 아닌 사회적인 문제이며, 잘못된 것은
우리가 아닌 사회의 성문화라는 뜻이다.

　　그런데도 성적인 문제가 흔하다는 것에 대한 인식과
교육이 부족한 탓에, 뭔가 잘못되면 개인적으로 실패했
다고 느끼는 사람이 많다. 성적인 문제는 거의 존재하지
않는 듯 느껴진다. 성적인 문제가 얼마나 흔한지에 관한
정보가 거의 논의되지 않기 때문이다. 그래서 이 문제에
수치심을 느낄 수 있다(32페이지 참조).

연쇄 효과

영국 Natsal~3 연구(51페이지 참조)에서 인용된 다음 그림은
섹스 문제를 다루지 않는 것이 성생활에 어떤 영향을 미치
는지 보여준다.

■■ 　최근 1년 안에 섹스를 한 적 있는 여성 중, 13%는
성적인 어려움 때문에 섹스를 피한 경우가 있다.

■■ 　최근 1년 안에 섹스를 한 적 있는 남성 중, 11%는
성적인 어려움 때문에 섹스를 피한 경우가 있다.

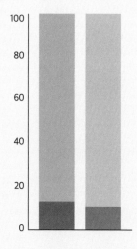

도움을 구하지 못하고

성적으로 잘못됐다는 것은 육체적으로 잘못됐다는 것과는 다르게 느껴진다. 아프거나 다쳤을 때는 다른 사람들이 알아차리기 쉽고, 스스로도 도움을 요청할 때가 많다. 하지만 성적인 문제에 직면하면 수치심을 느껴 도움을 요청하기 어려울 수 있다. 사회가 발전하면서 섹스에 관한 대화가 점차 정상적인 것으로 여겨지게 됐지만, 아직도 성적 건강과 웰빙은 중시되지 않고 있다. 또한 그 결과 섹스에 대한 이해의 격차가 지속되어(168~189페이지 참조) 문제가 악화 일로에 있다.

나이가 들수록 성적인 문제에 대해 덜 걱정한다는 증거가 있다. 영국의 'Natsal-3 연구'(National Survey of Sexual Attitudes and Lifestyles, 성적 태도 및 생활양식 조사)에 따르면 성적인 문제는 나이가 들수록 증가하는 경향이 있지만, 이로 인한 고통을 호소하는 경우는 감소하는 것으로 나타났다. 이는 나이가 들수록 문제가 생기는 것을 정상이라고 생각하고 심리적으로 이 문제에 대처할 준비가 됐다고 느낀다는 것을 시사한다. 이는 사회적인 영향이 우리 자신을 이해하는 방식에 핵심 역할을 할 수 있음을 다시 한번 보여준다.

섹스에 어려움을 겪을 때 흔히 나타나는 부작용은 수치심과 고립감이다.

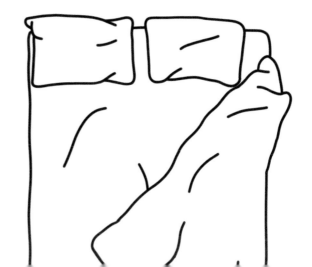

내 성생활은 정상일까?

우리는 섹스에 관해서 유독 '정상'이라는 것에 집착한다. 정상적인 섹스 횟수는 얼마일까? 얼마나 오래 지속해야 할까? 성행위와 욕구의 적절한 범위는 어디까지일까?

인정받고 싶고 함께 어울리고 싶다는 마음은 인간의 기본적인 본능이다. 진화론적으로 볼 때, 협력적인 사회 집단의 일원이 된다는 것은 곧 생존을 의미했다. 소속감은 강력한 동인이며, 우리는 사회적으로 거부당할 위험을 피하는 것을 정상으로 여긴다. 사회적 거부는 정서적, 인지적, 신체적 건강에 영향을 미치는 것으로 생각되기에 이런 두려움은 현실이다.

섹스에서도 마찬가지다. 인간은 정상적인 섹스에 관해 강박적인 개념을 가지고 있다. 사회적으로 우리는 이성애가 우선시되는 이성애 규범적 사회에 살고 있다. 많은 이들은 정상으로 여겨지지 않는 것은 내면의 무언가를 드러내는 것은 아닐까 두려워한다. 정상적이길 바라는 욕구는 자신의 신체와 성기에 대해 어떻게 느끼는지와 다른 사람에게 자기 신체를 얼마나 편안하게 보여줄 수 있는지에도 영향을 미칠 수 있다.

'섹스는 이래야 한다'는 개념

거절에 대한 두려움으로 우리는 사회에 통용된다고 여기는 방식대로 성적인 행동을 하고, 자신이 진정으로 원하는 방식은 감추기 쉽다. 이는 왜 그렇게 많은 사람이 섹스에 어려움을 겪으며(178페이지 참조), 자신의 욕구에 맞게 섹스하는 사람들이 남들의 기대에 맞추려고 노력하는 사람보다 만족스러운 성생활을 영위한다고 얘기하는지 일부 설명해준다.

우리의 성생활은 성에 관해 사회화와 문화를 통해 학습한 '각본'에 따라 유도되고 형성되는 경우가 많다. 이런 규범은 무엇이 허용되고 어떤 것이 적절한지를 규정하며, 우리가 성적으로 생각하고 느끼고 행동하는 방식에 대한 의식적·무의식적 지침으로 작용한다. 우리 안에는 각본에서 벗어나면 부정적인 결과를 초래할 것이라는 생각이 심겨 있으며, 따라서 우리는 이 규범을 자신을

우리 삶의 모든 면이 그렇듯이,
성생활도 각자의 독특한 상황을
반영하는 미묘한 차이가 가득하다.

측정하는 기준점으로 삼는다. 성적인 고민과 관련해 자주 묻는 질문 중 하나가 바로 "나는 정상일까?"다.

성에 대한 각본에 의문 제기하기

많은 사람이 자신의 성생활 각본을 명시적으로 생각해 보지 않는다. 성생활을 관리하는 무언의 규칙, 즉 프레임워크를 기록해두는 것도 유용한 연습이 될 수 있다. 예컨대 여러분의 섹스에는 무엇이 포함되어야 할지 생각해보는 것이다. 여러분은 특정 유형의 사람하고만, 또는 특정 방식으로만 섹스해야 한다고 생각하는가? 좋은 섹스와 나쁜 섹스를 정의하는 기준은 무엇일까? 그 밖에 섹스는 얼마나 오래 지속되어야 한다고 생각하는지, 둘 다 오르가슴을 느껴야 하는지, 동반자가 무엇을 좋아하는지 말하지 않아도 알 수 있어야 하는지, 자신이 무

엇을 하고 있는지 알아야 한다고 생각하는지 등에 대해서도 생각해볼 수 있다. 이 단계가 끝나면 다음과 같은 질문을 해본다. "나는 왜 그렇게 생각할까?", "그 생각은 어디서 비롯된 것일까?", "그런 신념이 나에게 의미가 있을까?"

각본을 수정하면 성적 통념을 바꿀 수 있다. 예를 들어 발기 문제나 성교통을 경험하고 있다면, 섹스가 즐거운지 여부보다 '제대로' 하는 데에만 너무 치중하고 있는 것 아닐까? 아니면 성적 각본 때문에 라벨(lable)에 집착해서 원하는 것을 시도하지 못하고 있는 건 아닐까(186페이지 참조)? 섹스에 관해서 무엇이 정상인지 생각하는 것은 본능에 반하고 방해가 될 뿐이다. 우리 삶의 다른 면에 다양성이 존재하는 것처럼, 성생활에도 '정상'이라는 것은 없다.

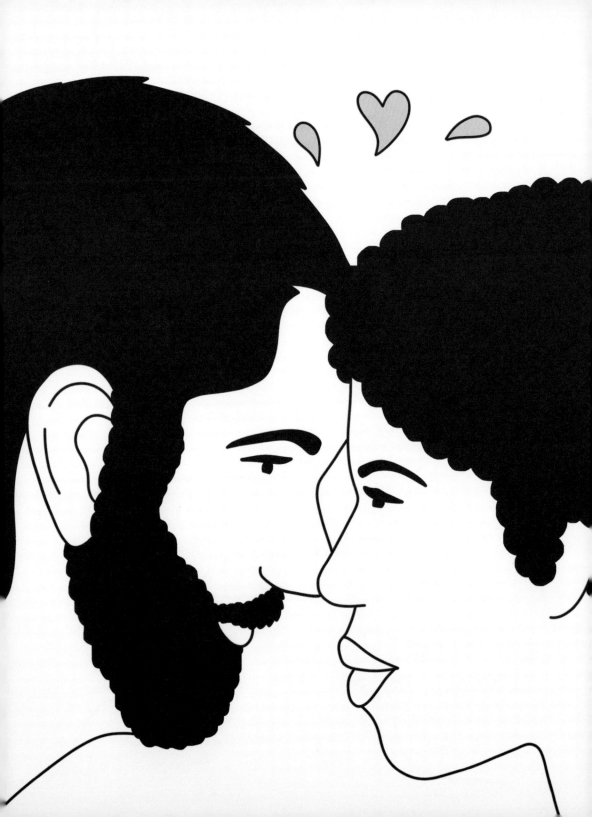

섹스 후, 감정적으로 취약해지는 것이 정상일까?

섹스는 자신을 노출하는 취약한 경험이 될 수 있다. 신체적, 정서적, 심리적으로 교감하기 위한 수단으로도 사용되기 때문에 특히 더 그렇다.

우리는 생화학적으로 섹스를 통해 교감하도록 되어 있다. 옥시토신과 엔도르핀의 분비가 유대감에 중요한 역할을 하기 때문이다. 가볍게 시시덕거리는 섹스라 해도, 신경 화학 물질을 활성화하고 방출해 누군가와 순간적으로 더 가까워지게 한다.

섹스가 너무 강렬해서 울기까지 하는 사람도 있다. 이에 대한 정확한 과학적 해답은 없다. 눈물은 강렬한 자극으로 인한 자연스러운 반응이라는 이론이나 섹스 중 호르몬의 변동이 눈물을 유발한다는 이론이 있고, 일부 사람들에게는 섹스가 강력한 긍정적 또는 부정적 의미를 지니고 있다는 이론도 있다. 연구에 따르면 감정적으로 흘리는 눈물은 윤활용 눈물이나 자극에 의해 유발되는 눈물보다 스트레스 호르몬을 더 많이 함유하고 있다.

취약성에 대해 다시 생각하기

대다수 사람들은 취약성을 약점이라고 학습하지만, 수많은 전문가들은 취약성을 연민과 친밀함을 깊게 하고 선입견은 줄이는 강점이라고 재평가하고 있다.

친밀함은 상대방에게 자신의 진정한 모습을 보여줄 때 더욱 깊어지며, 이런 교감의 순간은 대부분 섹스 중에 눈을 맞추고 관능적인 접촉과 쾌감을 경험하며 이루어진다. 성적으로 자신을 내려놓으면 우리는 친밀하고 원초적이 되면서 오르가슴을 통해 새로운 상태로 접어들 수 있다. 성적으로 자신을 내려놓을 수 있을 만큼 편안해지면 다른 사람의 눈을 신경 쓰지 않고 스스럼없이 쾌감에 집중할 수 있다. 상대방에게 통제력을 넘기면 동반자 사이의 경계가 일시적으로 흐려지면서 깊은 교감을 느낄 수 있다.

성교 후 불쾌감

'성교 후 불쾌감'(Postcoital dysphoria, PCD)은 합의되고 만족스러운 섹스 후에도 발생할 수 있다. 섹스 후 슬픔, 짜증, 우울 등의 감정을 느끼는 것이 이 증상의 특징이다. 더 많은 연구가 필요하지만, 2015년 한 논문에 따르면 여성의 46%가 한 번 이상 PCD를 경험했으며, 2019년의 한 연구에서는 남성의 41%가 PCD를 경험한 것으로 나타났다.

쾌감이란 무엇일까?

쾌감은 삶에서 가장 강력한 동기다. 어떤 것이 쾌감인지는 주관적일 수 있지만(어떤 이는 스릴을 추구하는 활동에서, 또 어떤 이는 단순한 활동에서 쾌감을 느낀다), 기분 좋은 일은 누구나 좋아한다.

쾌감은 유전, 생물학, 학습, 경험의 조합을 통해 학습되며, 쾌감을 경험하는 방식은 사회적, 문화적, 환경적 요인으로 형성된다.

인간의 쾌감은 인지, 즉 사고 방식에 영향을 받는다. 행동의 잠재적 가치나 결과까지 고려해서 목표 지향적인 결정을 내려야 할 때가 있기 때문이다. 이 과정은 위험을 감지하고 습관을 형성하는 데 큰 비중을 차지한다. 그래서 충동적으로 행동하며 즉각적인 보상에 자극을 받아 결정하고, 장기적인 결과는 고려하지 않을 때도 있다. 쾌감을 추구하는 사람들을 향락주의자라고 하는데, 이들은 다른 경험보다 쾌감을 우선시하고 즐거운 삶을 지향한다. 섹스의 맥락에서 보면, 쾌감으로 보상을 받는다고 느낄 때 섹스하려는 동기가 생긴다.

도파민의 역할

쾌감에 중요한 역할을 하는 것이 도파민이다. 이 신경화학물질은 즐거운 경험을 기대할 때 분비된다. 뇌의 도파민 경로인 중뇌변연계와 중피질은 섹스처럼 보상을 받을 만한 경험을 할 때 활성화된다(57페이지 참조). 따라서 기분을 좋게 해주는 신경전달물질은 그런 행위를 더 하라고 격려하고 동기를 부여함으로써 행동 강화에 중요한 역할을 한다.

강렬한 감각

몸에서 신경 말단의 밀도가 가장 높은 부위가 가장 강렬한 쾌감 및 고통에 연결되어 있다(88페이지 참조). 뇌는 이런 감각을 처리해 신경계를 통해 무엇이 좋은 느낌인지 아닌지를 전달한다. 그런데 이는 사회적 환경에 따라 조절된다. 즉 우리가 하는 행동에 대해 어떻게 생각하는지에 영향을 받는 것이다. 따라서 어떤 이들에게는 신체적으로는 기분이 좋지만 감정적으로는 부정적으로 느껴질 수 있다. 신체적으로도 심리적으로도 기분 좋은 것이 일치할 때 쾌감은 새로운 차원으로 올라갈 수 있다.

BDSM과 같은 행위(146페이지 참조)에서는 고통과 쾌감이 공존한다. 고통 때문에 분비된 엔도르핀이 강렬한 감각을 고조시키기 때문이다.

쾌감 경로

도파민은 중뇌의 배쪽 피개부(VTA)에서 만들어진다. 보상을 받을 만한 경험을 하는 동안 활성화되고, 도파민 경로를 통해 뇌의 여러 부분으로 이동한다.

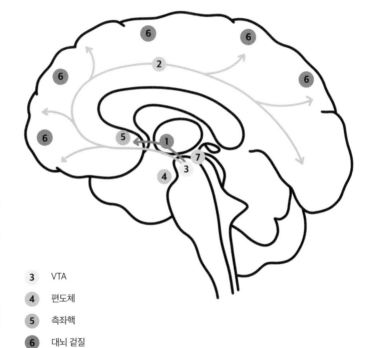

1 **중뇌변연계 경로**
이 경로는 도파민을 VTA에서 측좌핵으로 보낸다. 이는 해마와 편도체로 연결되어 감정과 기억을 섹스 같은 즐거운 사건과 연동시킨다.

2 **중피질 경로**
이 경로는 VTA에서 대뇌 겉질로 도파민을 전달해 우리의 의식이 쾌감을 경험하게 한다.

3 VTA

4 편도체

5 측좌핵

6 대뇌 겉질

7 해마

도파민의 화학적 보상은 즐거운 경험을 반복하려는 동기를 부여한다.

섹스 토이는 어떨까?

섹스 토이는 새로운 감각, 경험, 성적 플레이 방식을 일깨워줄 수 있다. 솔로 섹스는 물론이고 동반자와의 섹스에서도 마찬가지이다. 어떤 제품이 있는지 알면 자신에게 가장 알맞은 토이를 고르는 데 도움이 될 것이다.

섹스 토이는 쾌감을 위해 고안됐다. 섹스 토이를 사용하는 것이 성생활이 부족하거나 동반자에게 불만이 있음을 암시하지 않을까 하고 걱정하는 사람도 있지만, 실제로는 섹스 토이를 사용함으로써 쾌감에 대한 새로운 통찰력을 얻고 그 지식을 동반자와의 행위에 활용할 수 있다. 오르가슴에 어려움을 겪는 이들에게는 강렬한 자극으로 주의를 집중시켜 주는 섹스 토이가 매우 유용한 도구가 될 수 있다.

섹스 토이의 선택 및 사용

• **어떤 토이는 복합적이다.** 예컨대 G스팟(84페이지 참조)과 음핵을 동시에 자극하는 식이다. 반면 전립샘 마사지기처럼 한 부위만 집중적으로 자극하는 토이도 있다. 딜도는 남근 모양인 경우가 많으며, 부착식 딜도는 하네스를 이용해 음경처럼 사용할 수 있다. 바이브레이터는 진동이나 왕복운동을 통해 움직임을 만들어 쾌감을 더하며, 온몸 어디에나 사용해서 쾌감과 감각을 자아낼 수 있다. 빨판이 달린 토이는 샤워 벽과 같은 단단한 표면에 부착해 핸즈프리로 즐길 수 있다. 무언가에 비비는 감각을 즐기는 이들을 위해 삽입이 아닌 험핑(책상이나 인형 등 튀어나온 곳에 성감대를 비비는 행위-옮긴이)이나 그라인딩(성감대를 원을 그리듯 돌리며 문지르는 행위-옮긴이)용으로 설계된 토이도 있다.

• **특정 사용자를 위해 설계된 토이도 있다.** 예를 들어 신체 장애가 있거나 손이 불편한 사람을 위한 것이다. 트랜스젠더를 위한 제품도 있는데, 성기의 크기와 감각 변화를 고려해 만들어졌다.

• **인체에 안전한 소재로 만들어진 토이를 선택하자.** 예를 들어 환경호르몬의 일종인 프탈레이트가 함유되어 있지 않아야 한다는 뜻이다. 실리콘 같은 비다공성 소재가 가장 안전한데, 다공성 소재는 감염을 유발하는 박테리아가 서식할 수 있기 때문이다. 스테인리스 스틸과 붕규산 유리로 만든 토이도 있어, 원한다면 온도 변화를 즐길 수도 있을 것이다.

• **애널 플레이용으로는 반드시 바닥이 넓고 평평한 토이를 선택하자.** 강한 항문 근육이 토이를 직장으로 빨아들이는 것을 방지해준다(87페이지 참조).

• **사용한 후에는 항상 토이를 세척**해 박테리아가 쌓여 성병이 전염되는 일을 방지하자. 애널 플레이에 사용한 토이를 다른 곳에 사용할 때는 반드시 세척하고, 콘돔을 씌워서 사용했다면 새것으로 교체해 항문에서 나온 박테리아가 전이되지 않도록 하자.

• **토이에는 수성 윤활제를 사용하자.** 실리콘이나 유성 윤활제는 소재를 망가뜨려 토이가 안전하지 않게 될 수 있다.

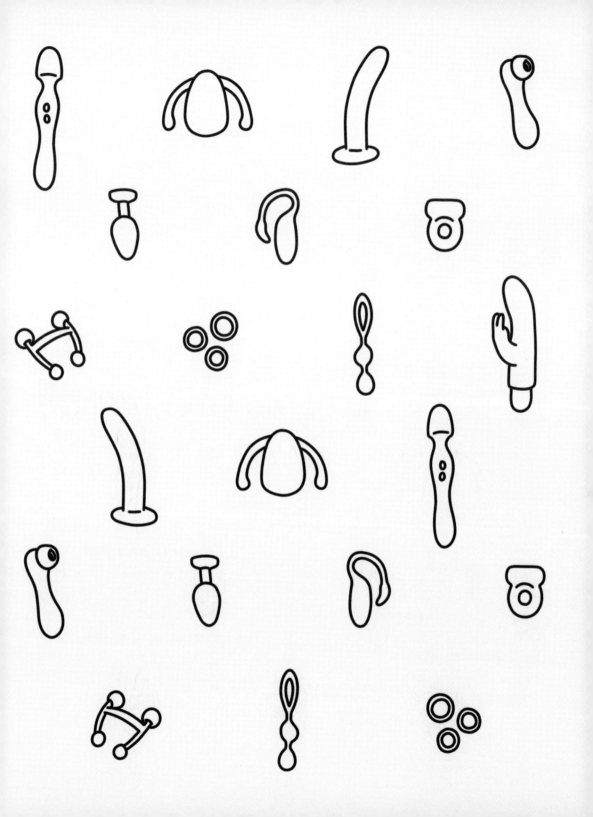

포르노는 어떨까?

수많은 이들이 포르노를 보고 즐기지만, 어떤 포르노는 섹스에 대한
생각에 악영향을 미칠 수 있다는 점을 명심해야 한다.

포르노는 수억 명의 사람들이 즐기고 있으며, 동반자와의 섹스할 때든 솔로 섹스일 때든 볼 수 있다. 포르노는 다양한 종류가 있다. 어떤 이들은 자신의 성향에 맞는 특정 킹크(kink), 페티시, 섹슈얼리티가 주류 미디어에서는 흔히 볼 수 없는 방식으로 표현되는 것을 보면서 쾌감과 섹스에 대한 고정 관념에서 벗어나 인정받는 느낌을 받을 수 있다.

난제에 직면한 포르노

동굴 벽화의 노골적인 묘사부터 초창기의 에로틱 사진에 이르기까지 포르노는 역사상 늘 존재해왔지만, 인터넷과 스마트폰이 발명됨에 따라 쉽게 접할 수 있는 무료 포르노가 폭발적으로 증가했다. 그 결과 많은 젊은이가 포르노에서 성적인 질문의 답을 찾는다. 하지만 포르노와 실제 섹스에는 상당한 차이가 있으며, 포르노는 교육이 아닌 자극을 목적으로 제작된다는 점을 명심해야 한다. 어릴 때부터 지속적으로 포르노 콘텐츠에 노출된 이들은 포르노와 현실의 경계를 혼동하기 쉽다.

윤리적 포르노 제작자라는 새로운 물결은 '포르노 문해력'을 장려하고 있다. 이들은 대중이 소비하는 착취적이고 폭력적이기까지 한 포르노에 경종을 울리고 윤리적 대안을 제시하는 것을 목표로 한다. 스웨덴의 에로 영화 감독 에리카 러스트는 모두에게 동등한 쾌감을 선사하는 포르노를 제작한다(61페이지 참조). '메이크러브낫포른'(MakeLoveNotPorn)의 창립자 신디 갤럽은 세계 최초로 사람이 큐레이션하는 사용자 제작 '소셜 섹스' 플랫폼을 구축했다. 그래서 대다수 주류 포르노의 작위적이고 비현실적인 섹스와 쾌감 묘사에서 벗어나 사람들이 실제로 경험하는 섹스를 사실적으로 표현하고 있다.

에로티카의 세계

시각적 포르노를 가장 자극적이라고 느끼는 이들이 있는 반면, 시각적 이미지가 산만하다고 느끼는 사람도 있다. 이런 경우 글과 성애 문학과 오디오 에로티카/포르노를 통해 자신만의 이미지를 만들며 상상력을 발휘할 수 있다. 자신이 가장 욕구하고 흥분하는 것을 반영하는, 자신에게 완벽하게 맞는 판타지를 구성할 수 있는 것이다.

무엇이 포르노를 윤리적으로 만들까?

포르노 감독이자 프로듀서인 에리카 러스트는 윤리적 포르노를 위한 8가지 핵심 원칙을 제시한다.

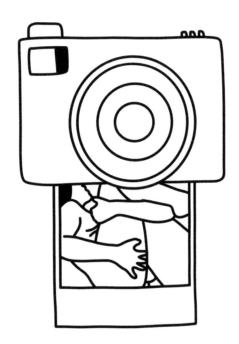

- **쾌감은 평등하다.** 여성은 수동적이 아닌 능동적으로 자신의 필요에 따라 참여한다.
- **다양성이 핵심이다.** 모든 사람을 동등하게 대표하고, 출연자의 체형이나 인종 같은 요소를 제한하지 않는다.
- **공정한 급여**가 관련된 모든 사람에게 보장된다.
- **투명성**은 당연한 것이다. 모두가 팀의 일원으로 인정받는다.
- **안전한 섹스 환경**을 조성한다. 모든 출연자는 최신 성병 검사를 받고 사용하는 보호 도구에 대해 명확한 지식을 습득한다.
- **출연자에게 깜짝 연출은 없다.** 영화의 모든 부분은 사전에 합의된다.
- **좋은 근무 여건을 갖춘다.** 충분한 휴식, 다과, 친절한 분위기를 유지한다.
- **공정한 수당**을 각 감독과 스튜디오에게 보장한다.

타성적인 섹스를 피하려면?

성적인 루틴과 섹스 매너리즘의 차이는 느끼는 만족감 또는 불만족의 정도에 있다.

타성은 못박혀서 앞으로 나아갈 수 없는 듯한 느낌에 비견할 수 있다. 성생활이 타성에 젖어 있다는 느낌은 섹스 방식에 대한 고정관념에서 벗어나지 못할 때 발생한다. 예컨대 섹스가 '전희'로 시작해 '성교'로 끝나는 일직선식 진행이라 여기는 경우다. 동반자 중 한쪽, 또는 둘 다 정해진 성적 각본을 벗어날 엄두를 내지 못할 수 있다. 대체로 섹스를 어색해하기 때문에, 색다른 것을 시도해보자는 제안을 못하고 고착된 느낌이 점점 심해지는 경우가 많다. 섹스가 타성에 젖는 일은 꽤 흔하고, 중요한 것은 그렇게 됐을 때 어떻게 대처하느냐다.

타성 깨기
동반자와 협력해 성생활에 변화를 주고 싶다면 아래쪽과 같은 단계를 프레임워크로 삼아 보자.

1단계
의식적으로 상황을 고찰한다. 대화를 통해 자신에게 잘 안 맞는 부분을 바꿔야 하지만, 맨 처음이 가장 어려운 법이다. 성적 관계와 감정에 집중하고, 책임 전가를 하는 일이 없게 주의하자. 자칫하면 갈등을 유발할 수 있다.

2단계
변화하고자 하는 동기에 집중한다. 바꾸고자 하는 성적 패턴과 신념을 식별해서 변화를 감당 가능한 수준으로 유지하자.

습관적 행동 인식하기

호기심이 부족하면 제대로 배울 수 없다. 관계에서 빠지기 쉬운 가장 큰 함정은 동반자가 무엇을 좋아하는지 정확히 알고 있다고 생각하는 것이다. 성적인 습관은 같은 행동을 자동적으로 반복하다 보면 쉽게 형성된다. 습관적 행동은 뇌가 섹스 중 분비되는 도파민을 통해 얻는 기분 좋은 도취감을 추구하도록 동기를 유발함으로써 시작되며(56페이지 참조), 앞서 한 행동과 쾌감을 연결시킨다. 그러나 무언가에 익숙해질수록 반응이 줄어드는데, 이를 습관화라 한다. 이는 배경 소음 같은 반복적인 자극에 불필요하게 반응하는 것을 막는 데는 도움이 되지만, 섹스에는 도움이 되지 않는다.

성생활에서는 습관화를 의식적으로 고찰해야 변화를 일으킬 수 있다. 작은 변화(다음 그림의 3단계에서 제안한 것과 같은 것)만으로도 성적으로 자신감을 키우고 더 많은 것을 탐색하는 데 도움이 되며, 동반자와 자기 자신에 관해 새로운 것을 발견할 수 있도록 이끌어 준다.

선형적인 모델에서 벗어나면 곧바로 더 많은 선택지와 원하는 것을 별다른 순서 없이 마음대로 할 수 있는 자유를 얻게 된다. 신경 화학적인 측면에서 보면, 새로운 쾌감을 통해 도파민이 증폭되면서 다시 무언가를 시도하고 싶은 욕구가 샘솟고 더 만족스러운 섹스를 할 가능성이 높아진다.

3단계

작은 단계부터 시작한다. 성생활 전체를 점검하려고 시도하면 버겁게 느껴질 수 있다. 성공할 가능성은 점진적으로 합의를 통해 변화할 때 가장 높다. 모호하지 않게 긍정적으로 소통하자. 예컨대 "해보고 싶은 체위가 있는데, 자기도 같이 해볼래?"나 "이번엔 순서를 좀 바꿔볼까?" 같은 식으로 말해보자. 또는 불을 완전히 끄는 대신 조명을 어둡게 조정하거나, 옷을 입고 또는 벗고 시작하거나, 섹스를 주도하는 사람을 바꿔보는 것도 좋다.

4단계

동반자의 저항에 부딪힌다면, 둘 다에게 좋을 만한 것이 뭘지 물어보자. 경청하고 이해해준다는 느낌도 중요하지만, 어느 쪽이든 새로운 시도가 싫다고 말할 기회를 갖는 것도 중요하다. 서로의 성적 취향이 완벽하게 일치하는 경우는 드물다는 사실을 받아들이자.

판타지가 섹스를
향상시킬 수 있을까?

**상상력과 호기심은 인간을 인간답게 만드는 요소 중 하나다. 섹스에 관해 자유롭게
상상하는 것은 지극히 자연스러운 일이며 긍정적인 결과를 낳을 수 있다.**

미국 심리학자 저스틴 레밀러(Justin Lehmiller) 박사의 연구에 따르면, 사람들 중 97%는 성적 판타지를 가지고 있으며, 그 대다수가 판타지를 자주 꿈꾼다고 한다. 그런데도 사람들이 판타지를 불필요하게 수치스러워하기 때문에, 섹스와 수치심 사이의 연관성이 강화돼 성생활에 해로운 영향을 미치게 된다(32페이지 참조).

섹스를 향상시키는 수단

판타지를 받아들이면, 물리적으로 새로운 일을 하지 않고도 새로운 요소가 추가되어서 성생활을 향상시킬 수 있다. 도파민 분비로 뇌의 보상 경로가 촉발되는 것이다(56페이지 참조). 또한 판타지를 성욕을 돋우는 실마리로 사용하기도 한다. 섹스할 기분이 들게 하거나 섹스할 때 욕구를 고조시키고, 다시 그로 인해 흥분 반응을 불러일으킬 수 있는 것이다(93페이지 참조).

판타지를 갖는다는 사실이 곧 관계에 문제가 있다는 신호는 아니지만, 불만족스럽다는 것을 인식하고 있다면 얘기가 다르다. 사람들은 연인이나 섹스 동반자가 자신의 모든 욕구에 부합해야 한다고 낭만적으로 생각하는 경향이 있기 때문에, 판타지를 꿈꾼다는 것은 무언가

부족하다는 신호일 수 있다. 레밀러의 연구에 따르면 흥미롭게도 사람들 중 90%가 현재 동반자에 대한 판타지를 가져본 적이 있다고 답했다. 또한 일반적으로는 판타지를 공유하면 커플이 더 가까워지고 친밀함이 높아지는 것으로 나타났다. 동반자와 관계없는 판타지라고 해서 현실에서 실행하는 데 관심이 있다는 뜻은 아니다. 욕구와 판타지는 겹치는 면은 있지만 서로 다른 개념이기 때문이다. 호기심을 품는 것은 지극히 자연스러운 일이다. 우리 뇌는 주변 세계와 끊임없이 소통하기 때문이다. 많은 사람에게 판타지는 다른 사람의 간섭 없이 마음속을 안전하게 탐색할 수 있는 수단일 뿐이다.

판타지에 의미가 있을까?

판타지의 의미를 이해하려고 지나치게 관심을 기울일 때가 자주 있다. 이것이 항상 좋기만 한 건 아닌데, 성적 판타지에 관해서는 자기비판적인 경우가 많기 때문이다. 아직 확증되지는 않았지만, 뇌 영상 스캔을 사용한 연구에 따르면 사람들이 하루에 하는 생각은 6,000가지가 넘는 것으로 추정된다. 이를 고려하면, 생각의 내용에 집중하기보다 그 생각을 어떻게 다룰지가 더 중요

최고의 판타지

18~87세 남녀 4,175명을 대상으로 한 레밀러의 설문조사는 2018년 출간된 저서 『너의 바람을 말해줘(Tell Me What You Want)』에 수록됐으며, 다양한 성별과 성적 취향이 포함됐다. 특정 판타지는 모든 그룹에서 인기가 많았다(오른쪽 그림 참조). 그밖의 인기 주제로는 로맨스와 친밀함, 논모노가미와 동반자 공유 등이 있었다.

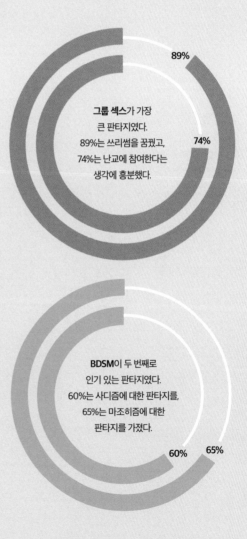

그룹 섹스가 가장
큰 판타지였다.
89%는 쓰리썸을 꿈꿨고,
74%는 난교에 참여한다는
생각에 흥분했다.

89%

74%

BDSM이 두 번째로
인기 있는 판타지였다.
60%는 사디즘에 대한 판타지를,
65%는 마조히즘에 대한
판타지를 가졌다.

60%

65%

할 수 있다.

때로는 판타지가 이전에 성적으로 또는 다른 방식으로 즐기던 것과 관련이 있다. 경험했던 행위나 장소, 사람과 긍정적인 연결이 형성되어, 다시 돌아보며 즐길 수 있는 신뢰할 만한 기억이 되는 것이다. 익숙한 시나리오의 반복이 긴장을 풀고 흥분을 일으킬 수 있는 경우, 친숙함은 판타지에서 핵심 역할을 할 수 있다. 강한 감정(혐오하는 감정도 포함해서)을 가진 사람에 대한 판타지를 가질 수도 있고, 현실과 동떨어진 것에 대한 판타지를 가질 수도 있지만, 판타지가 반드시 말이 될 필요는 없다. 판타지가 우리에게 필요한 것에 대해 이야기해주기도 하지만, 때로는 단순히 상상의 산물일 수도 있다.

신체
지식

성적인 신체에 대한 이해, 예컨대 성 해부학 용어를 올바르게 사용하고 섹스할 때 신체가 어떻게 기능하는지에 관한 지식 등은 성적 건강과 웰빙에 매우 긍정적인 영향을 미친다. 이번 장을 통해 여러분은 신체의 성적인 면에 대한 지식을 쌓을 것이다. 흥분할 때와 쾌감의 극치에 달할 때 뇌와 몸에서 어떤 일이 일어나는지 알아보고, 성호르몬이 섹스에 어떤 영향을 미치는지에 대한 단서를 얻고, 다양한 섹스 체위가 어떻게 쾌감을 증진시킬 수 있는지를 배우는 것이다. 섹스할 때 어떤 일이 일어나고 있는지를 알면 성적으로 잘 안 풀릴 경우 이를 인식하고 늦지 않게 조언을 구할 수 있는 자신감을 얻을 수 있다.

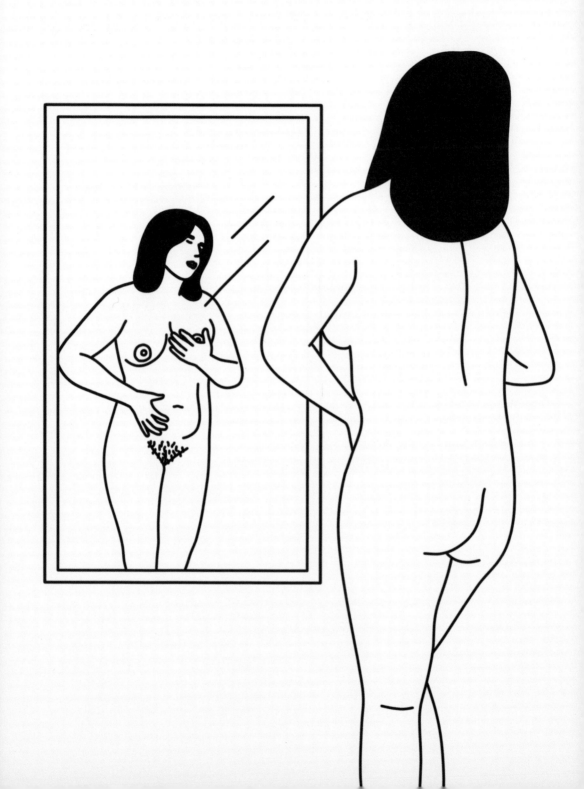

내 몸을 아는 것이
왜 성생활에 도움이 될까?

자기 신체에 대한 인식 수준은 삶의 많은 부분에 영향을 미친다. 우리는 늘 자기 몸 안에 존재하기 때문에 이를 본능적으로 알 것 같지만, 꼭 그렇지만은 않다.

신체 지식은 성생활의 여러 측면에 영향을 미치며, 우리 자신은 이를 깨닫지도 못하는 경우가 많다. 우리 몸이 어떻게 작동하는지 알면 어떻게 쾌감을 느끼는지 탐색하고, 자신의 취향을 이해하고, 언제 합의하거나 사양하고 싶은지 알 수 있으며, 신체 자신감을 향상하는 데도 도움이 된다. 이 모두가 성적 자신감의 기본 구성요소다. 예컨대 자기 탐색을 해보면 감각적으로나 성적으로 좋아하는 것을 발견하고 동반자에게 어떤 느낌이 좋은지 더 자신 있게 말할 수 있다. 또는 질병, 부상, 출산, 성별 인정 호르몬 치료 및 수술 등으로 신체가 변화한 경우, 시간을 들여 이런 변화를 탐색하면 자신에게 다시 익숙해지는 데 도움이 된다.

충분한 정보 얻기

신체 지식이 풍부하면 건강 문해력도 향상된다. 건강 문해력이란 건강 정보를 이해하는 능력을 말한다. 신체 지식 함양을 통해 자신의 성적 건강과 웰빙을 책임지고 중요한 일들에 대해 정보에 입각한 선택을 할 수 있다. 예컨대 성병 감염으로부터 자신을 보호하는 방법이나 원치 않는 임신을 피하는 방법 등을 알 수 있는 것이다. 그

럼에도 불구하고 연구에 따르면 사람들의 신체 지식 부족은 끊임이 없다. 미국에서 여성 2,000명을 대상으로 실시한 설문조사에 따르면 거의 4명 중 1명이 질을 정확하게 식별하지 못했고 46%는 자궁경부의 위치를 찾지 못했다. 다른 지역에서도 발기 부전이나 성교통 같은 문제에 대한 미신이 여전히 남아 있다(95페이지 및 120페이지 참조). 이는 우리가 받는 성교육이 부실할 때가 얼마나 많은지를 반영하는 것일 수 있다. 2021년에 1,000명이 넘는 청소년을 대상으로 실시한 영국 성교육 포럼 설문조사에서 약 35%만이 학교의 성교육 프로그램을 '좋다' 또는 '매우 좋다'로 평가했다. 많은 사람이 성기 부위에 대해 잘못된 용어나 속어를 사용하고 있으며, 사람들이 성기나 섹스 문제에 수치심이나 부끄러움을 느끼기 때문에 의학적 조언을 늦게 받는다는 증거가 있다. 성기에 관해서는 아예 가르치지도 않으려는 경우가 너무나 많다. 탐구하고 호기심을 가질 기회를 주지 않는 것이다.

우리 자신을 알아가는 것을 가로막는 장벽에 대해 이해하면, 자기 신체와의 관계를 회복하고 몸이 주는 쾌감을 충분히 누릴 수 있다.

내 **아래**쪽은 정상일까?

우리 신체에 다양성이 있다는 것은 상식이 되었지만, 성기에 이르러서는 자신의 생김새가 '정상'인지 궁금해하는 경우가 많다. 사실 똑같이 생긴 음경이나 외음부는 없다.

신체의 어느 부위든 성적일 수 있지만, 섹스와 가장 일반적으로 연관되는 부위는 성기다. 성기에 대한 표현은 제한되어 있는 데다가, 온라인에서 비현실적으로 편집된 사진이나 포르노 등을 자주 접하다 보면 자신의 성기는 괜찮은 건지 불안을 느낄 수 있다.

성기에도 다양성을 인정해야 한다. 사람마다 성기의 피부색, 모양, 크기 등이 매우 다르기 때문이다. 또 한 가지 명심할 것은, 사춘기에 외부 생식기도 계속 성장하며 모양이 바뀐다는 점이다.

- 외음부(72페이지 참조)는 사람마다 다 다르다. 음순(성기에 있는 피부 주름)은 길이와 두께가 매우 다양하며, 음핵(76페이지 참조) 또한 보일 수도 숨어 있을 수도 있다. 그런데도 많은 사람이 외음부의 모양에 대해 자의식과 불안감을 느낀다. 가장 빠르게 늘어나고 있는 성형 수술 중 하나가 바로 소음순 성형술로, 소음순을 외음부의 '표준'이라 생각하는 모양에 맞춰 수정하는 수술이다.
- 음경(78페이지 참조)은 길이, 두께, 모양이 다양하다. 포

경 수술을 받은 음경은 포피가 제거된 상태다.

- 생식기는 다른 신체 부위보다 피부 톤이 어두운 경우가 많다. 멜라닌 색소 세포가 많기 때문인데, 이 세포는 에스트로겐과 테스토스테론의 영향에 민감하다. 게다가 흥분하면 성기로 가는 혈류량이 증가해 일시적으로 더 어둡게 보이거나 자줏빛을 띨 수 있다.
- 음모의 질감, 양, 색은 매우 다양하다.
- 호르몬 치료나 수술(82페이지 참조)로 의학적인 전환기를 겪는 사람들의 경우, 이 과정을 거치면서 생식기 모양과 기능이 변화하게 된다.
- 어떤 사람은 선천적으로 남성 또는 여성이라는 일반적인 이분법적 개념에 맞지 않는 성 특징을 가지고 태어나는데, 이를 간성이라고 한다. 심지어 나중에 2차 성징이 발달할 때에야 간성이 발견되기도 한다.

가장 중요한 것은 자신만의 정상을 파악하는 것이다. 이를 통해 변화가 발생했는지 인지하고, 이해하며, 필요할 때는 다른 이의 조언을 구할 수 있다.

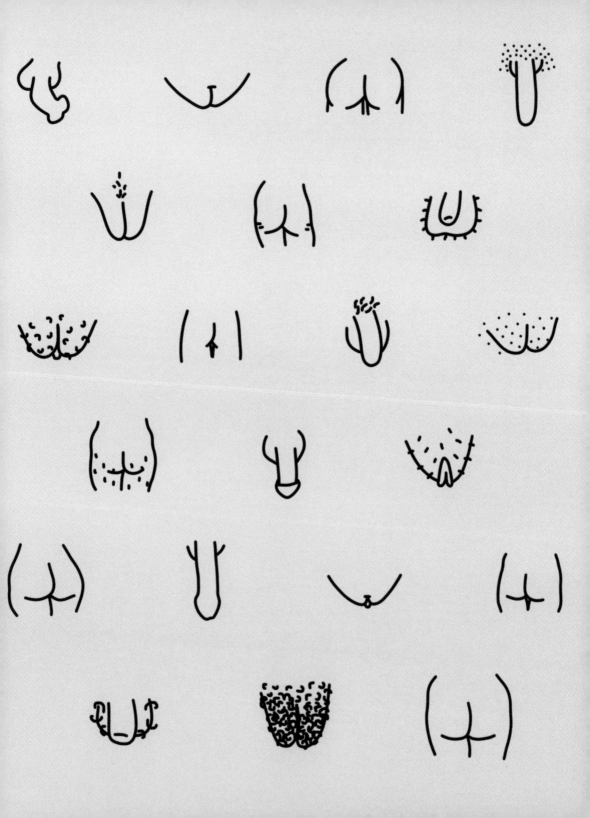

질이냐 외음부냐, 그것이 문제로다

외음부와 질 내부에 대한 용어는 혼동되고 오용되는 경우가 흔하다. 이 성기 부위의 위치를 이해하면 그 구조와 기능을 명확히 알 수 있다.

사람들은 흔히 외음부를 지칭할 때 '질'이라는 단어를 사용한다. 이는 문제가 있는 표현인데, 외음부가 있는 사람의 섹슈얼리티에서 중요한 부위를 없는 척하며 쾌감보다는 생식 위주로 기능을 축소하기 때문이다. 삽입의 중심이 되는 해부학적인 부분인 질만 강조하고, 대부분의 사람들이 성적 쾌감을 느끼는 부위인 음핵과 외음부의 나머지 부분을 슬쩍 밀어내는 것이다. 또한 외음부

가 있는 사람이 쾌감 때문이든 건강 때문이든 자신의 신체에 대해 명확하게 설명하고 소통하는 데 방해가 된다. 이 성기는 보기가 쉽지 않고 특히 질은 내부에 있는 관이기 때문에, 손거울을 사용해 탐색하는 것이 성기에 익숙해지고 자신의 '정상'에 편안함을 느낄 수 있는 가장 좋은 방법이다.

외음부

외음부는 이 성기의 모든 바깥쪽 부분을 포괄하는 용어다. 질구는 포함하지만 질관은 포함하지 않는다.

1. 질구
2. 불두덩
3. 소음순
4. 대음순
5. 음핵 귀두
6. 음핵 포피
7. 요도구

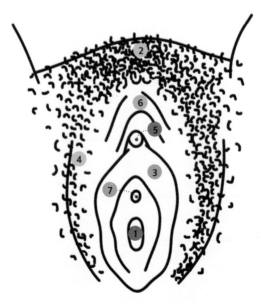

외음부

생식기의 바깥쪽 부분으로, 외부에서 볼 수 있는 모든 것을 말한다. 질구 및 요도구, 소음순, 대음순, 불두덩, 음핵 귀두로 구성되어 있다.

- **질구**는 음문이라고도 하며, 질 내부로 들어가는 경로다(72페이지 참조). 이 부위는 자극에 민감하므로 성적 쾌감에 큰 역할을 할 수 있다. 질구와 항문 사이를 회음부라고 한다.
- **불두덩**(치구)은 지방 조직 덩어리로, 음모로 자연적으로 덮여 있으며 치골 위에서부터 음핵 포피까지 뻗어 있다. 성교 시 완충 작용을 하고 촉감에 민감하게 반응해 성적 기대감을 높일 수 있다.
- **소음순**(안쪽 입술)은 대음순 다음에 위치한다(72페이지 대음순 참조). 대음순보다 더 얇고 민감하며 더 길 수도 주름져 있을 수도 있다. 소음순의 길이와 모양은 매우 다양하며 일반적으로 동일하거나 대칭적이지 않다. 성과학에서는 양쪽 소음순을 쌍둥이가 아니라 자매라고 설명한다. 소음순은 점막으로 덮여 있다. 흥분하면 이 부위의 혈류량이 증가해 색이 변하며 더 두껍고 민감해져 만지면 큰 쾌감을 느낄 수 있다.

- **대음순**(바깥쪽 입술)은 두껍고 쿠션감이 있는 피부 주름이다. 이곳의 피부는 다른 신체 부위와 동일하므로 음모가 자랄 수 있다. 이곳 역시 촉감에 민감하지만, 소음순과 질구 같은 외음부의 더 섬세한 부분을 보호한다.
- **음핵 귀두**(음핵의 외부 심지)는 치골 밑 외음부 앞쪽의 해면질 조직으로 된 부위다. 흥분하면 부풀어 오르며 음핵을 가진 사람 대부분에게 성적 쾌감의 중심이다(76페이지 참조).
- **요도구**는 외음부 전정(요도구와 질구 부근의 매끄러운 부분)에 있다. 음핵과 질구 사이에 위치한다. 이 입구는 소변을 몸 밖으로 배출하는 역할을 한다. 질과 가깝기 때문에, 섹스 후에는 소변을 봐서 요로 감염을 일으킬 수 있는 박테리아를 씻어내는 편이 좋다.

질관

질의 근육질 내부관(74페이지 참조)이며 질구와 자궁경부, 즉 아기집(자궁)의 목 부분을 연결한다.

섹스할 때 질에는 무슨 일이 일어날까?

질은 매우 탄력적이며 삽입, 탐폰 사용, 출산처럼 필요하면 쉽게 늘어날 잠재력이 있는 공간이다.

섹스할 때 질에서는 삽입에 대비하고 성적 쾌감을 높이는 데 도움이 되는 여러 가지 과정이 일어난다. 흥분하면 질은 실제로 크기가 변하는데 이를 '텐팅'(75페이지 참조)이라고 한다. 이 과정에서 신체는 자궁을 위로 끌어올려서 질관의 길이를 늘려 삽입이 쉬워지도록 한다. 수치는 다를 수 있지만 질이 7~8cm에서 11~12cm로 늘어난다고 추정하는 사람도 있다. 질벽은 오돌토돌하며 주름띠라는 가로 융기가 늘어서 있다. 이는 삽입과 출산 시 질이 확장되는 데 중요한 역할을 한다. 질 성형술(83페이지 참조)을 통해 신질(新膣, 새로운 질)을 형성한 트랜스젠더 여성은 질 협착을 경험하기 쉬우므로 수술 후 질 확장기(120페이지 참조)를 사용해 질관을 늘리고 개방 상태를 유지하는 편이 좋다.

질에는 윤활액을 분비하는 샘도 여럿 있어서 자가 윤활 작용을 한다. 질과 자궁경부에서 생성되는 질 분비물은 월경 주기 내내 발생하며 완전히 정상적인 것으로, 질을 보호하고 깨끗하며 촉촉하게 유지하는 역할을 한다. 자궁경부액은 주기에 따라 질감과 점도가 변하며, 배란기 즈음에 액이 증가해 섹스 시 질을 윤활하는 데 도움이 된다. 흥분에 대한 반사 반응은 추가적인 윤활액을 만들어낸다. 질벽은 촉촉한 점막으로 덮여 있다. 흥분하면 질벽으로 가는 혈류가 증가해 벽이 부풀고 액이 흐르며, 그

흥분 중에 얼마나 많이 젖을지는 의식적으로 통제할 수 없다.

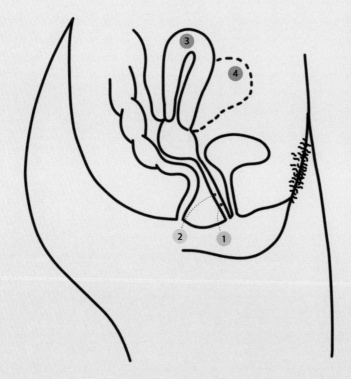

텐팅 과정
흥분 중엔 자궁이 위로 올라
가면서 질이 몇 센티미터 길
어져 삽입 시 편안해진다.

1. 질
2. 주름띠-질 융기
3. 자궁-흥분 중
4. 자궁-흥분하지 않은
   정상 상태

로 인해 민감도가 증가한다. 게다가 질구 양쪽에는 큰질
어귀샘(바르톨린샘)이라는 완두콩 모양의 작은 기관이 흥
분 중에 액을 분비하고, 요도 양쪽에 있는 스킨샘은 섹스
중에 점액질 액체를 분비해 윤활을 돕는다. 이런 윤활 과
정은 삽입 시 마찰과 질벽 손상 위험을 줄이며 삽입이 편
안하고 쾌감을 주도록 하는 데 도움이 된다. 질 성형 수
술을 받은 트랜스젠더 여성의 경우, 편안한 섹스를 위해
추가 윤활제를 사용하는 것이 권장된다.

민감한 부위

질은 성교와 삽입 섹스에서 그리고 임신 목적으로 섹스
하는 사람들에게 핵심 역할을 하지만, 삽입을 하지 않아
도 쾌감의 원천이 될 수 있다. 대부분의 신경 말단은 질
구에서 가까운 아래쪽 1/3에 있기 때문에 이 부위를 자
극하면 완전한 삽입 없이도 성적인 플레이의 일부로서
충분한 쾌감과 쾌락을 느낄 수 있다.

음핵은 어떤 역할을 할까?

**음핵의 전체 구조와 기능을 이해하게 된 것은 꽤 최근의 일이다. MRI 스캔의
등장으로 이 쾌감을 주는 기관에 대한 지식이 극적으로 증가했다.**

음핵을 직접 자극하는 것은 외음부가 있는 사람들이 오
르가슴에 도달하는 가장 일반적인 방법이라고 하며, 한
연구에 따르면 81.6%가 성교 중 추가적인 음핵 자극이
있어야 절정에 도달할 수 있다고 답했다. 신경 말단으로
꽉 차 있는 음핵의 유일한 기능은 쾌감 획득이라고 알려
져 있다. 그러나 주류 성교육에서 이 부분은 제외될 때가
많은데, 성교에만 중점을 두기 때문이다. 『그레이 인체
해부학』(Gray's Anatomy, 19세기 중반 헨리 그레이가 출간한 이래
꾸준히 개정되어 내려오는 해부학책으로 '의사의 성서'라고도 불린
다-옮긴이)은 1948년판까지만 해도 음핵을 싣지 않았을
정도다. 그 결과 외음부가 있는 사람의 성적 쾌감은 우선
순위에서 밀려났고, 이것이 이성 동반자 섹스에 대한 통
계에서 음경이 있는 사람과 외음부가 있는 사람의 오르
가슴 비율 격차가 나타나는 이유 중 하나라 할 수 있다
(170페이지 참조).

보이는 부분

음핵 끝(외부로 드러나 우리가 직접 자극할 수 있는 부분)을 귀두
라고 한다. 이 부위는 음핵 포피로 보호되며, 이로 인해

때로는 외부 음핵이 가려지기도 한다. 솔로 또는 동반자
와의 플레이 시에는 손으로 포피를 위쪽으로 살짝 밀어
올리면 음핵 귀두를 더 많이 드러낼 수 있다. 음경과 마
찬가지로 음핵에서 가장 민감한 부위는 귀두다. 신경 말
단의 밀도가 가장 높은 부분이기 때문이다.

빙산의 일각

음핵에 대한 가장 유명한 연구는 호주의 비뇨기과 전문
의 헬렌 오코넬이 수행했다. 그녀는 주로 MRI 스캔을 통
해 2005년에 처음으로 음핵의 전체 해부학적 구조를 밝
혀내고 획기적인 3D 모델을 만들었다. 음핵은 외음부에
있는 완두콩 크기의 점이 아니라 대부분 몸속에 파묻혀
있는 기관으로, 빙산 같다고 묘사될 때가 많다. 전체 구
조의 약 90%가 표피 아래에 있으며, 골반과 질 양쪽 아
래로 뻗어 있다.

음핵의 내부 몸통은 거꾸로 된 Y자 모양을 하고 있다.
음핵 돌기라고 하는 두 다리가 몸통에서 약 9cm 밖까지
뻗어 나와 한 쌍의 질어귀(또는 음핵) 망울을 둘러싸고 있
으며, 전체 구조가 질관과 요도의 좌우를 감싸고 있다.

흥분하면 이 구조물을 구성하는 해면질 발기 조직이 혈액으로 충만해지고 크기가 부풀어 오른다. 일부 연구에 따르면 전체 음핵 복합체가 평상시의 2배까지 커진다고

2022년 병원 대기실 설문조사에서 응답자 중 37%가 음핵의 위치를 잘못 짚은 것으로 나타났다.

한다. 이것이 흥분했을 때 음핵을 내부에서 자극하기 쉬워지는 이유이며, 질벽을 통한 간접 자극과 'G스팟 자극'의 원인을 설명해준다.

음핵 발기 조직은 음경의 해당 부분과 유사하며 기능도 거의 동일하다. 이는 음핵과 음경이 동일하게 자궁에 있는 미분화 구조물인 생식기 결절에서 발달하기 때문이다. XX 염색체가 있으면 일반적으로 이 결절이 음핵으로 변하지만, 일부 간성인의 경우 XX 섹스 염색체가 있어도 음핵이 형성되지 않고 외부 생식기가 음경과 고환 같은 모습이 되기도 한다.

1 음핵 귀두
2 음핵 돌기
3 질어귀 망울
4 요도구
5 질

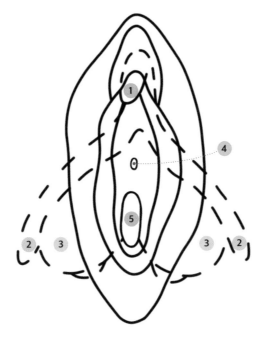

음경은 어떨까?

음경과 그 부속 성기는 신체 내부에도 외부에도 있다. 외부 생식기는 음경, 고환, 음낭으로 구성되며 내부 생식기는 전립샘, 요도, 정관으로 구성된다.

외부 생식기

• **음경**에는 섹스와 배뇨라는 두 가지 기능이 있으며, 두 과정 모두 요도와 관련되어 있다(79페이지 참조). 음경은 음핵(76페이지 참조)과 마찬가지로 태아의 생식기 결절이라는 구조에서 시작해 음경으로 발달한다. 음경의 구조는 머리라고도 끝이라고도 하는 귀두와 음경의 나머지 부분이며 뿌리는 몸과 연결되고 반대편은 귀두까지 이어지는 축으로 구성된다. 약 4,000개로 추정되는 음경 신경 말단의 대부분이 음경 귀두에 밀집되어 있기에 이 부위는 매우 민감하다. 귀두는 포피로 덮여 있는데, 늘어진 피부 층이고 포경 수술때 제거하는 부분이다. 축 안에는 원통 모양의 해면체 발기 조직 3개가 들어 있다. 그중 하나인 요도 해면체는 요도를 감싸고 있고 다른 한 쌍의 원통인 음경 해면체는 발기에 핵심 역할을 한다(94페이지 참조).

휴식 상태의 음경은 이완되었다고 한다. 흥분했을 때는 음경이 일시적으로 팽창해 똑바로 서고 커지는 발기 상태가 된다. 음경을 덮고 있는 피부는 이런 변화를 수용할 수 있을 만큼 느슨하다.

하반신 수술을 받은 트랜스젠더 남성(83페이지 참조)의 경우, 외부 성기는 태어날 때 지정 성별 남성(AMAB)의 성기와 일치하도록 조율된다. 그러나 남근성형술 또는 성기변형성형술로 만들어진 음경은 정자를 생산하지 않는다.

• **음경소대**는 귀두 아래쪽, 축과 포피 사이에 있으며 신경 말단의 밀도가 가장 높다. 어떤 이들에게는 음경에서 가장 민감한 부분이며 가볍게 만져도 매우 민감하게 반응한다.
• **음낭**은 민감한 살주머니이며 정소 또는 불알이라고도 하는 고환이 들어 있다. 타원형인 고환은 정자를 만들고 테스토스테론을 생산한다. 정자의 최적 온도는 체온보다 살짝 낮기 때문에 음낭은 온도를 조절을 위해 몸 바깥쪽으로 나와 있다.

내부 생식기

• **요도**는 방광과 음경을 연결한다. 배뇨와 관련 있으며 사정 시 고환에서 정관을 통해 옮겨진 정액을 운반한다. 이 체액은 음경 끝인 요도구에서 배출된다.
• **전립샘**은 방광과 음경 사이에 있는 작은 분비샘이다. 여기서 생산된 액이 정자 세포와 결합해 정액이 된다. 신경 말단으로 둘러싸여 있기 때문에 자극을 통해 성적 쾌감을 느낄 수 있다(85페이지 참조). 외부적으로 회음부(항문과 음낭 사이)를 마사지하거나 내부적으로 항문 삽입을 하면 자극된다.

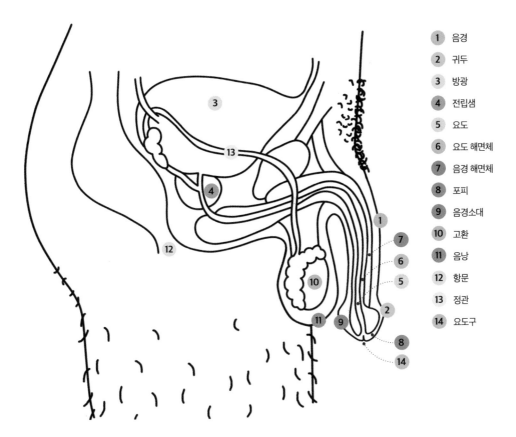

1 음경
2 귀두
3 방광
4 전립샘
5 요도
6 요도 해면체
7 음경 해면체
8 포피
9 음경소대
10 고환
11 음낭
12 항문
13 정관
14 요도구

음경의 크기가 중요할까?

음경 불안감은 성기에 대한 왜곡된 표현에서 비롯될 수 있으며, 남성성 과시를 음경 크기와 연결 짓는, 없느니만 못한 문화에 휩싸여 있을 수도 있다.

흔히 농담으로 발이 클수록 음경도 크다고 하지만(실제로는 음경 크기를 예측하는 데는 신뢰성이 없는 지표다), 이런 말은 음경이 있는 사람에게 자신의 성기 크기가 작다는 불안감만 더해줄 뿐이다. 2018년 이성애자 남성 200명을 대상으로 실시한 한 연구에 따르면 68%가 음경 크기에 대해 염려하는 것으로 나타났다. 영국 자선단체인 'LGBT HERO'가 게이 및 양성애자 남성 566명을 대상으로 실시한 또 다른 연구에서는 38%가 자신의 음경이 너무 작다고 혹은 너무 크다고 걱정하는 음경 불안감을 안고 있으며, 이런 불안감이 자존감에 영향을 미칠 때도 있다고 답했다.

음경 크기에 대한 염려는 사소한 것으로 치부될 수도 있지만, 실제로 성적 만족도에 영향을 미치며, 때로는 성기능 불안과 성기능 장애로 이어지기도 한다. 이로 인해 성적 자신감이 낮아지므로, 전반적인 성적 만족도가 낮아지는 것을 예측하는 지표가 될 수 있다.

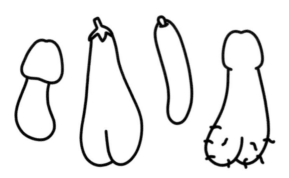

실제 측정값은 얼마일까?

음경 크기에 대한 일관된 데이터는 없다. 일부 연구에서는 평균적으로 이완된 음경의 길이는 9cm, 발기한 음경은 12cm라고 추정한다. 이런 데이터는 대부분 자가 측정에서 추출한 것이므로 신뢰하기가 어려우며, 이완된 음경은 발기한 음경보다 크기가 훨씬 더 다양하기 때문에 객관적으로 연구하기가 어렵다.

만족도는 어디서 올까?

음경 크기와 남성성에 대한 유언비어는 남성이라는 정체성을 가진 사람들이 자신의 몸에 편안함을 느끼지 못하게 하는 폐해가 있다. 하지만 사실 남성이라는 의미에는 신체 일부의 크기와 무관한 측면이 많이 있으며, 음경 크기가 성적 만족을 재는 좋은 척도라고 하기도 힘들다.

섹스 중에 주고받는 쾌감에는 성기 크기 말고도 훨씬 많은 것이 관여되어 있다. 이성애 삽입 섹스의 경우, 남성과 여성 사이에 오르가슴 격차가 존재한다는 사실(170페이지 참조)은 발기 상태와 성교 시 발기가 필요하다는 것이 동반자의 오르가슴을 보장하지 않는다는 확실한 증거다. 음핵을 가진 사람 대부분에게 오르가슴에 이르는 가장 직접적인 경로는 음핵 자극이므로, 음경이나 발기가 필요 없는 비삽입 섹스가 쾌감과 오르가슴을 예측하는 지표로는 더 알맞다.

한 연구에 따르면 여성에게 음경 크기가 중요한지 물었을 때 77%가 중요하지 않다고 답했다. 또한 게이와 양성애자 남성 중에는 항문 삽입 이외의 성행위를 선호한다고 답하는 사람이 많다.

음경의 크기나 모양은 섹스 동반자의 수준이나 정력과는 아무런 관련이 없다. 음경 크기는 지정 성별 남성(AMAB)의 생식 능력에도 영향을 미치지 않는다. 고환에서 만들어지는 정자의 양과 질은 나이와 생활 방식 등 다양한 요인에 따라 달라지기 때문이다.

자신과 동반자가 경험하는 쾌감에 집중하고, 성적으로 좋아하는 것이 무엇인지 소통하고, 사람마다 신체가 다 다르다는 사실을 받아들이면 섹스를 더 즐기고 그 경험을 반복하고 싶을 가능성이 높아진다. 무엇이 편안하게 느껴지고 효과가 있는지를 참작해서 조정하는 것도 섹스의 일부다. 음경 크기에 대한 걱정을 떨쳐버리기 어렵다면 다음과 같은 사항을 고려해보자.

- 호기심과 개방성을 유지한다. 여러 가지 체위를 실험해보고 자신과 동반자에게 가장 편안한 것이 무엇인지 알아보자.
- 성기가 커서 동반자가 불편하지는 않을지 걱정된다면 윤활제를 사용하고 천천히 진행하자.
- 섹스 토이를 함께 사용해 쾌감을 만족의 주요 요인으로 삼고 신체에 대한 걱정에서 벗어나자.

성전환의
의미는 무엇일까?

**트랜스젠더라는 포괄적 용어는 성 정체성이 지정 성별과 일치하지 않는
사람을 말한다.**

성전환은 일부 트랜스젠더가 성 정체성과 지정 성별을 일치시키기 위해 거치는 성별 인정 과정이며, 호르몬적, 신체적, 사회적, 심리적, 정서적 경험이다. 여러 요인이 작용하며 트랜스젠더가 직면하는 장벽은 수없이 많을 수 있으므로 각자의 상황에 따라 자신만의 과정을 거치게 된다.

성별은 삶에서 큰 역할을 하며, 심지어 에이젠더(19페이지 참조)를 정체성으로 삼더라도 마찬가지다. 이는 우리가 자기 자신에 대해 알고 받아들이는 것과 관련이 있기 때문이다. 이미 잘 알려진 사실이지만, 논바이너리를 포함한 트랜스젠더는 낙인, 차별, 사회적 지지와 포용 부족으로 정신 건강이 악화될 수도 있다. 이런 경우 성별 인정 돌봄을 통해 웰빙 증진 및 정신 건강 개선의 계기를 마련한다.

성별 인정 돌봄에는 성전환도 포함되며, 성전환에는 사회적, 호르몬적, 수술적 과정과 함께 지원 상담이 들어갈 수 있다. 사람들은 각자 어떤 변화를 언제 겪을지 선택할 수 있다. 어떤 사람은 사회적 변화로 충분하다고 느끼고, 그래서 자신만의 페이스에 맞춰 성전환을 진행하

며 성별 표현이 필요할 경우는 변동적이라고 말할 수 있다. 또 어떤 이들은 호르몬적으로 성전환을 한다. 수술이라는 선택은 대부분 사전에 호르몬 요법이 필요하고 사회적 성전환이 확립된 다음이라야 한다. 상반신과 하반신 수술(83페이지 참조)이 모두 필요하다고 생각하는 사람도 많다. 예를 들어 트랜스젠더 남성 중에는 가슴을 제거하는 상반신 수술이 신체 위화감을 크게 줄여준다고 생각하는 사람이 많다.

사회적 성전환

새로운 호칭으로 불리고, 이름을 바꾸고, 다른 옷을 입어보는 것도 성전환에 상당한 도움이 된다. 일부 트랜스젠더 남성은 신뢰할 수 있는 의료진의 지도 아래 유방을 압박하는 가슴 붕대를 연습하기도 한다.

호르몬적 성전환

의료진의 감독 하에 시행되는 이 요법은 신체적 변화를 초래하며, 유방 성장 같은 몇몇 변화는 돌이킬 수 없다. 트랜스젠더 여성의 경우 에스트로겐 요법은 테스토스테

론을 차단해서 이와 관련된 2차 성징, 예컨대 목소리 톤과 체모 성장 등을 줄인다. 이 요법은 정자 생산과 생식 능력에도 영향을 미친다. 이렇게 성전환하는 사람들은 발기 횟수가 줄고 체지방이 재분배되며 유방이 성장한다고 한다. 에스트로겐 호르몬 요법은 정서적, 신체적 증상도 유발해서 월경 전 증후군(PMS)이나 더 중증인 월경 전 불쾌장애(PMDD)와 유사한 증상이 나타날 수 있지만, 월경 출혈은 없다.

테스토스테론 요법은 트랜스 남성에게 시행되는데, 목소리가 더 깊어지고, 수염이 생기며, 근육량이 변하고, 음핵이 커지는 효과가 있다. 또한 월경 주기가 억제되어 생리가 중단되고 어떤 이들은 갱년기 증상을 경험하기도 한다(234~235페이지 참조).

수술적 성전환

성별 인정/확정 수술이나 성별 재지정 수술이라고도 불리는 이 수술은 호르몬 요법 후 신체적 전환의 마지막 단계가 될 수 있다. 여러 번의 시술을 거칠 수 있으며 하반신 및 상반신 수술 중 하나 또는 둘 다를 통해 가슴과 생식기의 신체적 특징과 기능을 바꾼다. 트랜스젠더 여성의 경우 외부 생식기를 재구성해 신외음부와 신질을 형성할 수 있다. 이 수술의 목표는 민감성을 유지해서 트랜스젠더가 자신이 인식하는 성별로 원하는 성생활을 즐길 수 있게 하는 것이다. 신질은 습윤액을 거의 생산하지 않으므로 섹스 시 윤활제가 필요하다.

트랜스젠더 남성의 경우 남근성형술 또는 성기변형성형술을 시행해 음낭을 만들 수 있다. 남근성형술은 여러 번의 시술을 통해 평균 크기의 음경과 요도를 만드는데, 여기에 필요한 신체 조직은 보통 팔이나 허벅지 등에서 가져온다. 성기변형성형술의 경우 기존 생식기 조직을 사용해 비교적 작은 신음경을 만드는데, 삽입할 만큼 충분히 크다는 보장은 없지만 흥분 시 발기할 수는 있다. 두 수술 다 사정은 불가능하지만 오르가슴은 가능하다. 다만 사람마다 그 감도는 다를 수 있다. 일부 트랜스젠더 남성은 자궁적출술이나 난소적출술을 선택하기도 한다.

G스팟은 진짜일까?

입증되지는 않았지만, 약 63%의 여성이 G스팟이 있다고 말하며, 그 대부분이 이곳으로 쾌감을 느낀다고 한다. 하지만 G스팟의 구조적 존재 여부는 역사적으로 논란이 되어 왔다.

G스팟이란 말은 독일 과학자 에른스트 그래펜베르크의 이름에서 따왔다. 그는 1950년대에 질 앞벽에서 에로틱한 지점을 발견했다고 주장했다. 이후 후속 연구가 거의 이루어지지 않았기 때문에 그 존재를 둘러싼 논쟁은 아직도 계속되고 있다.

오늘날 우리가 이해하기로 G스팟은 정확한 해부학적 구조라기보다는 큰 쾌감을 주는 영역이며 질 앞벽에 있고 음핵 네트워크의 일부를 형성한다(76페이지 참조). 음핵 조직은 질벽보다 더 우둘투둘하고 해면질이라서, 흥분하면 충혈된다. 따라서 G스팟(또는 G영역)은 이미 흥분한 상태에서 자극했을 때 더 쾌감을 느낀다. 손가락을 질에 삽입해 '이리 와'하는 동작으로 앞벽에 대는 것이 가장 좋으며, 이것이 G스팟 자극용 섹스 토이가 약간 구부러져 있는 이유다. 동반자와 함께 하는 특정 체위는 이 부위를 자극하기 더 쉽다(103~104페이지 참조).

지정 성별 여성(AFAB) 중 이런 식으로 쾌감을 경험하는 이들은 음핵 직접 자극보다 더 강렬하고 깊은 감각을 느낀다고 묘사한다. 하지만 외음부가 있는 사람 대부분이 질 섹스만으로는 오르가슴을 느끼지 못한다는 점을 명심하는 것이 좋다. 쾌감에서 핵심은 자신에게 맞는 방법을 찾는 것이다. 그것이 음핵 직접 자극, 질 자극, 질과 음핵 동시 자극 중 어느 것인지는 중요치 않다. 특정한 쾌감의 원천을 발견해야 한다는 압박을 받아서는 안 된다.

**여성 중 75%는 질 섹스로
오르가슴을 느끼기 어렵다.**

전립샘은 어떻게 자극할까?

남성의 'G스팟' 또는 'P스팟'이라고도 불리는 이 작은 분비샘은 방광과
음경 사이에 위치하며 민감한 신경 말단으로 둘러싸여 있다.

사정 시 방출되는 정액은 전립샘을 비롯한 여러 분비샘에서 생성된 액체가 정자와 조합된 것이다. 이런 생식 역할뿐만 아니라, 전립샘 주변에 신경 말단이 많다는 것은 자극하면 쾌감을 얻을 수 있다는 뜻이기도 한다. 전립샘은 지정 성별 남성(AMAB)과 일부 간성인이 가지는 성적 특성이다.

쾌감의 원천에 다가가기

전립샘이 있는 사람은 누구나 전립샘 오르가슴을 경험할 수 있으며, 전립샘 플레이와 애널 플레이는 성 정체성이나 성적 지향에 관계없이 누구에게나 성적 쾌감을 줄 수 있다. 전립샘 자극은 성생활에 쾌감을 더하는 한 가지 방법이다. 직접 자극을 위해서는, 손가락을 항문에 삽입하거나 너부죽한 기저부가 있는 항문·전립샘 섹스 토이를 이용해 전립샘을 건드린다(58페이지 참조). 품질 좋은 수성 윤활제가 필수이며(86페이지 참조), 손톱을 잘 깎아

야 항문과 전립샘에 상처가 나지 않는다. 모든 애널 플레이가 그렇지만, 편안함과 소통, 느린 페이스가 핵심이다. 항문을 통한 삽입을 선호하지 않는다면 간접적으로 외부에서 전립샘을 자극할 수도 있다. 손이나 섹스 토이로 회음부를 부드럽게 마사지하면 된다. 어떤 토이는 항문 내부와 회음부를 동시에 자극한다.

전립샘은 흥분 상태일 때 가장 큰 자극을 받는다. 사정할 액이 분비돼 부풀어 올랐을 때다. 전립샘 오르가슴이 어떻게 발생하는지에 대한 임상 연구는 부족하지만, 많은 이들이 강렬한 쾌감과 더 깊은 오르가슴을 경험했다고들 한다. 특히 항문 삽입 감각과 조합됐을 때 잘 느껴진다고 한다.

윤활제는 언제 사용해야 할까?

윤활제는 거의 모든 성적 상황에서 사용할 수 있으며 성기, 성별, 성 정체성, 성적 취향에 관계없이 쉽고 간편하게 성생활을 향상시킬 수 있는 방법이다.

윤활제는 섹스 중 신체 부위가 닿을 때 마찰을 줄여 비비거나 문지르는 기교를 더 부드럽고 편안하게 하며, 쾌감을 더 많이 느끼게 해준다. 항문 섹스에 필수적이며(87페이지 참조), 솔로 또는 동반자와의 플레이 시에도 광범위하게 사용할 수 있다. 또한 모든 섹스 토이는 윤활제와 함께 사용해야 하며, 그럼으로써 민감도를 높일 수 있다.

성생활에서 윤활제가 필요한 시기도 있다. 예컨대 모유 수유, 폐경, 일부 약물은 질 건조증을 유발할 수 있다. 지정 성별 남성(AMAB)이 성별 인정 수술을 받은 경우에도 윤활제가 도움이 된다. 필요한 유형을 고르되, 파라벤이나 글리세린 같은 독한 화학 성분이 함유된 윤활제는 피하자(파라벤과 글리세린에 독성이 있는지는 입증되지 않았으며, 논란이 있는 주제다 – 옮긴이).

- **수성 윤활제**는 콘돔 및 섹스 토이와 잘 맞는다. 쉽게 씻어낼 수 있지만, 빨리 마르는 탓에 여러 번 덧발라야 할 수도 있다.
- **유성 윤활제**는 질감이 더 좋고 오래 지속된다. 하지만 기름 성분이 재질을 분해할 수 있기에 콘돔이나 섹스 토이와 쓰기에는 부적절하다.
- **실리콘 윤활제**는 질감이 부드럽고 매끄럽다. 방수 기능도 있어 물속에서 사용하기 좋으며 콘돔과 섹스 토이에도 잘 맞는다.

윤활제를 씻어낼 필요가 있을까?

이는 필수적인 것은 아니므로 개인 취향에 따라 달라질 수 있다. 어떤 사람들은 윤활제가 요로 감염을 유발하는 박테리아의 번식을 막을 수 있다고 주장하고, 또 어떤 사람들은 씻지 않고 그대로 두면 성기에 수분을 공급하는 데 도움이 된다고 생각한다. 성기를 씻을 때 성기 전용 '위생' 제품은 피하는 것이 좋다. 이런 제품은 성기가 더럽다는 생각을 강화할 뿐이다.

- 약산성인 질(pH 3.8~4.5)은 자정 작용을 하며 감염으로부터 보호하는 유산균이 있다. 비누나 바디워시는 이런 질내 환경에 영향을 줄 수 있으므로 사용을 피하자.
- 외음부와 음경은 따뜻한 물로 씻되, 원한다면 순한 비누를 사용해도 된다. 음경 포피를 부드럽게 뒤로 당겨 그 안쪽도 씻자.

어떻게 하면 애널 플레이를 안전하게 즐길 수 있을까?

애널 플레이는 동반자와의 섹스에서든 솔로 섹스에서든 쾌감을 주고받을 수 있는 또 하나의 방법이다. 성별과 성적 취향에 관계없이 누구나 성생활의 일부로 포함시킬 수 있다.

신경 말단과 혈관이 조밀하게 밀집되어 있는 항문은 매우 민감한 기관이다. 게다가 질보다 벽이 얇아 조직이 더 섬세하다. 고리 모양의 근육이 내부 및 외부 괄약근을 형성한다. 이 괄약근들은 강하게 수축하며 배변에 핵심 역할을 한다.

애널 플레이에는 음경이나 손가락, 섹스 토이를 이용한 삽입과 함께 입으로 하는 자극도 포함될 수 있는데, 이를 리밍이라고 한다. 지정 성별 남성(AMAB)의 경우 항문 삽입은 전립샘을 건드리고 자극하는 수단이다(85페이지 참조). 남성과 섹스하는 남성의 경우 항문 성교가 핵심 역할을 할 수 있으며 동반자와 누가 탑이 되고 누가 바텀이 될지 선택할 수도, 서로 바꿔(스위치)가며 할 수도 있다. 일부 트랜스젠더와 논바이너리는 보형물이나 부착식 페니스를 이용해 동반자에게 삽입할 수도 있으며, 이 방법은 시스 여성에게도 하나의 방편이 된다.

항문은 자체 윤활 기능이 삽입에 충분할 만큼 많지 않으므로 반드시 윤활제를 사용해야 한다. 항문 윤활제는 질 윤활제보다 산성이 덜하다. 또한 점성이 더 높은 경향이 있는데, 섬세한 항문 조직을 보호함으로써 성병 감염 위험을 낮추기 위해서다(204페이지 참조). 섹스 토이를 사용한다면 버트 플러그(58페이지 참조) 같이 애널 플레이용으로 고안된, 기저부가 너부죽한 형태를 선택하는 것이 중요하다. 이렇게 하면 강한 항문 수축이 일어날 때, 예컨대 오르가슴을 느낄 때 토이가 체강으로 빨려 들어가지 않는다. 크기가 작은 토이로 시작해 워밍업을 하고 크기가 큰 토이를 사용하는 것이 이상적이다.

국소 마취제는 사용을 피해야 한다. 불편감이야말로 페이스를 늦출 때를 알려주는 지표이기 때문이다. 어디를 자극하는지 눈으로 볼 수 없으므로, 동반자와의 소통은 신체적, 심리적으로 긴장을 풀 수 있도록 도와주는 핵심 요소다. 애널 플레이를 처음 해본다면 시간 여유를 갖고 천천히 진행하되, 고통스러우면 페이스를 늦추거나 중지하자.

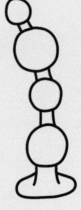

뇌는 촉감을
어떻게 감지할까?

**뇌는 신체에서 가장 큰 기관인 피부의 수많은 신경 말단을 통해 전달되는
신경 신호를 바탕으로 주변 세계에 대한 정보를 해석한다.**

촉각은 몸감각계의 지배를 받는다. 몸감각계란 신체와
뇌 사이에 감각-운동 피드백을 생성하는 신경망이다.
뇌의 몸감각겉질은 촉감, 통감, 온감, 압감에 대한 정보
를 받아 그 감각의 위치를 파악할 뿐만 아니라, 움직임에
대한 정보(고유수용성감각이라고 한다)도 처리해 신체가 주
변 환경과 어떤 관계에 처해있는지 인식하게 한다.

민감한 영역

몸감각겉질로 피드백하는 피부의 신경 말단은 몸 전체
에 균일하게 분포되어 있지 않다. 입술이나 손가락 끝처
럼 신경 말단이 밀집된 곳에서는 그만큼 신호가 증가하
며, 이는 감각을 더 강하게 느낀다는 뜻이다.

신경 말단의 조직과 몸감각겉질의 해당 영역도 상
관관계가 있다. 신경외과 의사인 와일더 펜필드 박사는
1930년대부터 남성 간질 환자를 대상으로 연구를 수행
했다. 그는 감각겉질 지도(89페이지 참조)를 고안해, 신경
말단의 밀도가 매우 높은 영역에는 그만큼 겉질이 많이

할당되어 해당 영역에 대한 촉감을 처리한다는 것을 밝
혀냈다.

촉감 연결

촉감을 경험할 수 있는 것은 체내 화학 작용 덕분이다.
옥시토신이라는 신경 화학 물질은 유대감 형성 효과가
있는데(111페이지 참조), 신체적 접촉과 친밀함에 대한 반응
으로 분비되어 인간적인 교감에 대한 보상을 제공한다.
옥시토신은 스트레스 호르몬인 코르티솔의 영향도 상쇄
해서 평온함을 촉진하며, 이는 건강에 긍정적인 영향을
미친다.

연구에 따르면 촉감에 대한 이해는 다른 사람과의 교
감에 매우 중요하다. 심리학자 매튜 헤르텐슈타인은 실
험 참가자들을 장벽으로 분리하는 연구를 수행했다. 청
각이나 시각 같은 다른 사회적 정보가 없는 상태에서, 피
험자들은 팔뚝을 살짝 만지는 것만으로도 55~60%의
확률로 여러 가지 감정을 감지할 수 있었다.

개인의 인식

촉감을 받아들이는 방식은 사람마다 다르다. 어떤 이들은 '감각 과부하'를 느끼기도 하는데, 이는 하나 이상의 감각을 과도하게 자극하면 그 느낌에 압도당한다는 뜻이다. 감각 과부하는 누구에게나 발생할 수 있으며, 특히 신생아의 부모나 모유 수유 중인 산모에게는 드물지 않아서, 일시적으로 거리감을 갈망하거나 신체 상태와 걸맞지 않는 욕구를 느낄 수 있다. 또한 신경다양성인 사람은 '촉감 과부하'로 과민성을 경험하는 경우가 드물지 않다. 과민성이란 촉감 등의 감각 입력을 견딜 수 없을 정도로 과하게 느낀다는 뜻이다. 이런 사람들은 섹스와 친밀함을 바라기보다는 피하려는 본능이 있을 수 있어서, 촉감을 부담 없이 즐기고 동반자와 소통할 수 있는 전략을 개발하는 것이 도움이 될 수 있다. 반대로 어떤 신경다양성인은 특정 감각에 덜 민감하게 반응하는 둔감성이라서, 더 많거나 강렬한 감각을 느껴야 흥분할 수도 있다.

촉감 신호 지도

이 몸감각겉질 지도는 펜필드 박사의 원본을 기반으로 한다. 파란색 띠가 길수록 뇌가 이 영역에 대한 촉감을 처리하는 데 더 많은 공간을 할당한다. 예를 들어 입술은 신체에서 아주 작은 부분이지만, 신경 말단이 밀집되어 있어 뇌가 촉감 신호를 처리하는 데 더 많은 공간을 할당한다.

1 몸감각겉질

펜필드 박사의 연구는 음핵, 외음부, 질을 제외했다. 2010년 스위스의 과학자들은 MRI 스캔으로 여성의 뇌를 지도화해서 여성기(와 젖꼭지)가 겉질의 음경 위치에 있다는 사실을 발견했다.

모든 사람의
성감대는 같을까?

**촉감을 통한 성감대 탐색은 단순히 신경 말단만의 문제가 아니다.
촉감을 어떻게 인식하고 해석하는지도 영향을 미치는 것이다.**

성감대는 만졌을 때 성적인 느낌을 불러일으키는 신체 부위다. 연구에 의해 수많은 성기 외 성감대(성기가 아니지만 자극받으면 흥분을 불러일으키는 부위)가 밝혀졌다. 2016년 연구에 따르면 허벅지 안쪽, 엉덩이, 입술, 젖꼭지, 목, 귀, 가슴이 주요 성감대인 것으로 나타났다. 같은 연구에서 여성의 12%는 성기 외 부위의 자극으로 오르가슴을 느꼈다고 답했다. 입술이나 성기처럼 감각 신경 구조체의 밀도가 높을수록 민감한 경우가 많지만, 실제로는 가장 큰 감각 기관인 피부의 어느 부위든 성감대가 될 잠재력이 있다. 사람마다 쾌감을 느끼는 방식이 다르기 때문이다.

우리 뇌는 적응력이 있기 때문에(이를 신경 가소성이라고 한다) 새로운 성감대를 발견하면 새로운 신경 경로가 형성될 수 있으며, 반복적으로 만지면 이런 경로를 강화할 수 있다. 또한 뇌는 손상된 영역에서 손상되지 않은 영역으로 기능을 이동할 수 있는데, 이를 기능적 가소성이라고 한다. 예컨대 척수 손상을 경험한 사람이 신체의 다른 부위에 대한 감각을 연마해 쾌감을 주는 새로운 영역을 만들 수 있다는 뜻이다.

또한 우리의 뇌는 사회적·감정적으로 촉감을 어떻게 느껴야 하는지에 대해 해석할 수 있으며, 이는 촉감을 경험하는 방식에 영향을 미칠 수 있다. 예컨대 상대방이 너무 성급하게 만지려 들거나 만지는 손길이 위협적이라고 인식하는 경우, 그 부분이 평소에 쾌감을 느끼는 부위라 해도 뇌는 만져지기 싫다는 신호를 보낸다.

신체 지도 만들기

방해받지 않는 시간을 내서 촉각에 집중하자. 머리부터 발끝까지 천천히 몸을 탐색하면서 어느 부위가 더 예민하게 느껴지고 어디는 덜 예민하게 느껴지는지 알아본다. 마음에 드는 지점을 찾으면 다양한 방식으로 만져본다. 예컨대 손바닥 또는 손가락 끝으로, 부드럽게 또는 세게, 느리게 또는 빠르게 등이다. 이런 식으로 평소에는 집중하지 않던 신체 부위를 다양한 방식으로 만짐으로써 성적 레퍼토리를 확장할 수 있다.

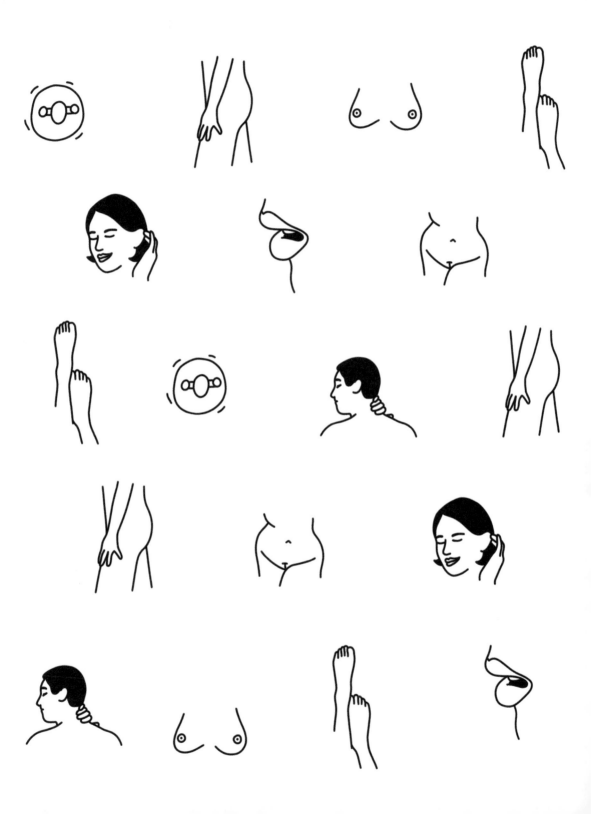

흥분하면 어떤 일이 일어날까?

섹스 중 몸과 마음에 정확히 어떤 일이 일어나는지에 대한 우리의 이해는, 최근 수십 년 동안 욕구가 성적 반응에서 얼마나 큰 역할을 하는지 인식하면서 점점 발전해왔다.

흥분은 성적으로 달아오르는 느낌이다. 많은 사람이 흥분을 신체, 특히 성기에서 느껴지는 변화를 통해 경험한다. 이는 뇌가 신체에 성행위를 준비하라는 신호를 보내기 때문이다. 성기로 가는 혈류가 증가하면 성기는 감각이 예민해지고 부풀어 오르는데, 이는 음경이 있는 사람에게는 발기가 시작되는 것으로, 질이 있는 사람에게는 축축함이 증가하는 것으로 느껴질 수 있다. 1960년대에 선구적인 성과학자 윌리엄 마스터스와 버지니아 존슨은 성적 흥분을 4단계 모델로 제시했다. 여기서 4단계는 흥분기, 고조기, 절정기, 쇠퇴기를 말한다. 이 선형 모델은 섹스 중 우리 몸이 겪는 생리적 과정을 잘 설명한다.

- **흥분기**에 성적 자극은 호흡, 혈류, 심박수 증가, 근육 긴장 증가 등 93페이지에 설명한 신체적·생리적 반응을 일으킨다.
- **고조기**는 오르가슴으로 가는 길목이며 흥분과 감각이 강렬해진다.
- **절정기**는 성적 쾌감의 최고봉(오르가슴)이다(96페이지 참조).

- **쇠퇴기**에는 근육이 이완되고 호흡과 심박수가 감소하며 성기가 흥분하기 전 상태로 돌아간다.

생각의 진화

마스터스와 존슨의 모델은 섹스 중에 우리 몸에 어떤 일이 일어나는지 정확하게 설명한다. 그러나 이 선형 모델은 섹스의 신체적 측면만 고려하는 한계가 있으며, 특히 여성의 경우 섹스 시 항상 오르가슴을 느끼는 것이 아니라는 점을 간과한다. 오늘날 우리는 섹스가 욕구와 분리될 수 없으며(130페이지 참조), 심리적으로 또는 인지적으로 흥분을 느낄 수 있다는 것을 이해한다. 따라서 섹스와 욕구는 상황에 따라 달라지며, 환경이 흥분을 경험하는 방식에 영향을 미친다(158페이지 참조).

현대의 성 연구에서 일관적으로 나타나는 건, 몸과 마음이 일치할수록(즉 동조할수록) 성적 반응이 강해질 가능성이 높다는 것이다.

흥분하면 성기로 들어가는 혈류가
증가해서 신체가 섹스할 준비를 갖춘다.

성적 반응 과정

흥분하면 그에 따른 생리적 과정이 일어나며, 그중 일부는 신체적 변화를 일으킨다. 다음은 여자 및 지정 성별 여성(AFAB)의 흥분 과정이다.

- **성적 자극이 뇌를 촉발**해서 성기로 가는 혈류를 증가시키라는 신경 신호를 보낸다. 이로 인해 음순과 질은 색이 진해지고 부풀어 오르며, 질벽을 통해 체액이 침출해 미끌미끌해지고(74페이지 참조), 모든 섹스 유형에 대한 민감성이 커진다. 음핵이 팽창해 더 민감해지고 포피 아래로 끌어당겨진다.
- **호흡이 빨라지고** 심박수와 혈압이 상승한다.
- **신경 화학 물질이 분비**되어 혈관이 확장되고 체온이 상승할 수도 있다. 이로 성홍조(sex flush, 성적 흥분이 있는 동안 피부 표면에 혈액이 갑작스럽게 몰리면서 발진이 일시적으로 나타나는 현상 - 옮긴이)가 생길 수 있는데, 이 홍조는 피부 사이의 마찰로 인해 일어날 수도 있다.
- **젖꼭지**가 발기할 수도 있다.
- **자궁이 끌어 올려지며** 텐팅이라는 과정에 들어가서(74페이지 참조), 삽입에 대비해 질에 더 많은 공간을 확보한다.
- **근육 긴장 증가**는 신체의 여러 부위에서 발생하지만 특히 골반기저근(112페이지 참조) 및 질을 지지하는 두덩꼬리근에서 뚜렷하다.

남자 및 지정 성별 남성(AMAB)의 흥분 과정은 다음과 같다.

- **뇌가 성적 자극에 반응**하고 신경 신호가 음경 해면체(음경 축에 있는 한 쌍의 원통형 발기 조직)의 근육을 이완시켜 혈액이 조직에 들어차고 발기로 이어진다(94페이지 참조). 발기 정도는 성행위 중에도 변할 수 있으며, 꼭 음경이 성행위 내내 완전히 단단하고 발기된 상태라야만 만족스럽고 즐거운 성행위를 할 수 있는 것은 아니다. 어떤 남성은 발기가 완전히 수그러들었다가 다시 회복되기도 한다.
- **호흡이 빨라지고** 심박수와 혈압이 상승하다.
- **신경 화학 물질이 분비**되어 혈관이 확장되고 체온이 상승하며, 이로 인해 성홍조가 일어날 수 있다.
- **젖꼭지**가 발기할 수도 있다.
- **일부 남성은 쿠퍼액이 나오기도** 하는데, 흔히 '겉물'이라고 하며 사정 전에 음경에서 무의식적으로 분비되는 액체다.

발기는 어떻게 일어날까?

발기는 단순한 생물학적 현상이 아니며, 뇌, 신체, 정신의 조화를 필요로 한다.

발기는 음경 축의 원통형 조직(음경 해면체)에 혈액이 채워지며 음경 정맥망을 압박함으로써 음경이 단단하게 일어설 때 발생한다. 혈관에서 일어나는 일은 단순하지만, 이는 뇌를 시작으로 호르몬 및 척수와 신경을 통해 음경까지 전달되는 복잡한 연쇄 반응의 결과다. 흥분할 때 시상하부는 테스토스테론을 분비하며, 이 호르몬은 섹스 시 발기를 조정하는 데 도움을 준다. 시상하부의 일부인 시상하부핵은 뇌와 척수 사이에 신호를 발신해 옥시토신과 도파민의 분비를 촉발하는데, 이들이야말로 발기를 일으키는 핵심 신경전달물질이다. 신경 신호는 산화질소 분비도 활성화한다. 이 물질은 음경해면체의 매끄러운 조직을 이완시켜 음경이 혈액으로 채워질 수 있게 한다.

발기에는 두 가지 유형이 있는데, 각각 심인성 발기와 반사성 발기라고 한다. 심인성은 뇌가 성과 관련된 자극에 반응할 때 일어난다. 반사성은 직접적인 음경 자극으로 인한 결과다. 음경이 있는 사람 누구나 두 유형의 발기를 모두 경험하는 것은 아니다. 예컨대 척수 손상이 있는 사람의 경우 심인성 발기는 불가능할 수 있지만, 부상의 종류에 따라 반사성 발기는 가능할 수 있다

(122페이지 참조).

발기 과정 전체가 자율 신경계에 의해 제어되므로, 호흡이나 소화와 마찬가지로 흥분이 일어나는 것도 의식적으로 제어할 수 없다. 따라서 흥분 중이라도 신경 흥분 신호가 스트레스나 주의 산만 같은 요인에 의해 방해받아서 뇌가 투쟁-도피 모드로 전환될 수 있다. 이는 혈액을 음경에서 신체의 다른 부위로 보내서 발기 부전 같은 어려움으로 이어진다(122페이지 참조).

한밤중의 발기

발기는 자극을 의식하지 못하는 수면 중에도 발생하는데, 이를 야간 음경 팽대 또는 야간 발기라고 한다. 주로 렘수면 중에 발생하며, 음경 조직에 산소를 공급하는 데 도움이 되는 것으로 알려져 있다. 발기 상태로 잠에서 깨는 것도 정상이며, 이 현상은 나이가 들면서 감소한다. 수면 장애나 스트레스가 아침 발기를 방해할 수 있다. 하지만 갑자기 아침 발기가 일어나지 않는 상태가 지속된다면 건강에 문제가 있다는 신호일 수 있으므로 의사의 진찰을 받는 편이 좋다.

발기에 관한 미신

발기에 관한 미신과 오해가 너무나 많다. 예컨대 남성은 항상 준비되어 있고 '세울' 수 있어야 한다거나, 발기 능력은 남성성과 관련이 있다는 믿음, 발기에 문제가 있으면 동반자를 만족시킬 수 없다는 걱정 등이다. 이런 남성성에 대한 편견에 가까운 관점은, 모든 성적 상황은 맥락에 따라 달라지고 감정 상태 같은 요인이 작용한다는 점을 고려하지 못해 나타난다. 또한 삽입 말고도 성적 쾌감을 즐길 수 있는 다른 방법이 많으며, 성교가 모든 사람에게 항상 성적인 만족을 제공하는 최선의 방법은 아니라는 점도 생각하지 못한 관점이다.

남자만 발기할 수 있을까?

아니다. 음경처럼 음핵도 발기 조직으로 구성되어 있다 (76페이지 참조). 음핵에는 음경 해면체라는 두 개의 해면체 발기 조직이 음핵 귀두(끝)에 연결되어 있다. 섹스 중에는 이 조직에 혈액이 들어차 커지며 민감도를 증가시킨다.

이완된 음경

흥분되지 않은 상태에서는 음경으로 들어오고 나가는 혈류량이 동일하며, 음경은 부드럽고 이완된 상태로 남아있다.

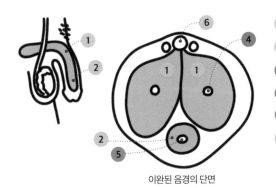

1	음경 해면체
2	요도 해면체
3	혈류량 증가
4	동맥
5	요도
6	정맥

이완된 음경의 단면

발기 과정

흥분하면 혈액이 음경으로 몰려서, 오른쪽 그림의 단면과 같이 음경 해면체 혈관이 압박을 받는다. 혈액이 갇히면서 음경이 커지고 단단해지며 발기하게 된다.

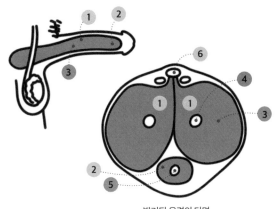

발기된 음경의 단면

오르가슴을 느낄 때
어떤 일이 일어날까?

오르가슴은 몸과 뇌의 쾌감이 최고점에 오르는 경험이다. 감정과 여러 신체 시스템이 연쇄적으로 반응하는 것이기에 '넋이 나간다'고 할 만도 하다.

오르가슴 시점에는 흥분 과정에서 쌓인 근육의 긴장(93페이지 참조)이 골반에 불수의적인 주기적 근육 경련을 일으켜서, 외음부가 있는 사람은 질, 자궁, 항문 벽에, 음경이 있는 사람은 요도와 항문에 수축이 일어난다. 이로 인해 성기와 골반, 때로는 다른 곳에까지 쾌감의 파동이 느껴진다. 심박수, 호흡수, 혈압은 흥분 과정에서 오르가슴에 이를 때까지 꾸준히 상승한다.

뇌의 역할

오르가슴으로 이어질 수 있는 성적 흥분 과정은 호르몬, 순환계, 신경계의 일련의 복잡한 반응으로 이루어진다. 섹스는 다중 감각적 과정이기 때문에, 흥분 중에는 뇌의 온갖 영역이 활성화된다. 행동 신경과학자 배리 R. 커미사룩의 MRI 스캔을 이용한 연구에 따르면 오르가슴 시점에 뇌 전체의 활동이 급증하는 것으로 나타났다.

성행위를 시작하자마자 뇌의 성기감각 겉질이 더욱 활성화된다. 커미사룩 팀이 연구한 MRI 스캔에 따르면 질, 자궁경부, 음핵은 각각 겉질의 서로 다른 부위의 자극과 관련이 있으며, 이에 따라 연구원들은 오르가슴의 강도를 높이기 위해 동시에 둘 이상의 부위를 자극하는 방법을 제안했다. 성기

감각 겉질은 여성의 젖꼭지를 자극하는 동안에도 활성화되는데, 이것이 일부 여성이 젖꼭지 자극으로도 오르가슴을 느끼는 원인일 수 있다.

- **가쪽 안와전두겉질**은 의사결정 및 이성과 관련된 뇌 부위인데, 섹스 중에는 활동이 줄어든다. 이는 불안과 두려움을 줄여주며, 두 감정 다 흥분에는 방해된다. 격렬한 성 경험 중에 자제력을 잃고 완전히 될 대로 되라는 느낌을 받는다는 사람이 많은데, 이 영역이 억제되는 것도 그 원인의 하나일 수 있다.
- **해마**는 학습과 기억에 관여하는 뇌 부위이며, 흥분과 오르가슴을 느끼는 동안 활성화된다. 이는 성 경험에 의미를 부여하거나 후각이나 시각 같은 감각적 입력 사이의 연결 방식에 영향을 미칠 수 있다. 예컨대 시각이나 후각이 이전의 즐거운 성적 경험과 연결된 경우, 섹스 중에 이런 자극에 다시 노출되면 흥분과 오르가슴이 강렬해질 수 있다. 뇌가 이 감각을 이전의 에로틱한 경험과 연결하기 때문이다.
- **시상하부**는 내분비계와 신경계를 연결하는 뇌 부위다. 둘 다 섹스에 중요한 역할을 한다. 오르가슴 때는 이 부분이 옥시토신과 도파민을 급증시키는데, 이 기분을 좋게 하는 신경 화학 물질은 친밀함과 이완감을 촉진한다. 프로락틴도 분비되는데, 이 호르몬은 오르가슴 후에 흔히 느끼는 만족감과 졸음을 유발한다.

오르가슴을 느끼는 동안 뇌와 신체는 서로 끊임없이 신호를 주고받으며 흥분을 쌓아나간다.

오르가슴의 종류가 여러 가지일까?

다양한 경험을 통해 오르가슴을 느낄 수 있지만, 우리가 느끼는 쾌감은 속도와 압력 같은 여러 가지 요인에 따라 달라지며 그중에서도 특히 상황이 중요하다.

신체의 다양한 부위(가장 흔하게는 성기, 어떤 이들에게는 젖꼭지 등의 성감대)를 자극하면 오르가슴에 도달할 수 있다. 적절한 부위에 적절한 양의 자극을 주는 것이 오르가슴에 도움이 될 수 있지만, 심리와 경험의 주관성이 핵심 역할을 한다는 점을 명심하는 것이 중요하다.

- **혼합 오르가슴**은 젖꼭지와 음핵 등 여러 부위를 한꺼번에 자극할 때 발생할 수 있다.
- **다중 오르가슴**이란 연속적인 오르가슴을 짧은 시간 안에 느끼는 것이다. 불응기가 없는(101페이지 참조) 외음부가 있는 사람에게 가장 흔하게 나타나지만, 누구나 경험할 수 있다. 어떤 사람은 오르가슴 후 성기가 너무 예민해져 만지면 힘들어한다. 반면 어떤 사람은 지속적인 자극이 오르가슴의 물결을 일으킬 수 있으며, 이 경우 신체가 이미 흥분 상태에 있기 때문에 처음보다 더 쉽게 오르가슴이 발생할 수 있다.
- **동시 오르가슴**이란 동반자와 동시에 오르가슴을 느끼는 것이다. 더 강렬하지는 않지만, 서로 연결되어 있다고 느낄 수 있다. 다만 이것을 좋은 섹스의 기준이라 할 수는 없다.
- **야간 오르가슴**은 잠자는 동안에 긴장이 풀리고 몸의 혈류가 증가하면서 발생한다.
- **'호흡' 오르가슴**은 핸즈프리 오르가슴의 일종이다. 호흡을 이용해 쾌감에 주의를 집중하는 것이며 연습이 필요하다.

오르가슴 양말 논쟁

2015년의 한 연구에 따르면 양말을 신었을 때는 참가자의 80%가 오르가슴을 느낀 반면, 양말을 신지 않았을 때는 50%만이 오르가슴을 느낀 것으로 나타났다. 발이 차가우면 주의가 산만해지며 양말이 혈액 순환을 증가시켜 흥분을 돕는다는 이론이다. 하지만 양말 착용이 흥분을 식힌다는 의견도 많았기 때문에, 정말로 개인 취향이라고 할 수 있다!

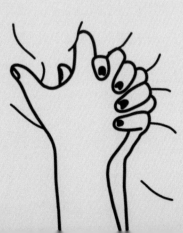

왜 나는 오르가슴을 느끼기까지 오래 걸릴까?

시간에 대한 집착은 우리가 성적으로 무엇을 느낄지 기대하는 것과 관련 있으며, 이 때문에 주의가 산만해질 수 있다. 오르가슴에 신경 쓰지 말고 감각에 집중하는 편이 오히려 도움이 될 수 있다.

오르가슴까지 너무 오래 걸린다는 걱정은 대개 개개인의 상황과 관련이 있다. 예컨대 어떤 이들은 동반자와의 섹스보다 혼자서 하는 섹스에서 오르가슴에 더 쉽게 도달한다고 생각한다. 이는 오르가슴에 필요한 신체적 자극을 받지 못하거나 그런 자극에 대한 소통이 되지 않기 때문일 수도 있고, 심리적으로 긴장을 풀지 못하기 때문일 수도 있다.

사회에서는 오르가슴을 지나치게 강조한다. 그래서 마치 오르가슴을 느끼지 못하면 문제가 있다는 것처럼 느껴질 수 있으며, 섹스가 완벽하게 즐거웠더라도 절정에 이르지 못했으니 불만족스러운 것이라는 기분이 들 수 있다. 사실 오르가슴을 목표로 할수록 거기에 도달할 가능성은 낮아진다. 목표에만 집중하다 보면 쾌감을 경험하는 것과는 멀어지는데, 쾌감이야말로 쾌락의 극치로 이끌어줄 가능성이 가장 높은 것이기 때문이다. 또한 오르가슴을 느끼지 못할지도 모른다는 걱정이 기능 불안을 유발해, 흥분보다는 불안한 상태가 계속되고 오르가슴에 이르는 쾌감과는 멀어지는 부정적인 순환에 빠질 수 있다.

오르가슴을 느끼는 데 어려움을 겪고 있다면, 어떤 느낌이 좋은지 상대와 명확하게 소통하자. 그리고 오르가슴을 섹스의 성패를 구분하는 기준으로 여기거나 오르가슴에 도달하는 데 시간 제한이 있다는 생각을 버리자. 그러면 좋은 느낌에 주의를 집중하는 데 도움이 될 수 있다.

> 사회에서는 오르가슴이 없는 섹스는 실패라고 생각하도록 가르쳐 왔다.

사정 중에는
어떤 일이 일어날까?

사정은 성적 흥분이 극치에 이르렀을 때 일어난다. 반사적인 행동이라서, 일단 이 순간에 도달하면 돌이킬 수 없다.

사정이란 자율 신경계에 의해 제어되는 불수의적 반사로, 섹스 중 체액이 배출되는 것을 말한다. 사정과 오르가슴은 하나의 사건으로 여겨지는 경우가 잦지만, 실제로는 거의 함께 일어나는(하지만 늘 그렇지는 않은) 별개의 두 가지 과정이다. 때로는 사정을 하지 않고 오르가슴을 느낄 수 있는데, 이를 드라이 오르가슴이라고 한다.

사정에는 방출과 배출의 두 단계가 있다. 흥분이 극치에 이르면 방출 단계가 되어 정액을 준비하고 방광목을 닫아 정액이 방광으로 들어가는 것을 막는다. 배출 단계에서는 골반기저근의 리드미컬한 수축이 요도를 따라 정액을 밀어내고 요도구를 통해 몸 밖으로 사출한다(79페이지 참조). 드물지만 정액이 방광으로 들어가는 경우가 있는데, 이를 역행성 사정이라고 한다. 해롭지는 않지만 통증을 유발할 수 있으며 임신을 바라는 경우는 문제가 될 수 있어서, 불임 치료가 필요하다.

정자의 경로

사정 시 정자는 부고환에서 정관으로 보내진다. 정액과 조합된 정자는 전립샘을 지나 요도로 이동한 후 요도구를 통해 사정된다.

1 부고환

2 정관

3 정낭

4 전립샘

5 요도

6 요도구

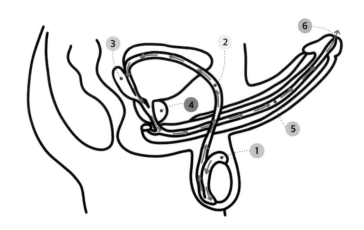

오르가슴의 간격은 얼마나 될까?

다중 오르가슴이란 말은 매력적으로 들리지만, 그것이 가능한지는 절정 후 회복 단계가 얼마나 걸리는지에 따른 것이지 기교나 노력의 문제가 아니다.

오르가슴을 느낀 후 다시 성적으로 흥분할 수 있는 시점까지의 시간을 불응기라고 한다.

지정 성별 남성(AMAB)의 경우, 일반적으로 사정 후 일정 기간 동안은 물리적인 여건상 음경의 발기가 불가능하다. 이 기간에 영향을 미치는 요인은 건강과 나이 등여러 가지가 있으며 사람마다, 그리고 같은 사람이라도 성 경험마다 다르다. 일반적으로 남성의 불응기는 나이가 들수록 증가한다. 젊은 남성에게는 몇 분밖에 안될 수도 있지만 나이가 많은 남성의 경우는 최대 24시간 이상일 수도 있다.

지정 성별 여성(AFAB)은 음경이 있는 사람과 같은 식의 불응기는 없으므로 이론적으로는 다중 오르가슴을 느낄 수 있다. 그러나 일부는 오르가슴 이후 성기가 너무 예민해져서 계속하고 싶지 않거나(음경이 있는 사람도 마찬가지일 수 있음), 신체적·정신적 피로를 느껴 한동안 섹스에 대한 흥미를 잃을 수 있다. 불응기는 누구에게나 있으며, 신체가 흥분 전 상태로 돌아가는 기간이다(92페이지 참조).

사정액은 어디서 만들어질까?

사정액은 정자 세포와 정액으로 구성된다. 사정액의 대부분(약 70%)은 정낭에서 나온다. 나머지는 고환의 정자 세포와 전립샘액 및 망울요도샘(쿠퍼샘)액으로 구성된다. 따라서 정관 수술(정관을 절단, 봉합, 또는 차단하는 시술)을 받은 남성은 사정량에 변화를 느끼지 못할 가능성이 높다.

스쿼팅은 어떨까?

스쿼팅, 흔히 '여자의 사정'이라고 하는 이 주제에 대한 연구는 흥미롭지만 아직 충분치 않다. 외음부가 있는 사람 중 일부는 절정에 이르렀을 때 액체가 분출되거나 방출된다고 한다. 이 액체는 소변과 스킨샘에서 분비되는 유백색 액체가 조합된 것으로 추정된다(75페이지 참조). 어떤 여성은 이런 일이 일상적으로 일어나지만, 또 어떤 여성은 전혀 경험하지 못한다. 하지만 스쿼팅이 일어날 것이라는 생각에 사로잡히거나 너무 거기에만 집중하면 전반적인 쾌감이 분산될 수 있다.

체위에 따라 차이가 있을까?

섹스 체위는 기분, 활력, 능력, 욕구에 맞게 조정할 수 있다. 좋아하는 체위를
탐색하거나 새로운 체위를 시도하면 섹스에 대한 동기가 높아질 수 있다.

정상위

아래쪽 동반자는 등을 바닥에 대고 눕고, 위쪽 동반자는
그 다리 사이에 자리한다.

장점: 눈 맞춤과 친밀함, 섹스 토이도 사용할 수 있다.

응용: 음핵이 있는 동반자의 엉덩이 아래에 베개를 놓으
면 음핵 접촉이 늘어난다. 많은 커플이 이 자세를 응용해

서 음핵 자극에 집중할 수 있는데, 이를 성교 정렬법이
라고 한다. 위쪽 동반자가 더 높이 올라가, 가슴을 아래
쪽 동반자의 어깨와 일직선이 되게 하고 몸을 더 밀착시
켜 찌르는 동작에서 문지르고 비비는 동작으로 변경해
음핵을 더 쾌적하게 압박한다. 두 동반자가 모두 음경이
있는 커플인 경우, 아래쪽 동반자가 다리를 더 높이 들어
올린다면 항문 삽입이 쉬워진다.

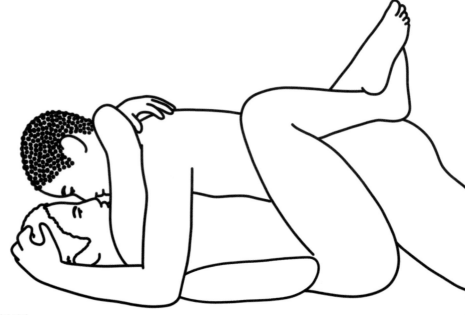

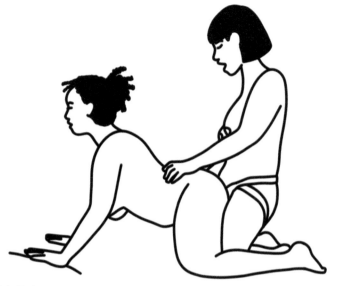

후배위

동반자가 네 발로 엎드리고 다른 동반자는
뒤에서 무릎을 꿇고 상대방에게 삽입한다.

장점: 깊은 삽입과 G스팟 자극, 눈을 많이
마주치는 섹스를 하고 싶지 않을 때 사용할 수 있다.

응용: 부착식 토이(스트랩온)를 사용할 수 있으며 각도를
조절해서 항문 삽입을 할 수도 있다. 앞쪽 동반자가 팔
뚝을 바닥에 대서 몸의 앞쪽이 낮아지고 엉덩이가 높아
지도록 각도를 바꿀 수 있고, 동작을 받는 동반자가 침대
가에 기대면 감각도 달라진다.

탐색은 참신함을 더하고 쾌감을
향상시킬 수 있다.

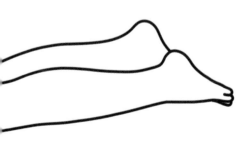

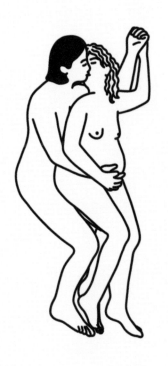

측위(숟가락 겹치기)

커플이 같은 방향을 바라보고 옆으로 눕고 뒤에 있는 동반자가 상대방의 등에 붙는다. 앞쪽 동반자는 '작은 숟가락', 뒤쪽 동반자는 '큰 숟가락'이라고도 부른다.

장점: 천천히, 더 부드럽고 덜 격렬한 섹스이며 삽입은 해도 좋고 안 해도 좋다. 상호 자위, 성기 접촉을 포함한 전신 탐색, 키스, 섹스 토이 사용에 적합하다. 비스듬히 삽입하면 G스팟을 자극할 수 있다. 배에 압력을 가하지 않아서 임신 시에도 좋다.

응용: 두 동반자 모두 다리의 위치를 바꿔가며 각도를 변경해 더 깊이 삽입하고 더 강하게 찔러 넣을 수 있다.

상호 자위

동반자가 동시에 서로의 성기를 만지고 놀거나, 서로를 보면서 각자 자위한다.

장점: 삽입을 할 수 없거나 바라지 않는 사람에게 좋다. 시각적인 면이 강해서 동반자의 쾌감을 직접 볼 수 있고, 삽입에 구애되지 않고 음핵 촉감에 집중할 수 있다.

응용: 이 체위는 능력, 체형, 편안함, 활력, 장소에 따라 원하는 대로 조절할 수 있다. 섹스 토이와 윤활제는 새로운 감각과 탐색 방식을 더해준다.

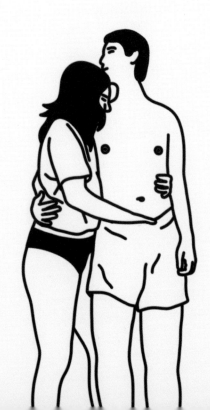

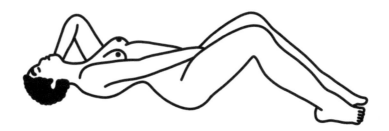

솔로 섹스

이 체위는 동반자 없이 자기 쾌락과 성적 경험을 추구하는 것이다. 인간의 신체는 쾌감을 얻도록 설계되었고 사람마다 취향과 욕구가 다른데, 자위는 자신에게 완전히 맞춰서 그때그때 바라는 대로 할 수 있다.

장점: 자기 탐색, 자신의 몸에 대해 알아가기, 자신에게 집중한 쾌감 등이다.

응용: 섹스 토이, 윤활제, 에로티카나 포르노 같은 자극을 사용할 수 있다. 다양한 장소에서 시도해보는 것도 좋다. 예컨대 샤워실에서 자위하거나 자세를 바꾸는 등이다.

간접 성교

본질적으로 삽입이 없는 성행위다. 중요한 것은 이 용어가 전희라는 단어에서 벗어나, 비삽입 접촉이 성교의 예비 단계에 불과한 것이 아닌 그 자체로 즐거운 이벤트임을 인식한다는 점이다.

장점: 누구에게나 좋다. 일상에서 벗어나 쾌감과 좋은 느낌에만 집중하고, 의무적으로 해야 한다고 생각하는 것은 젖혀둘 수 있다.

응용: 원하는 대로 응용할 수 있으며 여기에는 드라이 험핑(압박하기), 그라인딩(문지르기), 만지기, 섹스 토이, 마사지, 상호 자위(맞은편 참조), 오럴 섹스 등이 포함될 수 있다.

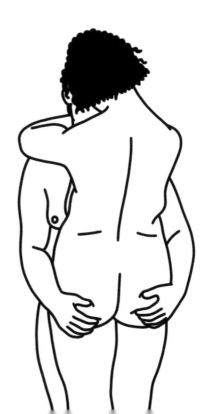

월경 호르몬이 성욕에 영향을 미칠 수 있을까?

월경 호르몬은 성욕이 오르내리는 요인이 될 수 있다. 그러나 그 반응은 개인마다 다르며 다른 요인도 함께 작용한다.

호르몬은 신체의 화학 전달 물질이며 내분비샘을 통해 혈류로 방출된다. 호르몬은 섬세하게 균형 잡힌 피드백 시스템 안에서 작동하며 신체 시스템의 항상성과 기능성을 유지하는 한편 정서적 상태에도 큰 역할을 한다.

섹스에 대한 동기는 상황에 따라 크게 달라지며, 다양한 외부 요인의 영향을 받는다(158페이지 참조). 그래도 월경 주기의 두 가지 핵심 성호르몬인 에스트로겐과 프로게스테론의 상승과 하락은 성욕에 큰 역할을 할 수 있으며, 소량의 테스토스테론도 영향을 미친다(108페이지 참조).

성욕에서 에스트로겐의 역할

사춘기부터 폐경까지 에스트로겐은 생식과 질 건강에 중심적인 역할을 한다. 에스트로겐은 주로 난소에서 생성되지만 지방 세포와 부신에서도 소량 생성된다. 에스트로겐 요법은 트랜스젠더 여성을 위한 호르몬 성전환의 일부이기도 하다. 월경 주기 중 배란을 전후해 에스트로겐(및 테스토스테론) 수치가 상승한다. 에스트로겐이 증가하면 일반적으로 다음 날 쯤 질 윤활이 증가하고 성기 민감도가 높아진다. 윤활액이 증가하면 그 자체만으로도 섹스 생각이 나면서 흥분과 그에 따른 욕구를 유발할 수 있다. 욕구의 증가가 과학적으로 입증되지는 않았지만, 일부 과학자들은 배란기에 임신 가능성이 최고점에 다다르므로 이런 신체적 변화가 진화적으로 합리적이며 수정 확률을 최대화한다고 주장한다.

호르몬의 변화는 우리의 감정에 영향을 미쳐 일시적인 욕구 변화를 일으킬 수 있다.

프로게스테론과 욕구

월경 호르몬은 임신 중 자궁 내막을 유지하는 데 핵심 역할을 하며, 배란 후에 수치가 상승해 수정란이 착상할 수 있도록 아기집을 준비시킨다. 입증되지는 않았지만, 여성들은 프로게스테론이 가장 높을 때 성욕이 떨어진다고 한다. 이 시기는 생리 주기 중 배란 후 황체기에 해당한다. 황체기(배란과 월경 사이의 기간)에 많은 사람들이 겪는

다는 월경 전 증후군(이하 PMS)은 변덕스러운 기분, 집중력 저하, 불안, 유방 압통 같은 정서적·신체적 증상이 복합적으로 나타나는 것으로 해소하기 쉽지 않을 수 있다. PMS는 생리 직전에 가장 두드러지게 나타날 수 있는데, 이때 에스트로겐과 프로게스테론 수치가 모두 떨어진다. 증상과 강도는 매우 다양하며, 어떤 사람은 심리적·신체적 영향으로 섹스하려는 동기가 감소되기도 한다.

월경 호르몬과 성욕

생리 주기 중 호르몬의 수치 변화가 욕구에 어떤 영향을 미치는지 알면, 왜 '그럴 기분이 아닌지'에 대한 잠재적 원인을 이해하는 데 도움이 될 수 있다.

① 에스트라디올

에스트라디올(주요 에스트로겐, 에스트로겐은 단일 호르몬이 아니라 에스트라디올, 에스트리올, 에스트론 등 다양한 여성 호르몬을 통칭하는 말이다 - 옮긴이)이 상승한 직후 윤활과 민감성이 증가하며, 이는 배란 전날인 14일경에는 성욕을 증진시킬 수 있다.

② 프로게스테론

프로게스테론 수치가 높으면 일반적으로 성욕이 떨어진다. PMS와 함께 복부 팽만감 같은 증상이 나타나서 성욕을 약화시킬 수 있다.

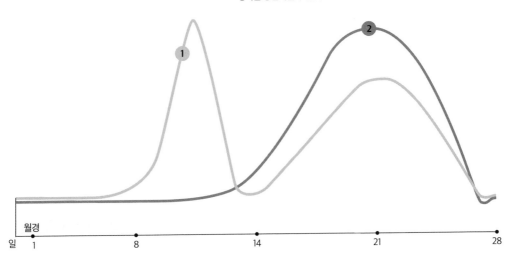

월경
일   1   8   14   21   28

테스토스테론이 섹스에 영향을 미칠까?

주요 성호르몬인 테스토스테론은 남성의 성욕과 성기능에 중심적 역할을 한다. 여성의 성욕에도 영향을 미치지만 그리 강하진 않다.

테스토스테론은 주로 남성 및 지정 성별 남성(AMAB)의 고환에서 생성되며 정자 생성에 중요한 역할을 한다. 여성 및 지정 성별 여성(AFAB)은 난소에서 테스토스테론을 생성한다. 어느 성별이든 부신에서도 테스토스테론을 생성한다. 트랜스젠더 남성이 테스토스테론 요법을 성전환 과정의 일부로 선택할 수 있으며, 이 경우 이차 성징의 개시를 촉진한다(83페이지 참조).

테스토스테론과 욕구

이 주요 성호르몬은 성욕에 중요한 역할을 한다고 여겨진다. 테스토스테론의 작용이 아직 완전히 파악되지는 않았지만, 낮은 테스토스테론 수치와 섹스 의욕의 감소는 관련이 있다. 2006년 미국에서 1,500명의 남성을 대상으로 성적 욕구에 대해 조사한 결과, 성욕이 낮다고 답한 사람들은 테스토스테론 수치도 낮았다.

여성 및 AFAB 환자에게는 에스트로겐과 소량의 테스토스테론 사이의 균형이 중요하다. 이 그룹이 섹스할 기분과 성욕을 유지하려면 소량의 테스토스테론만 있으면 되는 것으로 알려져 있다. 이들의 평균 테스토스테론

양은 남성의 1/10 ~ 2/10 정도다(이것은 생성량 비율이고, 여성의 경우 테스토스테론이 에스트라디올로 전환되므로 혈중 비율은 남자의 1/20 정도다 – 옮긴이).

성기능과 테스토스테론

욕구는 젖혀놓더라도, 테스토스테론은 남성 및 AMAB의 성기능에 핵심 역할을 한다. 뇌에서는 발기와 관련된 신경전달물질인 산화질소, 옥시토신, 도파민 합성의 중심 역할을 하며 이를 통해 발기로 이어지는 생리 현상을 조절한다(94페이지 참조).

낮은 테스토스테론 수준은 발기 문제와 관련이 있을 수 있다(122페이지 참조). 다른 관련 요인도 성기능 장애를 유발한다. 예컨대 테스토스테론 부족과 비만 사이의 연관성은 잘 알려져 있는데, 둘 다 발기 부전과 관련 있다. 뿐만 아니라 테스토스테론 부족의 증상인 피로, 우울감, 섹스에 대한 관심 감소, 발기 부전은 관계 웰빙, 신체 자신감, 자존감, 성적 불안과 같은 사회적 요인과도 상호 연관되어 있다. 따라서 여러 요인이 동시에 작용할 수 있다는 점을 고려하는 것이 중요하다. 지정 성별 여성

(AFAB)에게 다낭성 난소 증후군(PCOS) 같은 테스토스테론 수치 상승과 관련된 의학적 질환은 성욕과 생식 능력 양쪽에 영향을 미칠 수 있다.

운동이 테스토스테론을 증가시킬 수 있을까?

테스토스테론 수치는 운동 후, 특히 격렬한 근력 운동 후에 일시적으로 상승하며, 근육량 증가는 높은 테스토스테론 수치와 관련이 있다. 그러나 과도하게 운동하고 적절한 휴식을 취하지 않으면 실제로는 어느 성별이든 테스토스테론 수치가 낮아진다.

한 연구에 따르면 초보 아빠의 테스토스테론 수치가 평균 34% 감소한 것으로 나타났다.

테스토스테론 수치
남성의 정상 테스토스테론 수치는 10~35nmol/l(300~1,000ng/dl)이고, 여성은 0.5~2.4nmol/l(15~70ng/dl)이 평균이다.

● 남성 및 AMAB
테스토스테론은 약 19세에 최고조에 이르며, 수치가 점점 줄어들다가 30~40세부터 감소 속도가 빨라져 매년 약 2%씩 감소한다.

● 여성 및 AFAB
수치는 약 19세에 최고조에 이른 후 점차 감소하며 폐경기 즈음에 더 떨어진다.

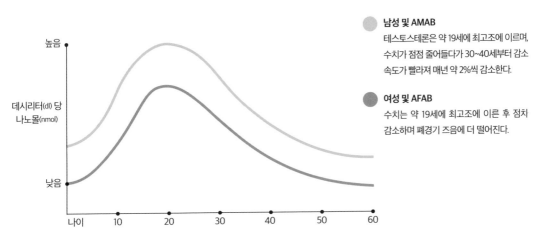

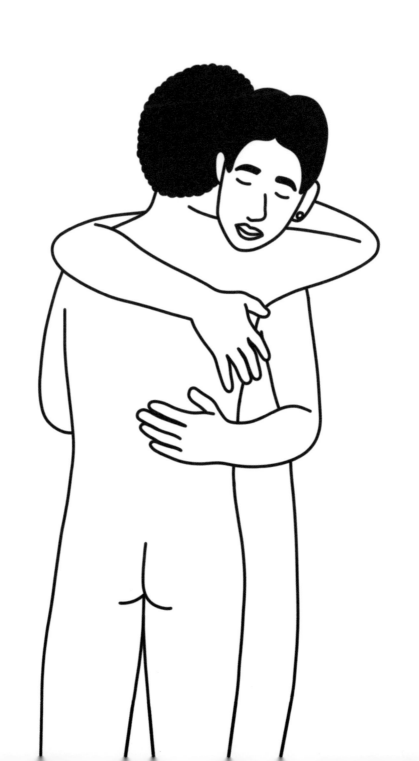

사랑 호르몬이 있을까?

성호르몬 말고도 뇌는 신경전달물질로도 작용하는 호르몬을 생성한다. 이런 화학 물질 중 일부는 감정과 섹스 중에 느끼는 것에 영향을 미칠 수 있다.

흔히 '행복 호르몬'이라고 불리는 신경전달물질인 도파민과 옥시토신은 시상하부에서 생성되며, 섹스와 쾌감을 경험하는 방식에 큰 영향을 미친다. 두 호르몬은 시너지를 일으켜서 서로의 효과를 향상시킬 수 있다. 도파민 생성은 옥시토신의 분비에 의해 자극받아 증가하는데, 옥시토신 자체는 촉감을 즐길 때 분비된다. 보상 추구 호르몬인 도파민 (56페이지 참조)의 분비는 섹스 같은 쾌락 활동을 계속하도록 동기를 부여한다. 그리고 섹스와 오르가슴 중에 추가적인 신경 화학 물질의 급증이라는 보상을 받는데, 옥시토신도 여기에 포함된다.

- 옥시토신은 키스, 접촉, 포옹 같은 성적 상호작용이나 친밀한 상호작용 중에 분비되며, 사회적 유대감, 접촉, 친근함에 큰 역할을 하기 때문에 포옹 호르몬이라는 별명으로 불리기도 한다. 이 호르몬은 사람들이 섹스 중에 느끼는 '따뜻함 포근함'을 일으키는 호르몬이다. 오르가슴을 느끼면 옥시토신이 추가로 급증하는데, 이는 커플이 섹스 후 더 가까워진 느낌을 받는 생물학적 이유일 수 있다.
- 도파민은 보상에 큰 역할을 하고, 그로 인해 동기 부여에도 크게 관여한다. 도파민은 성적 자극에 반응해 생성되며 쾌감 및 그에 대한 기대와 관련이 있다. 옥시토신과 마찬가지로 신체는 절정에 이르면 도파민이 급증해 이런 보상을 주는 경험을 반복하도록 동기를 부여한다.

골반기저근 운동을 하면 섹스가 더 나아질까?

골반기저근이라는 해먹 같이 생긴 근육 그룹은 치골에서 미골까지 뻗어 있다. 방광과 장을 지탱할 뿐만 아니라 모든 사람의 성생활에서 핵심 역할을 한다.

골반기저근 운동이 가장 흔하게 거론될 때는 임신과 산후 기간이다. 하지만 이 중요한 근육 그룹을 건강하게 유지하면 성별과 연령에 관계없이 성생활에 예상치 못한 혜택을 얻을 수 있다.

골반저근은 섹스에 어떻게 도움이 될까?

골반기저근은 발기, 사정, 삽입을 돕는다. 또한 탄탄한 골반기저근은 골반 부위와 생식기로 가는 건강한 혈류를 촉진해서 전반적인 감각이 향상된다.

음경이 있는 사람의 경우 탄탄한 골반기저근은 음경으로의 혈류를 관리하는 데 도움이 되는데, 이 혈류는 발기 과정의 핵심이다. 발기가 되고 나면 사정에 관여하는 근육을 언제 어떻게 조절해야 하는지 인지할 수 있게 된다. 사정 자체는 반사 반응이지만, 그 직전까지 쾌감을 조절할 수 있는 기회가 생기는 것이다.

외음부가 있는 사람의 경우 골반기저근은 편안한 삽입에 핵심 역할을 한다. 질관이 골반저를 통과하기 때문이다. 휴식 상태의 질은 납작한 튜브와 같다. 탄탄한 골반기저근은 삽입 시 질의 확장을 돕는다. 하지만 골반기저근이 너무 팽팽하면(과긴장성 골반저라고 한다) 장력이 지나쳐서 삽입에 저항이 생기고 성교가 불편해질 수 있다. 따라서 골반기저근을 이완시키는 것도 긴장시키는 것만큼이나 중요하다. 결국 핵심은 균형을 찾는 것이다.

오르가슴은 어떨까?

오르가슴의 신체적 반응은 골반기저근이 리드미컬하게 수축되는 것으로 이때 질, 항문, 자궁의 근육도 함께 움직인다. 따라서 이런 근육이 강할수록 쾌감을 더 강렬하게 경험할 수 있다.

**한 연구에 따르면
골반기저근이 탄탄할수록
성기능이 높아진다고 한다.**

골반기저근 식별하기

어느 성별이든, 골반기저근의 위치를 찾는 가장 좋은 방법은 소변과 방귀를 동시에 참으려 한다고 상상하는 것이다. 안쪽 위로 조이는 느낌을 찾되, 숨을 참거나 배, 엉덩이, 허벅지는 조이지 말아야 한다. 한 번에 10회씩 하루에 세 번 정도 하는 것이 이상적이다. 근육을 빠르게 긴장시켰다가 이완하는 연습을 한 다음, 이 운동에 익숙해지면 긴장한 근육을 몇 초간 유지한다. 다만 무리하지 않도록 주의하자.

- 처음에는 등을 대고 눕거나 옆으로 누워서 다리 사이에 베개를 끼운 자세로 운동을 시작하자(이런 자세가 편하다면).
- 한 단계 더 나아가 앉거나 서 있는 상태에서 연습하자. 이 자세는 중력이 근육을 더 큰 부하를 준다. 누워 있을 때 골반기저근을 느끼기 힘들다면, 똑바로 선 상태에서 운동하는 편이 더 쉬울 수도 있다.

동반자가 내 몸을 좋아할까?

우리의 신체 및 신체가 하는 일을 치하하는 능력, 즉 신체 자신감은 부정적인 사회적 통념에 가려질 때가 잦다.

자신감을 가로막는 가장 큰 장애물은 바로 자기 의심이다. 성생활 면에서도 자기 의심은 큰 영향을 미쳐서, 신체에 대해 자의식적이고 비판적인 태도를 갖게 될 수 있다. 흔한 걱정(문화적 압박으로 더욱 악화되기도 하는)으로는 동반자가 자신의 신체를 좋아할지 여부다. 겉모습, 느낌, 냄새, 맛에 이르기까지 모든 것이 걱정되는 것이다. 평소에 자신을 비판하면 동반자의 비판을 받았을 때 상처를 덜 받는다는 이론도 있지만, 부정적인 생각을 내면화하면 웰빙에 해로운 영향을 미친다.

자기 의심은 신체의 투쟁-도피 '위협' 시스템을 활성화해, 뇌가 코르티솔을 분비하도록 유발한다. 성생활 면에서 보자면 이는 회피 행동으로 이어져서 성생활을 관리하고 위협을 모면하려 할 수 있다. 다시 말해 몸이 보이지 않도록 조명을 끄거나, 오럴 섹스 같은 특정 행위를 피하거나, 자신이 매력적이지 않다고 생각해서 위로 올라가는 체위를 피하거나, 아예 섹스 자체를 피할 수 있다.

이런 상황을 바꾸려면 자신과 대화하는 방법, 즉 내면의 목소리가 중요하다는 점을 인식해야 한다. 신경 가소성(뇌가 변화하고 적응하는 능력) 덕분에 부정적인 감정을 관리하는 방법을 배우면 자기 의심을 극복하는 데 도움이 될 수 있다. 자신의 신체를 긍정적으로 받아들이면(116페이지 참조), 다른 두 가지 감정 시스템을 활성화한다. 먼저 보상 화학물질인 도파민의 분비를 기대하는 '추진' 시스템이 작동하기 시작해 부정적인 생각에 도전하도록 동기를 부여한다. 거기에 인간의 '포유류적' 돌봄 시스템이 활성화된다. 옥시토신 분비로 자신에 대해 연민을 느끼게 되는 것이다. 이렇게 자기애를 실천하면 자기 의심 성향에 맞서는 신경 경로가 강화된다.

왜곡된 관점

어떤 사람들은 신체를 지나치게 걱정한 나머지 사소한 결점에 집착하기도 한다. 주로 얼굴이나 피부를 걱정하지만 성기에 신경을 쓰는 사람도 있다. 신체 이형 장애라고 불리는 이 증상은 섹스에 큰 영향을 미쳐서, 몸에 신경 쓰느라 산만해져 그 순간에 집중하고 성 경험을 온전히 즐기지 못할 수 있다.

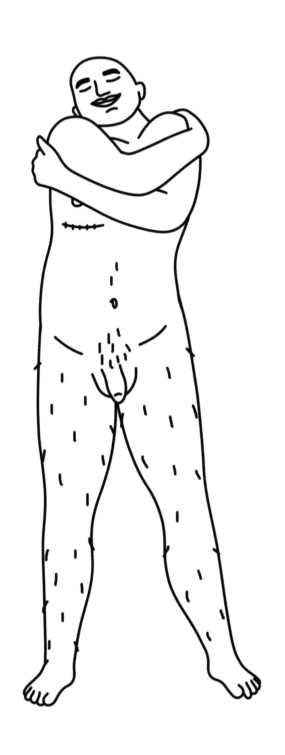

자기 몸을 사랑하는 법을 배울 수 있을까?

문화와 소셜 미디어에서 신체를 표현하는 방식은 다양성이 부족한 경우가 많으며,
주로 특정 체형 트렌드가 어느 한 시대의 바람직한 모습을 결정짓는다. 이로 인해
너무나 많은 사람들이 자신이 '맞지 않다'고 느끼게 된다.

일반적으로 어떤 것에 익숙해지면 자신감을 키우는 데 도움이 된다. 하지만 신체, 특히 성적인 신체에 관해서는 친숙함이 오히려 방해가 된다고 느낄 수 있다. 어릴 때부터 다른 사람들이 신체에 대해 어떻게 언급하고 이야기하는지 경험하면서 그런 통념을 받아들이고 내면화하기 때문이다.

자신의 몸을 받아들이고 신체 자신감을 키울 수 있는 방법은 여럿 있다. 이런 권장사항 중 일부는 처음에는 낯설게 느껴질 수 있지만, 반복하다 보면 두뇌에 습관화된다. 다음에 설명할 실천 방법 중 일부 또는 전부를 일상

에 통합하면 웰빙을 향상시키는 건강한 습관을 형성할 수 있다.

• **매일 긍정을 연습해서** 자기 제한적이고 부정적인 생각에 도전하자. 연구에 따르면 긍정은 뇌의 보상 중추를 활성화한다고 한다(56페이지 참조). 뇌는 정신적 이미지를 만들고 반복을 통해 이런 인지적 사고 패턴을 고정시킨다. 본질적으로 자기 자신의 말에 뇌가 반응하는 것이다. 매일 자신의 신체를 긍정하고, 자신의 신체가 할 수 있는 일에 감사하자. 현재에 근거한 실제적인

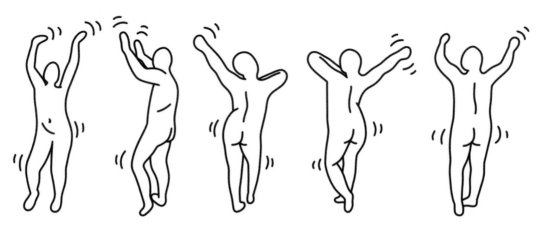

말은 신체의 긍정성이 날마다 변동할 수 있다는 사실을 받아들이는 데 도움이 될 수 있다.

- **움직임에 집중해** 다양한 방식으로 몸을 경험하자. 게다가 움직임은 엔도르핀을 분비해 긍정적인 감정을 유발한다. 근육이 당겨지는 느낌이나 피부에 느껴지는 바람에 집중해보자. 춤, 운동, 걷기 어느 것이든 자신을 신체적으로 경험하는 데 도움이 된다.

- **마음챙김 보습을 실천하자.** 10분 정도 투자해서 평소 즐겨 사용하는 크림으로 피부를 마사지한다. 감각에 온전히 집중하면 신체와의 자기 연결이 강화되어 몸을 쾌감과 연결하고 관능에 빠져드는 데 도움이 된다.

- **가치 판단에 저항해** 타인의 신체를 품평하지 말자. 직접 만나 봤든 시각적 이미지를 통해 봤든 마찬가지다. 인간은 본능적으로 다른 사람과 비교해 자신을 가늠하며, 그럴 때 자기 부정적 편견이 들어가는 경우가 많다. 편향된 의견이 아닌 중립적인 입장에서 타인을 관찰하면 이런 경향을 피하는 데 도움이 된다.

- **자신의 신체를 편안하게 받아들이자.** 몸에서 거북한 부위가 있다면, 예를 들어 외음부가 거북하게 느껴진다면 그곳에 손을 대기만 한 채 자위는 하지 않고 시간을 보내보자.

오늘은 내 몸 그대로가 기분 좋게 느껴진다.

내 몸은 나에게 쾌감을 준다.

나는 내 몸을 있는 그대로 받아들인다.

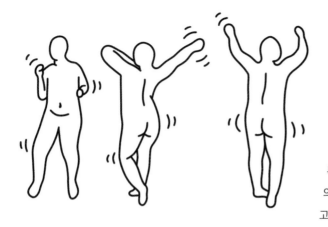

신체 중립성이라는 개념

섭식장애 전문가이자 『즐거운 신체(The Body Joyful)』 저자 앤 포이러(Anne Poirer)는 '신체 중립성'이라는 개념을 개발했다. 이는 신체 부정성과 긍정성 사이의 큰 간극에 대응하기 위한 것으로, 신체 긍정에 어려움을 겪는 사람들에게 중간 지점을 제시한다. 어떤 사람들은 자신의 몸을 사랑하라는 요청에 부담을 느끼면서도 부정적인 신체 이미지에서 벗어나기를 원하는데, 이때 신체 중립성은 존중과 수용에 기반한 접근 방식을 제공해준다. 신체 겉모습보다는 무엇을 할 수 있고 어떤 느낌을 주는지에 초점을 맞추고, 자신의 신체를 있는 그대로 받아들이는 것을 목표로 한다. 이러면 신체에 부여하기 쉬운 부정적 가치에 덜 집착하게 된다. 특히 신체 자신감이 큰 비약이며 자신이 신체와의 관계를 실제로 경험하는 방식과 일치하지 않다고 느끼는 사람들에게 도움이 된다.

섹스 관련 문제가 흔할까?

삶의 모든 부분이 그렇듯이 섹스 쪽에서도 문제를 경험하는 건 매우 흔하다.
하지만 섹스에 관해서는 뭔가 잘못되더라도 다른 사람에게 이야기하거나
도움을 구하는 것을 꺼리는 때가 많다.

섹스 관련 문제, 즉 성기능 장애로는 성교통(120페이지 참조), 발기 및 흥분 문제(122페이지 참조), 오르가슴 관련 문제(99페이지 참조) 등이 있다. 『영국의학저널』에서는 성기능 장애를 섹스 관련 문제가 6개월 이상 지속되는 경우로 정의한다. 그러나 문제는 일시적일 경우도 많으며, 이 기준에 맞지 않는 많은 사람이 삶과 웰빙에 영향을 미치는 성생활의 일면에서 고통을 경험한다.

성기능에 영향을 주는 요인은 매우 다양하다. 여기에는 정신 및 신체 건강, 생활양식, 인생 단계, 약물 복용, 부상, 인간관계, 이전의 트라우마, 주의 산만 등이 포함된다. 성별 위화감이 있거나(19페이지 참조) 성전환 중인 사람(82페이지 참조)의 경우, 성기가 자신의 성별과 일치하지 않는다고 느껴 성적으로 흥분하기 어려울 수 있다. 성기능 장애는 상황에 따라 발생할 수도 있다. 예컨대 상황적 후천성 발기 부전은 한동안 성기능이 정상적으로 유지되다가 동반자와 함께 있을 때만 일어날 수 있다. 다른 문제도 일반적으로 섹스에 영향을 미친다. 예컨대 테스토스테론 수치가 낮으면 섹스에 관심이 줄어들 수 있으며, 모유 수유 중, 갱년기, 폐경기에 에스트로겐 수치가 낮아지는 경우도 마찬가지다. 에스트로겐 부족은 질 건조증과도 관련 있는데, 이 증상은 섹스를 고통스럽게 만들고 섹스에 대한 흥미에 영향을 미칠 수 있다. 이런 문제로 어려움을 겪으면, 흔히 섹스의 동기가 줄어들며 결국 문제는 더욱 악화되고 만다.

성 기능은 매일매일 달라질 수도 있다. 다른 활동과 마찬가지로 어떤 날은 강하고 활력이 넘치며 긍정적인 기분이 들지만, 어떤 날은 의욕이 없거나 산만해지기도 한다. 그러나 섹스는 매우 의미 깊은 활동이기 때문에 성기능에 장애가 생기면 이를 개인적으로 받아들이는 경우가 많으며, 많은 사람이 자신만 어려움을 겪는 것 같다

**문제를 어떻게 관리하느냐에 따라
결과가 크게 달라질 수 있다.**

고 생각하고 수치심을 느낀다(32페이지 참조). 그리고 이런 걱정이 다시 성생활에 불안을 가져와 흥분에 집중하는 능력을 방해할 수 있다. 이로 인해 일시적인 문제가 지속적인 문제로 되기 쉽다.

도움 요청하기

성생활에 관한 도움을 요청하기는 극도로 어려울 수 있다. 어떤 이들은 수치심과 부끄러움 때문에 의료 전문가에게조차 말하기 힘들어한다. 문제가 저절로 해결되기를 기대하고 이를 확인하기 위해 같은 경험을 반복할 수도 있다는 것이다. 그러나 정작 필요한 것은 섹스에 관한 상황이나 생각, 신체적 여건 등의 변화다. 사실 어려움을 극복하기 위해 할 수 있는 일은 많다. 예컨대 약물을 복용하고 심리적 지원을 받으면 발기 문제를 해결할 수 있고, 윤활제 같은 실용적인 조치를 통해 질 건조증 같은 신체적 문제를 해결할 수 있으며, 수치심이나 자신감에 대한 심리적 장애물도 넘어설 수 있다.

성기능 장애

2010~2012년 16~74세 남녀 15,000여 명을 대상으로 실시한 영국 'Natsal-3 연구'에 따르면 절반이 넘는 여성과 절반 가까운 남성이 최근 1년 동안 섹스 관련 문제를 경험한 것으로 나타났다.

- 지난 1년간 섹스를 한 남성의 42%는 성적인 어려움을 경험했다.
- 남성의 10%가 성생활에 대해 고민하거나 걱정한다고 답했다.
- 지난 1년간 섹스를 한 여성의 51%는 성적인 어려움을 경험했다.
- 여성의 11%가 성생활에 대해 고민하거나 걱정하고 있었다.

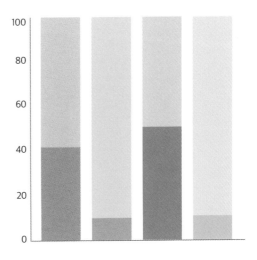

고통스러운 섹스가 정상일까?

아니다. 어느 성별이든 다양한 이유로 섹스가 고통스러울 수 있다. 통증은 뭔가 잘못됐다고 신체가 알려주는 신호이며 그냥 참아서는 안 되는 것이다.

질 통증

질경련은 삽입을 시도할 때 질 근육이 무의식적으로 조여지는 증상이다. 외음부가 있는 사람 500명 중 1명이 겪는다고 하지만, 이 사례는 과소 보고되었을 가능성이 높다. 어떤 이들은 성교 중에만 이 증상을 경험하지만, 또 어떤 이들은 탐폰 사용이나 건강 검진, 솔로 또는 동반자와 함께하는 손가락이나 섹스 토이 삽입 같은 활동에서 어려움을 겪기도 한다. 삽입이 매우 고통스럽거나 아예 불가능할 수 있으며, 느끼는 통증은 다양하게 묘사되나 보통 타는 듯한 느낌이나 찌르는 듯한 감각이라고 한다.

질경련에는 여러 가지 이유가 있다. 요로 감염이나 성병(STI, Sexually Transmitted Infections/204페이지 참조), 의료 시술, 성적 트라우마나 성폭행 등의 경험이 섹스와 통증을 연결시킨 경우 발생할 수 있다. 심신증이라고 설명할 때가 많지만, 그 말이 신체적 요인과 관련이 없다는 뜻은 아니다. 어느 사례든 생물학적 반응은 매우 실제적이다. 근육 긴장은 위협 인식에 대한 반응이며, 뇌의 위협 감지 기관인 편도체가 관여했을 가능성이 높다.

성심리 요법도 한 가지 도움이 될 수 있다. 실용적이고 성공률도 높은 물리 치료는 확장기(크기가 점점 커지는 튜브 모양의 장치)를 사용해서 질 안에 무언가를 넣는 일에 신체적, 정서적으로 편안해지도록 돕는 것이다. 확장기는 전문가의 지도 하에 사용하되 편안함을 위해 양질의 수성 윤활제를 병용해야 한다. 확장기 사용과 음핵 자극을 조합하는 경우가 많은데, 이는 성기와 쾌감의 연관성을 형성하는 데 도움이 될 뿐만 아니라, 흥분하면 그만큼 삽입도 편안해진다.

질 통증은 성병이나 흔하게 겪는 질 아구창(칸디다 질염)의 증상일 수도 있다. 그 밖의 원인으로는 라텍스 콘돔에 대한 알레르기, 에스트로겐 부족으로 인한 폐경기 질 위축(234페이지 참조), 방광 감염 등이 있다. 골반 깊숙한 곳의 통증도 섹스를 고통스럽게 만들 수 있다. 이는 자궁내막증(자궁 내막과 유사한 조직이 아기집 밖에서 자라는 증상)이나 자궁근종 같은 질환으로 발생할 수 있으며, 두 질환 모두 의학적 도움이 필요할 수 있다.

성전환 수술을 받은 트랜스젠더 여성, 트랜스페미닌(지정 성별 남성이지만 성 정체성은 여성성에 가까운 사람), 논바이너리의 경우는 질관에 윤활액이 없어서 마찰과 불편함을 유발할 수 있으므로 삽입 시 양질의 수성 윤활제를 사용하는 것이 중요하다.

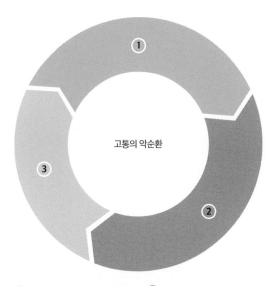

고통스러운 섹스는 심리적 반응과 신체적 증상이 복합적으로 작용해 부정적인 순환 고리를 만들 수 있다. 이를 인식하면 악순환의 고리를 끊기 위한 노력이 쉬워진다.

- 고통과 회피의 패턴이 반복되면 문제를 인식하고 이를 해결하기 위한 도움을 구하려는 열망으로 이어질 수 있다.
- 전문가의 조언을 구하면 원인을 파악하고 해결책을 찾는 데 도움이 될 수 있다. 이런 해결책에는 상담, 적절한 경우 확장기의 물리적 도움, 윤활제, 그리고 때로는 약물이나 수술도 포함된다. 자궁내막증 같은 질환의 경우, 성교통을 완화하기 위한 프로그램적 조치를 논의할 수 있다.

고통의 악순환

① 섹스 또는 성적인 신체 부위와 관련된 시술 중에 통증을 경험한 경우, 뇌가 다음 성적인 접촉에도 통증이 있을 것이라고 예상할 수도 있다.

② 통증을 예상하고, 신체는 흥분 반응이 아닌 스트레스 반응을 활성화한다. 신체적으로는 근육 경직과 같은 문제를 일으켜 고통스러운 섹스가 반복될 수 있다.

③ 아무것도 바꾸지 않거나 도움을 구하지 않으면 고통스러운 경험이 반복될 수 있다. 섹스와 친밀함을 피하게 되고 욕구가 떨어질 수도 있다.

외음부통

외음부에서 지속적이고 설명할 수 없는 통증이 느껴지지만 외음부 자체는 정상으로 보이고 통증의 별다른 원인을 찾을 수 없는 경우다. 해당 부위를 만질 때만 통증을 호소하는 사람이 있는가 하면 더욱 지속적인 통증에 시달리는 사람도 있다. 앉는 등의 간단한 활동에서도 고통을 느끼기에 성생활은 물론이고 일상 기능에도 영향을 미친다.

음경 및 고환 통증

음경이 있는 사람도 아구창과 성병으로 불편함과 통증을 경험할 수 있으며, 클라미디아 및 기타 감염증으로 고환이 붓고 아플 수 있다. 포피가 유연성이 없어도 섹스가 고통스러울 수 있는데, 흥분 시 음경으로 가는 혈류량이 증가해 음경이 붓고 조이기 때문이다. 음경 통증을 유발할 수 있는 다른 질환으로는 전립샘 염증인 전립샘염과 음경에 섬유성 상처 조직이 쌓여 피부 아래에 딱딱한 플라크가 형성되는 페이로니 병이 있다. 이런 질환은 모두 의학적 치료가 필요하다.

발기 문제가
해결이 가능할까?

발기 문제의 원인은 신체적, 심리적으로 매우 다양하다. 대개는 적절한
지원 및 치료를 통해 문제를 관리하거나 극복할 수 있다.

발기 부전(발기하는 데, 또는 발기를 유지하는 데 어려움을 겪는 경우)의 신체적 원
인으로는 테스토스테론 부족, 고혈압 및 심혈관 질환, 당뇨병 등이 있
으며, 이 모두가 발기 수준에 영향을 미칠 수 있다. 척수 손상(Spinal Cord
Injury, 이하 SCI)도 발기 부전과 관련이 있는데, 손상 정도와 부위에 따라
성기와 뇌 사이의 연결에 지장을 줄 수 있기 때문이다. 발기 부전인 SCI
환자 중 일부는 직접 자극으로 인한 결과인 반사성 발기(94페이지 참조)
가 가능하며, 때로는 특별히 고안된 기구의 도움을 받아서 가능한 경우
도 있다. 이것이 가능한 이유는 반사 반응을 일으키는 능력을 제어하는
S2~S4 엉치 부위의 신경 경로가 손상되지 않았기 때문일 수도 있다. 발
기 부전은 정맥 누출로도 일어날 수 있는데, 이 질환은 음경에 혈액을
담고 있지 못함으로써 발기 유지에 문제를 일으킬 수 있다.
　심리적 발기 부전도 발기 부전 사례에서 상당한 양을 차지하며, 특히
젊은 남성일수록 그 비율이 높아진다. 불안, 우울증, 스트레스, 관계에
대한 고민 등은 모두 흥분 과정 중에 뇌의 역할을 방해할 수 있다.

성 기능

2020년 미국의 한 연구에 따르
면 남성 중 3/5은 언젠가 발기 부
전(Eerectile Dysfunction, ED)을 겪
은 적이 있는 것으로 나타났다.
연령 증가가 위험 요인이긴 했지
만, 노년층과 청년층 간의 차이
는 크지 않았다.

■ 18~34세 중 56%가
　경험한 적이 있다.
□ 55세 이상 중 63%가
　경험한 적이 있다.

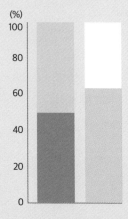

적절한 개입은 많은 사람의 발기 부전을 성공적으로 해결할 수 있다.

의료적 수단

약물 치료와 의료 시술은 처방 및 의료진의 감독이 필요하다.

- **경구용 약물**은 PDE5 억제제라고 하는데, 대표적인 예로 비아그라나 시알리스가 있으며 음경 근육을 이완시키는 자연 발생 화학 물질인 산화질소의 효과를 강화함으로써 발기 수준을 개선하는 데 도움이 될 수 있다(94페이지 참조). 다만 이 약물을 복용했다고 저절로 발기가 되지는 않으며, 성적 자극과 흥분이 필요하다.
- **혈관확장제**로는 알프로스타딜이 일반적이며, 혈행 개선 효과가 있다. 이 약물은 섹스 직전에 의학적 지침에 따라 음경 기저부나 옆쪽에 자가 주사하거나 요도 좌약 형태로 투여한다.

비의료적 수단

- **콕 링**은 발기 및 유지에 어려움을 겪는 이들이 쉽고 간편하게 사용할 수 있는 수단이다. 음경 기저부에 단단히, 다만 너무 꽉 조이지는 않게 착용하면 간단한 물리적 원리에 의해 잠시 후 음경 축에 혈액이 모이고 발기를 유지한다. 정맥 누출이나 약물 치료를 채택할 수 없는 경우에 특히 유용할 수 있다. 혼자 미리 착용 연습을 하면 동반자와 섹스하기 전에 착용함으로써 자신감을 키울 수 있다. 링은 조임끈이 달려 있는 것이나 그냥 고리 형태인 것이 있으며, 소재는 되도록 신축성 있는 편이 좋다. 적절한 크기를 사용하는 것이 중요한데, 음경이 팽창하면 링을 쉽게 바로 제거할 필요가 있기 때문이다. 링을 착용한 채로 20분 이상 있어서는 안 되고, 저리거나 불편하거나 통증이 있으면 빼서 음경 손상을 방지해야 한다. 어떤 것에는 바이브레이터가 달려서 쾌감을 더해주고 동반자를 자극할 수도 있다.
- **음경 펌프**는 진공 발기 장치라고도 하며, 속이 빈 튜브에 수동 또는 전동 펌프가 달린 것이다. 음경을 덮도록 착용한 뒤 펌프로 튜브에서 공기를 빨아들여 진공 상태를 만들어서 혈액을 음경으로 끌어들인다. 일반적으로 콕 링과 함께 사용한다.
- **성심리 요법 또는 상담**은 단독으로, 또는 약물이나 기타 수단과 조합해서 진행하며 발기에 영향을 줄 수 있는 감정과 생각을 살피는 데 도움이 될 수 있다. 심리적 장애물을 돌파하고 자신의 신체와 친숙해질 수 있는 기술을 자가 연습함으로써 성기능에 대한 만족도가 다시 높아질 수 있다.

생활 방식에 따라 섹스가 얼마나 달라질까?

생활 방식은 무슨 일을 하고 무엇을 먹는지에 관한 것이며 직접적으로든 간접적으로든 성생활의 일부를 이룬다. 뿐만 아니라 자신에 대해 생각하고 느끼는 방식에까지 영향을 미친다.

생활 방식에는 스트레스, 수면, 식단, 운동, 주량, 흡연 여부 등 다양한 요인이 있으며 서로 연관되어 있는 경우도 많다. 예컨대 스트레스를 받으면 불면증을 겪는다거나, 음식이나 알코올을 대응기제로 사용하기도 한다. 이런 대응기제는 체중, 자아상, 신체 자신감에 영향을 미치고 그것이 다시 성생활에까지 영향을 미칠 수 있다.

건강 관리로 섹스가 좋아질까?

운동은 신체적·심리적인 느낌에 영향을 미치고 수면을 개선할 수 있는데, 전부 섹스에 도움이 된다. 규칙적으로 적당한 운동을 하면 몸이 유연해지고 혈액 순환이 좋아져, 성기 혈류를 증진함으로써 흥분이 쉬워지는 데 도움이 된다. 지정 성별 남성이나 테스토스테론을 복용하는 사람에게는 복부 지방을 감소시키는 운동이 도움이 될 수 있는데, 이 부위의 지방 수치가 높을수록 테스토스테론 수치는 낮아져 성욕이 줄어들 수 있기 때문이다.

섹스 자체도 작은 운동으로 볼 수 있다. 섹스는 심박수를 높이고 근육을 사용한다. 섹스 후에는 육체적 피로가 느껴지지만, 기분을 좋게 하는 신경 화학 물질의 분비와 조합되면서 긴장 해소와 숙면 촉진에 도움을 주고 건강과 웰빙을 증진시킨다.

음주와 흡연은 어떨까?

술은 편안함을 주고 사회적 억압을 경감시켜서 합의된 섹스에 이르기 쉽게 한다. 하지만 신체의 감각을 둔하게 하는 효과도 있으며, 어떤 이들은 술을 마셨을 때 섹스 중 감각이 둔해져 오르가슴을 느끼기 어려워질 수 있다. 음주로 인해 심신이 미약해진 사람은 법적으로 섹스에 합의할 수 없다.

흡연은 순환계에 부정적인 영향을 미치고, 이로 인해 성기로 가는 혈류가 약해지면 성기능 장애가 일어날 수 있다.

웰빙은 섹스에 영향을 미칠 수 있고, 섹스는 웰빙에 영향을 미칠 수 있다.

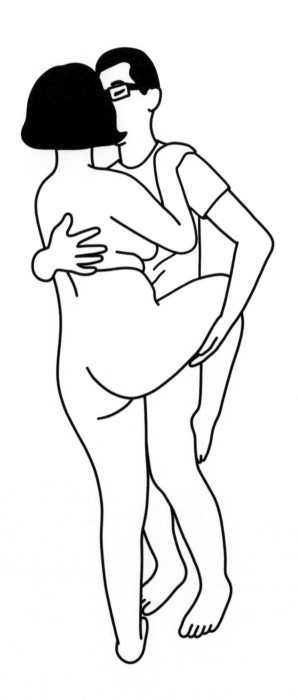

끌림과 욕구

왜, 그리고 어떻게 끌림과 성적 욕구를 경험하는지는 섹스를 이해하는 근간이 된다. 섹스에 대해 자주 나오는 질문들이 있는데, 욕구가 어떻게 작용하는지와 누군가를 처음 만났을 때 첫눈에 반해버린 느낌을 받았다가 시간이 가면서 원래의 끌림이 아직 남아 있음에도 불구하고 그 느낌이 점점 약해지는지에 관한 것이다. 이 욕구의 배후에 숨은 과학, 즉 욕구가 왜 생기고 사라지는지, 이를 어떻게 조절할 수 있는지 등을 탐구하면 섹스의 동기에 대한 깊은 통찰력이 생기고 성생활을 즐기는 데 도움이 되는 귀중한 도구를 얻을 수 있다.

욕정은 왜
그렇게 강렬할까?

끌리는 사람과 함께 있을 때 초조함, 기대, 설렘이 뒤섞여 휘몰아치는 감각은 많은 사람에게 익숙하다. 하지만 이때 실제로는 무슨 일이 일어나고 있는 것일까?

끌림과 욕정의 초기 단계에서는 일시적으로 자제력을 잃은 느낌이 들 수 있다. 두서없이 말하거나, 아예 입을 꾹 닫거나, 이유 없이 허둥대거나, 수치심과 부끄러움으로 얼굴이 벌게지기도 한다. 세계적인 인류학자 헬렌 피셔 박사의 연구는 욕정과 끌림을 느낄 때 신체에 어떤 일이 일어나는지, 그리고 욕정과 끌림이 어떻게 애착, 즉 낭만적 사랑의 전조가 될 수 있는지를 밝혀준다. 욕정, 끌림, 애착 사이에는 명확히 정해진 경계가 없지만, 상태마다 서로 다르면서도 상호 연관된 신경 화학적 특성을 가지고 있어 행동이 눈에 띌 정도로 달라진다. 이런 서로 다른 상태는 감정 동기유발 체계에 따라 설명된다.

욕정에 압도

욕정은 순전히 성적인 상태로, 누군가에게 압도적인 육체적 끌림과 성적 희열에 대한 욕구를 느낄 때 일어난다. 욕정은 성호르몬의 지배를 받으며, 테스토스테론은 어느 성별의 사람에게나 성욕을 부추긴다. 월경을 하는 여성의 경우 에스트로겐도 핵심 역할을 해서, 에스트로겐 수치가 가장 높은 배란기에 성적인 동기를 더 많이 느낀다는 여성이 많다.

끌림의 이면

신체적, 정서적, 사회적으로 누군가와 함께하고 싶다는 느낌이 들면, 몸과 마음에 복잡한 과정이 일어나 자기답지 않게 행동한다고 느껴질 수 있다. 과시하는 행동(진정한 자신이 아닌, 상대방이 좋아할 만한 사람이 되려는 행동)으로 기울게 되고, 이로 인해 거절에 대한 두려움이 더욱 커진다.

열정적인 끌림

욕정과 연관성이 깊긴 하지만, 끌림은 동반자를 선택하는 것과 관련이 있다. 누군가에게 강한 끌림을 느끼면 신경전달물질인 도파민과 노르아드레날린의 작용으로 격한 설렘과 기대감이 생겨서 식욕이 사라지고 잠이 달아난다. 도파민 분비가 뇌의 보상 경로를 활성화해서(56페이지 참조) 쾌락적 활동을 추구하고 기분이 좋아지는 일에 뛰어들도록 몰아간다. 그러는 한편으로 노르아드레날린은 아드레날린의 분비로 이어져서 우리에게 익숙한, 안절부절하고 초조한 상태를 유발한다. 이 화학적 칵테일에 더해 펜에틸아민(이하 PEA)이라는 물질이 방출되는데, 이것이야말로 열정적인 사랑에 핵심 역할을 한다. PEA는 천연 암페타민(피로와 식욕을 낮추고 기민성을 증가시키는 각성제로, ADHD의 치료제로 쓰인다. 이 물질의 유도체인 메스암페타민, 즉 필로폰에 비해서는 의존성과 행복감이 훨씬 낮다 - 옮긴이)과 같은 기능을 하는 것으로 알려져 있으며, 이 때문에 이제 막 사랑에 빠진 사람들은 '하늘을 날 것 같은' 기분이라고 말하기도 한다. 이 효과는 시간이 지나면서 사라지는 것으로 알려져 있으며, 초기의 열광은 일반적으로 약 12개월 뒤면 빛이 바랜다. 이런 강렬한 감정이 사라지는 것이 안타까울 수도 있지만, 실제로는 지속 불가능한 높은 흥분 상태에서 벗어나 신체에 꼭 필요한 휴식이 가능하게 한다.

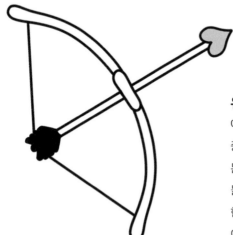

유대감 형성

애착을 형성하는 것은 장기적 관계를 유지하는 데 매우 중요하다. 섹스와 피부 접촉은 흔히 '사랑(또는 포옹) 호르몬'이라고 불리는 옥시토신 및 바소프레신이라는 화학물질의 분비를 일으키는데, 둘 다 유대감과 애착을 촉진한다. 이들 호르몬은 비 연애적이거나 무성애적인 관계에서도 큰 역할을 한다.

욕구를 느낄 때 무슨 일이 일어날까?

욕구는 흥분과 얽혀 있지만 서로 별개의 과정이다. 욕구는 성행위를 하려는 동기이며, 흥분은 섹스를 준비하는 생리적·심리적 과정이라고 할 수 있다.

2001년에 성과학자 로즈메리 바슨(Rosemary Basson) 박사는 성적 반응 과정에 대한 순환 모델을 개발했다. 이 모델은 마스터스와 존슨의 선형 모델(92페이지 참조)에서 벗어나 욕구, 정서적 친밀함, 성적 자극을 흥분의 매개체로 통합했다. 바슨 박사의 모델은 여성의 반응에 집중했지만, 어느 성별에나 적용될 수 있다. 이 모델은 어떤 욕구가 자발적이고 어떤 욕구가 반응적인지를 설명한다.

자발적 성적 욕구 느끼기

자발적 욕구는 성적인 욕구가 먼저 나타나고 흥분의 신체적 징후가 뒤따르는 것을 말한다(93페이지 참조). 성적인 자극이나 분위기가 거의 없어도 발생할 수 있다. 하지만 의식하지 못할 뿐 무언가가 반응을 이끌어낸 경우가 일반적이다. 예를 들어 피부로 감각적인 질감을 느끼거나 매혹적인 낯선 사람과 시선이 마주치는 것 등이다. 이런 유형의 욕구 반응은 관계를 시작할 때 자주 경험하지만, 지속되지는 않는 것이 일반적이다. 자발적 욕구는 미디어에서 지나치게 강조되며, 이것 때문에 욕구란 이런 것이어야 한다고 여기는 사람이 많다.

반응형 욕구 이해하기

반응형 욕구는 자극에 반응해 발생하거나 촉발되며, 성적 행동을 시작할 때부터 항상 있는 것은 아니다. 이 욕구는 섹스할 기분이 아니다가도 성적 행동이 시작되면 진심으로 즐기게 되는 현상을 잘 설명한다. 욕구의 느낌은 흥분에 뒤따라 나타나며, 계속하고 싶은 욕구를 만들어낸다.

반응형 욕구를 이해하면 성생활에 엄청난 힘과 영향력을 발휘할 수 있다. 동반자가 원하는 성적 경험을 받아들이면, 당장에는 그럴 기분을 느끼지 못하더라도 충만한 경험으로 이어질 수 있다는 것에 감사하게 된다. 예컨대 부부 사이가 삐걱댄다고 느끼거나(136페이지 참조) 성욕 감퇴가 걱정되는 경우에 이 욕구가 도움이 될 수 있다. 반응형 욕구가 주된 욕구 유형이 되는 관계도 많다. 친숙함이 자발적 욕구를 감소시킬 수 있기 때문이다. 또한 어떤 이들은 관계를 시작할 때부터 반응형 욕구를 표준으로 삼기도 한다. 이는 무언가가 결여되었다는 뜻이 아니라, 이들에게는 욕구가 주로 기대감보다는 자극에 대한 반응으로 나타난다는 뜻이다.

만족스러운
신체적·정서적 경험은
앞으로 비슷한 이벤트에 대한
동기를 부여하고 개방성을
높일 수 있다.

성적 일치
(160~161페이지 참조)로
인해 욕구가 쌓이면서
흥분이 강렬해진다.

성적 또는
관능적 자극을 유발한다.
예를 들어 동반자의
손길이나 키스 등이
그렇다.

반응형 욕구의 과정
이 원형 다이어그램은 바슨 박사의
성적 반응 과정 모델에서
영감을 받았다. 어떻게 욕구가
성적 흥분 이후에 발생할 수 있는지를,
즉 섹스에 대한 동기가 성행위가
시작된 다음에야 일어날 수도
있음을 보여준다.

흥분의 징후를
알아차리면 반응형 욕구가
생길 수 있다.
이는 흥분 후에 나타나며
섹스에 대한 동기를
증가시킬 수 있다.

섹스하기 좋은 상황이라고
느껴지면 몸과 마음이
성적 자극에 반응하기
시작할 수 있다.

신체적 흥분의
징후가 나타날 수 있다.
예를 들어 발기나
질의 습윤이 시작된다.

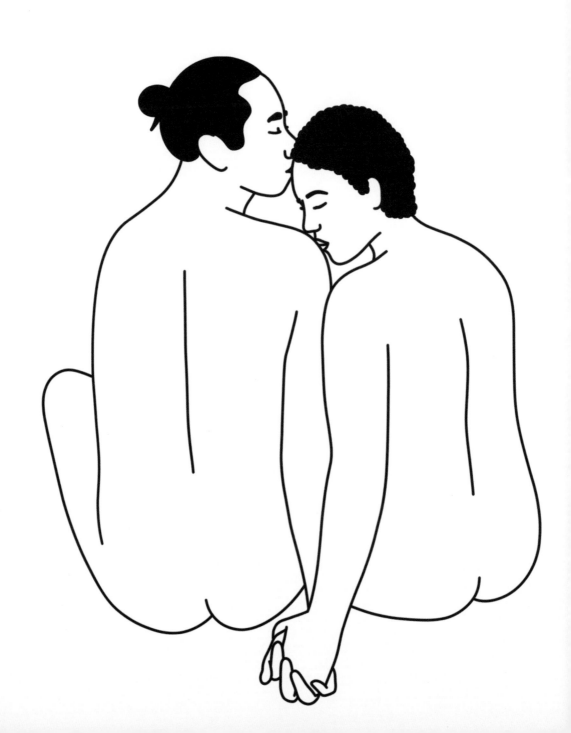

페로몬이란 무엇일까?

페로몬도 신체에서 생성되는 화학 물질이지만, 호르몬과 달리 체외로 발산되는 분자다. 어떤 이들은 이 물질이 욕구에 큰 역할을 한다고 믿는다.

감각은 세상을 경험하는 관문이자 생존하는 데 꼭 필요한 요소다. 코에는 감각 뉴런이 있어서, 냄새가 감지되면 변연계에 있는 후각신경구에 신호를 보낸다. 변연계는 뇌의 원시적 부위이며 본능적 행동과 관련된다. 그래서 냄새가 특정 시간이나 사람과 직결되어 바로 연상시킬 수 있는 것이다.

동물계에서 페로몬은 번식과 생존에 큰 역할을 하는 향을 생성한다. 예컨대 나방이 생성하는 페로몬은 종마다 다르며 잠재적 짝이 서로를 찾는 데 도움이 되는 흥분 반응을 이끌어내는 것으로 여겨진다. 동물에게서 관찰한 페로몬의 역할은 인간에게서도 그에 상응하는 물질을 탐색하는 것으로 이어져서, 페로몬과 끌림을 연관시키게 됐다. 하지만 페로몬이 사람에게도 동일한 방식으로 작동한다는 증거는 약하다. 어떤 이들은 남성의 땀 성분을 채취해 여성에게 미치는 영향을 연구했다. 이 성분을 참가자의 윗입술에 두드리면 긍정적인 기분을 만들어내는 것으로 밝혀졌지만, 그 증거는 결정적이지 않았다.

인간이라는 종은 정신적·신체적·문화적 영향의 복합적인 상호작용이다. 인간 생물학의 한 요소를 바꾸는 것으로도 효과가 나타날 수 있긴 하지만, 그 효과가 한 사람이 다른 사람에게 더, 또는 덜 끌리는 이유가 될 수 있는 다른 모든 변인을 압도할 수는 없다.

매클린톡 효과

1971년에 생물학자 마사 매클린톡이 진행한 연구에 큰 관심이 쏠렸다. 같이 사는 학생들의 생리 주기가 시간이 지나면서 어떻게 동기화되는지를 살펴본 연구였다. 이는 인간에게 페로몬이 작용한다는 증거로 여겨졌다. 하지만 이후 매클린톡의 연구와 같은 결과가 나오거나 이를 지지하는 연구는 없었다.

최음제가 효과가 있을까?

식당에서 굴을 주문하면 성적인 풍자가 적어도 하나는 나올 것이다. 하지만 특정 음식의 최음 효과에 대한 오랜 믿음 뒤에, 제대로 된 과학적 근거가 있을까?

역사적으로 음식은 최음 효과, 즉 성적 흥분과 욕구를 증진시키는 능력이 있다고들 해왔다. 하지만 실망스럽게도, 이런 주장을 증명할 만한 과학적 증거는 없다. 만약 이런 말들이 사실이라면 해당 식품의 가격은 극도로 비싸고 수요도 높을 것이다. 그래도 어떤 식품은 성생활 및 쾌감의 경험을 증진시키는 효능을 뽐낸다.

'섹시한' 영양소

일부 식품의 영양소에는 항산화 및 항염 효능이 있다. 항산화 성분은 혈액 순환 개선과 혈관 이완에 기여하는데, 이는 섹스를 위해 신체가 준비하는 데 필수적인 성기에 혈액을 풍부히 공급함으로써 흥분에 핵심 역할을 한다. 원색 과일과 채소, 콩류, 해산물, 심지어 다크 초콜릿에도 항산화 성분이 듬뿍 들어 있다.

음식은 기분도 좋게 하며, 그 기능 중 일부는 해당 음식의 성분과 특징 때문이다. 완벽한 예로는 초콜릿이 있는데, 체온보다 약간 낮은 온도에서 녹기 때문에 관능적인 속성을 지닌다. 게다가 세로토닌의 생성과도 관련 있다. 초콜릿에는 아미노산 트립토판이 소량 함유되어 있는데, 이 성분은

섹스라는 식전주

배부르게 먹은 다음에는 흥분을 느끼지 못하는 사람이 많은데, 이는 신체가 소화에 집중하면서 섹스와 반대되는 감각인 포만감과 둔중함에 더해 졸음까지 느껴지기도 하기 때문이다. 자신이 이런 경우라면 두려워 말고 순서를 바꿔서 식사는 잠시 미루고 식전 섹스부터 하자.

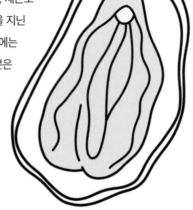

만족감 및 행복감과 관련 있는 신경전달물질 세로토닌의 전구체다.

감각 향유

식사는 다중 감각적 경험으로서 관능적이고 감정적이며 에로틱할 수 있고, 친밀함과도 관련이 있을 때가 많다. 첫 데이트는 식사로 시작하는 경우가 많고, 플러팅과 성적 유희에 음식이 포함되기도 한다. 좋아하는 사람과의 저녁 식사는 더 큰 끌림과 기대감을 자아낼 수 있다. 이는 욕구가 느닷없이 일어나는 것이 아니라 항상 상황에 달려 있다는 사실의 증거가 된다(158페이지 참조).

모든 것은 마음에 달려있다?

생각하고 느끼는 방식이 음식과 섹스 사이의 매개체가 될 수 있다. 그냥 위약효과일지 모르지만, 결과는 마찬가지다. 아직 완전히 밝혀지지는 않았지만, 암시의 힘이 경험을 좌우할 수 있다고 여겨진다. 뇌 스캔에 관한 어느 연구에서, 많은 오피오이드(아편유사제라고도 하며, 체내에서 모르핀과 비슷한 효과를 생성하는 물질의 통칭-옮긴이) 수용체가 위약에 의해 활성화된다는 것이 발견되었다. 섹스 측면에 보자면, 어떤 것이 도움이 된다고 믿으면 거기에 주의를 기울이는 행위 자체가 욕구를 불러일으키고, 섹스에 대한 암시만으로도 흥분을 유발할 수 있다.

음식은 모든 감각과 관련이 있고, 추억과 회상을 일으킬 수 있다.

왜 동반자와 욕구를 느끼는
시기가 잘 맞지 않을까?

삶의 모든 영역 하나하나까지 동반자와 완벽하게 맞아 떨어질 수는 없다. 그런데도 성생활에서는 완벽하지 못하면 뭔가 잘못됐다고 느낄 수 있다.

'욕구 불일치'(섹스에 대한 동기가 동반자와 동시에 생기지 않는 경우)는 성적으로 완벽하게 맞는 경우보다 훨씬 더 흔하다. 그럼에도 이를 한쪽 동반자의 성욕이 지나치게 낮거나 높은 문제라고 생각하게 되는 경우가 잦다. 이런 생각은 상대에 대한 힐난으로 이어지고, 조절할 방법만 안다면 문제가 되지 않는다는 것을 이해하지 못하게 된다.

욕구를 느끼는 상황 이해하기
상황은 욕구에서 중심적 역할을 하며(158페이지 참조), 어떤 느낌을 받고 신체에서 무슨 일이 일어나는지에 영향을 미친다(137페이지 참조). 사회적으로 욕구는 변하지 않는 것이고 뭔가 바뀐다는 것은 더 큰 문제의 징후라고 학습하는 경우가 많다. 실제로는 우리 주변에서 일어나는 모든 일에 욕구에 영향을 미칠 잠재력이 있기 때문에 욕구는 늘 요동칠 수 있다. 대부분의 사람에게 반응형 욕구(130페이지 참조)는 건재하다. 동반자와 욕구가 잘 맞지 않는다면 다음과 같은 방법을 시도해보자.

• **열린 마음으로** 상황에 맞춰 판단하고, 목표에 집착하지 말자. 최종 목표에만 신경 쓰면 오르가슴에 도달하는 데 너무 오래 걸리지는 않을까, 너무 피곤하지는 않을까 하는 걱정으로 이어질 수 있다.

• **상황을 주도하자.** 분위기를 내기 위해 장면을 연출하고 성적 신호를 활용해서 관능적인 쪽으로 초점을 맞춘다.

• **자신의 반응형 욕구를 이끌어내자.** 자신의 판타지에 빠져들거나 에로틱한 상상을 통해 동반자와 함께 있을 때 욕구에 빠져들 수 있다.

• **잘 맞지 않는다는 점에 스트레스 받지 말고** 관계를 중시하자. 신체적 자극에 반응해 느끼는 욕구가 기대감으로 인한 욕구보다 큰 것은 지극히 정상적인 현상이다. 하지만 이를 문제시하면 수치심이 생겨 욕구에 방해될 수 있다(32페이지 참조).

흔한 불만
16~44세 여성 중 약 40%가 성생활에 대한 동기 부족이 성생활에 영향을 미친다고 답했다.

느낌과 욕구
생활 속에서 일어나는 일은 신체 안에서
일어나는 일에 영향을 미치며, 이는 욕구
의 변동을 받아들이는 데 도움이 된다.

어떤 감정을
느끼는지가 생리적 과정에
영향을 미치며, 이는 욕구
불일치를 설명하는 데
도움이 된다.

편안함을 느끼면
스트레스 호르몬인 코르티솔
수치가 감소한다.

스트레스를 느끼면
스트레스 호르몬인
코르티솔의 순환 수치가
높아지고, 이는 성호르몬인
테스토스테론의 감소로
이어질 수 있다.

정신이 맑아지고
활력, 편안함을 느끼므로
감정적으로 더 개방적이
되고 욕구에 빠져들
가능성이 높다.

피로와 불안감을
더 많이 느끼고,
이로 인해 섹스에 대한
욕구와 동기가
감소될 수 있다.

서로 다른 경험을 겪은 동반자는
서로 성적으로 맞지 않다고 걱정할 수 있다.
그러는 대신 서로의 감정을 인정하면 이해가
깊어지고 문제를 인식해서 동반자가
이를 극복하도록 동기를 부여할 수 있다.

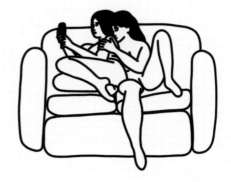

플러팅을 하면
섹스가 더 좋아질까?

많은 동물이 자신이 상대방에게 끌린다는 것을 알리기 위해 짝짓기 후보의 눈길을 끄는 행위인 플러팅을 한다. 인간도 플러팅을 즐기면 성생활이 크게 증진될 수 있다.

누군가에게 플러팅(눈을 맞추거나, 몸짓으로 관심을 끌거나, 장난스럽고 암시적인 행동을 하거나)을 한다는 것은, 자신이 상대방에게 매력을 느낀다는 것을 전달해서 관심을 끌려고 시도함을 의미한다.

플러팅의 효과

플러팅은 받아들여진다면 기분을 좋게 하고 그만큼 성생활에 도움이 된다. 예컨대 낮 동안 동반자(또는 예비 동반자)와 주고받은 플러팅은 기대감을 북돋워서, 상대방과 하고 싶은 일을 직접적으로 연상시킨다. 기대감은 우리 신체의 천연 최음제 중 하나다. 좋은 일이 일어날 것이라고 기대하게 되면 보상 신경 화학 물질인 도파민(56페이지 참조)의 분비가 일어나고, 아드레날린도 폭증해서 설렘과 흥분감이 증가한다. 따라서 플러팅은 기대감을 키우고 욕구를 자아내서 흥분하기 쉽게 한다.

플러팅은 누군가가 자신을 원한다는 것도 알려준다. 이것이 확실해지면 자신감이 상승하며 동반자에게도 비슷한 방식으로 반응할 수 있다. 장기적인 관계에서 플러팅은 가벼운 휴식과 함께, 일상에서 잠시 벗어나 초반에 서로에게 얼마나 강하게 끌렸는지를 상기시켜줄 수 있다.

눈 맞춤과 욕구

상호 응시는 플러팅의 핵심 요소이며, 특히 흥분을 일으킬 수 있다. 동반자를 응시하면 옥시토신 분비가 촉발되어 서로를 화학적으로 연결해준다. 눈 맞춤 연습은 커플 상담 치료에 많이 이용되는데, 동반자가 서로에게 온전히 관심을 기울이고 있다고 느끼게 해주기 때문이다. 심

성적 통화

로맨틱한 관계에서 사용되는 이 소통 수단은 플러팅과 일부 겹치는 부분이 있다. 성적 통화(Sexual currency)는 성적이지 않은 행위, 즉 긴 포옹, 지속적인 눈 맞춤, 긍정적인 칭찬, 장난스러운 손길, 플러팅, 암시적인 메시지로 구성되지만, 동반자와만 하는 것이라서 성적 교감을 유지하는 데 도움이 된다(220페이지 참조). 이는 섹스 외적인 친밀함을 유지함으로써 에로틱한 교감을 키우고 욕구에 불을 지핀다.

리적으로 이런 관심과 시선을 받는다는 느낌은 에로틱할 수 있다. 자신이 욕구의 대상이 된다고 느끼는 데 도움이 되며 그 자체로 흥분을 유발한다.

일방적인 플러팅

상호 간의 플러팅은 욕구를 증진시키거나 플라토닉한 관계의 구도를 바꿀 수 있지만, 이런 플러팅이 상호적인지 확인하는 것이 중요하다. 일방적인 플러팅은 상대방의 관심을 급속도로 식히고 불편함을 느끼게 할 수 있기 때문이다. 어떤 사람은 플러팅의 직설성이 지나치게 부담스럽다고 느끼기도 하며, 다른 형태의 소통이 쉽지 않은 경우는 특히 그렇다. 이런 경우에는 공통점을 찾아서 관심사와 열정을 공유하며 상대방과 교감하는 것이 좋아하는 사람에게 더 편안하게 다가갈 수 있는 방법이 될 수 있다.

양방향 응시

2019년의 한 연구에서는 눈 맞춤과 흥분 사이의 연관성을 알아보기 위해 피부 변화를 측정했다. 커플이 직접 눈을 마주쳤을 때는 흥분 징후가 증가했지만 선글라스를 착용했을 때는 감소해서, 눈 맞춤을 주고받는 상호작용이 흥분의 핵심 요소임을 시사했다.

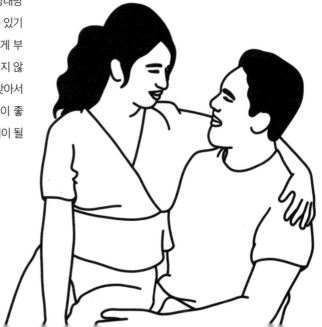

새로움이 욕구에 불을 붙일 수 있을까?

인간은 타성에 젖기 마련이다. 한때 강한 반응을 일으켰던 경험이라도 익숙해지면 반응이 수그러들 수 있다(63페이지 참조).

만남이나 연애를 시작할 때는 설렘, 호기심, 새로움이 샘솟는다. 정서적·육체적으로 서로를 탐구하고, 강한 욕구를 품으며 자주 섹스할 가능성이 높다. 이 시기에는 말과 행동을 통해 자주 관심을 표현하는데, 이를 성적 통화(220페이지 참조)라고 하며 섹스의 동기 유발 요인으로 작용한다.

하지만 동반자와 함께 보내는 시간이 많아질수록 투자를 덜 하는 경향이 있다. 이런 행동은 동물계에서 관찰된 결과를 그대로 반영한다. 포유류, 특히 수컷은 시간이 지남에 따라 특정 동반자와 덜 친밀해지는 것이다.

새로운 지평

욕구가 감소되는 경향에 대응하기 위해서는, 로맨틱한 관계는 능동적인 합의라는 점을 상기하는 것이 도움이 된다. 관계는 현재 진행중인 작업이며 투자하고 가꾸어야 하는 것이다. 관련 연구는 침실 밖에서 동반자와 시간을 어떻게 보내는지가 중요함을 보여준다. 친밀한 동반자와 새롭고 흥미로우며 성적이지 않은 경험을 공유하면 성적 욕구를 느낄 가능성이 높아지고, 결과적으로 더 많은 성적 경험을 할 수 있다. 새로움은 신경 화학 물질인 도파민을 증가시켜(56페이지 참조) 섹스 같은 보상 추구 행동을 북돋는다. 입증되지는 않았지만, 많은 이들이 다른 사람의 눈을 통해 동반자를 새롭게 볼 때(예컨대 누군가의 결혼식에서 동반자가 연설하는 것을 볼 때) 더 큰 끌림을 느낀다고 한다. 일상생활을 하며 바라보던 시각에서 동반자를 분리하면 욕구가 대폭 증가할 수 있다.

시간을 들여 새 관심사와 활동을 탐구하는 것은 동반자와의 성적 관계에 도움이 될 뿐만 아니라, 새로운 것을 시도하면서 자신에 대해서도 더 많이 알게 된다. 시야를 넓히고 편안함에 안주하지 않으면 그만큼 새로운 것을 배울 때 만족감을 느끼고, 이는 자신감과 자존감을 증진시켜 성생활에도 도움이 될 수 있다.

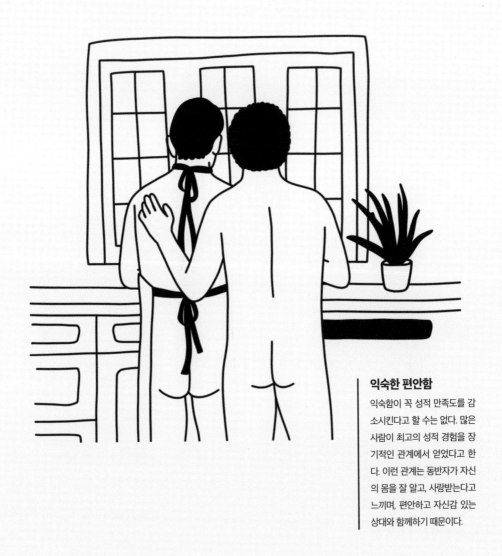

익숙한 편안함

익숙함이 꼭 성적 만족도를 감소시킨다고 할 수는 없다. 많은 사람이 최고의 성적 경험을 장기적인 관계에서 얻었다고 한다. 이런 관계는 동반자가 자신의 몸을 잘 알고, 사랑받는다고 느끼며, 편안하고 자신감 있는 상대와 함께하기 때문이다.

동반자와의 관계 이면에는 무엇이 있을까?

무엇이 두 사람 사이의 교감을 촉발하는지는 과학적으로 정확히 밝혀지지 않았다. 그보다는 온갖 요소가 서로 얽히고설키며 작용하는 연금술이 동반자를 하나로 묶는다고 할 수 있다.

성적으로 교감하도록 동기를 부여하고 끌림에 큰 역할을 하는 생물학적 동인이 있긴 하지만(128페이지 참조), 반려 관계의 신체적·정서적 요소는 우리 삶에서 무슨 일이 일어나는지에 따라 변동될 수 있다. 사람과 사람이 성적으로 교감하는 방식은 유전, 인생 경험, 감정, 뇌 반응, 상황, 개인 심리의 상호작용이다. 이 모든 요소가 예비 동반자를 만나는 순간 작용해 관계에 영향을 미친다.

동기 부여
어떤 사람들은 성적인 동기가 더 강하며 신체적 교감이 섹스의 주요 동인인 것이 사실이다. 자신의 욕구를 어떻게 개인화하느냐에 따라 정서적 연결의 가능성이 높아질 수도 낮아질 수도 있다. 또한 많은 이들이 섹스를 동반자

정서적 친밀함
강한 정서적 교감은 성적인 교감을 강화하는 데 도움이 될 수 있다. 동반자와 감정과 욕구를 공유할 수 있다고 느끼면 자신감과 신뢰가 높아지고, 서로를 탐구하고 성적으로 솔직하게 표현하기 쉬워진다.

정서적 친밀함이 높으면 훌륭한 섹스로 이어질 수 있고, 섹스가 훌륭하면 정서적으로 친밀함을 느낄 수 있다.

신체적 친밀함

어떤 이들에게는 신체적 친밀함만으로도 충분하지만, 이 친밀함이 정서적 친밀함까지 이어질 수도 있다. 예컨대 신체적 친밀함이 강하면 취약성을 드러내고 개방적으로 될 수 있고, 다시 이것이 정서적 교감을 강화할 수 있다.

상호 연결

연구에 따르면 성적 친밀함과 정서적 친밀함이 서로 연결되어 있다는 근거가 있다. 2016년에, 두 개의 연구에 따르면 성적 만족도가 높은 사람들은 섹스를 더 많이 더 다양하게 하는 것으로 나타났다. 중요한 것은 정서적 교감이 섹스에 대해 쉽게 소통할 수 있게 해준다는 점이다.

를 탐색하는 초기 방법으로 사용하기도 하고, 아예 성적인 관계만 맺고 정서적 교감은 바라지 않을 수도 있다.

한편 어떤 이들에게는 끌림이 정서적 친밀감에서 시작되며, 이 친밀감으로 인해 안전함을 느끼고 개방적인 태도로 성을 탐구할 수 있다. 데미섹슈얼(37페이지 참조)의 경우, 정서적 유대가 성적 끌림이 일어나는 데 필수적이다. 무성애자(36페이지 참조)의 경우, 섹스는 관계에서 제외되지만 정서적 친밀함과 가까운 관계를 즐길 수 있다.

진화론적으로 볼 때 안전하다는 느낌은 섹스에 대한 욕구를 촉진한다. 섹스는 생존 및 스트레스 상황에서는 필수적이지 않기 때문이다. 예컨대 포식자가 다가오는 위협에 대처해야 한다면 섹스할 여유가 없다. 인간이 진화하고 적응하면서 이런 안전감은 신체적인 것뿐만 아니라 감정적인 것까지 포함하게 됐다. 감정적 혼란이 있을 때 성적인 어려움이 발생하기 쉬운 것은 그래서다.

신뢰의 문제

동반자와 함께 보내는 시간이 길어질수록 신뢰는 더 중요한 역할을 한다. 신뢰는 관계에서 매우 큰 가치를 지닌 원칙이며 정서적 친밀함을 키운다. 신뢰는 연민, 정직, 일관성에 기반하기에 오히려 탐험과 독립성을 촉진하는데, 이를 '의존 역설'이라고 한다. 그래서 의존적일수록 자신감을 가지고 탐구할 수 있다. 이런 신뢰를 바탕으로 성장하는 정서적 친밀함은 취약성, 소통, 정직함으로 구성된다. 동반자에게 자신의 욕구를 표현할 수 있게 되면 성적인 교감도 깊어질 수 있다.

페티시란 무엇일까?

페티시는 성적이지 않은 것에도 초점이 맞춰질 수 있다. 어느 것이든 그 사람에게 최고의 성적 욕구, 흥분, 만족감을 줄 수 있는 것이면 된다.

페티시란 성적 욕구와 흥분이 특정한 비성기 신체 부위, 의복, 물건, 행위 등에 대한 반응으로 일어나는 것이다. 섹스에서 만족감을 느끼기 위해 어떤 대상이 필요하고 그것이 없는 섹스는 부족하다는 느낌이 든다면 페티시를 가졌을 수 있다. 이론적으로는 어느 것이든 페티시가 될 수 있다. 인기 있는 것 몇 가지만 예로 들자면 발, 손, 도발적 의상, 합의된 관음증이나 역할극 같은 행동 등이다.

페티시가 발생하는 이유에 대한 과학적 근거는 확실하지 않다. 한 가지 이론은 연상 및 긍정적 강화로 발생한다는 것이다. 따라서 대상과 쾌감 사이의 연관성이 반복적이거나 강렬할수록 그 연관성이 강해지고 페티시가 강화된다. 그러나 단일한 원인으로 페티시를 설명할 수는 없으며 유전적, 생물학적, 사회적, 경험적 요인이 뒤섞였을 가능성이 높다.

동반자가 페티시를 함께(육체적으로든 판타지를 통해서든) 탐구하는 것을 즐기는 경우도 많고, 많은 이들이 섹스 플레이에 페티시를 포함시키는 것이 아주 흥분될 수 있음을 안다. 비슷한 생각을 하는 사람들끼리 연락해서 페티시를 성적으로 탐구할 수 있는 플랫폼도 여럿 있다. 또는 페티시에 초점을 맞춘 포르노도 많으므로 개인적으로 탐구할 수도 있다.

페티시의 강도도 다양하다. 페티시가 있을 때 최고의 흥분을 경험하지만 없어도 섹스를 즐길 수 있는 사람이 있는 반면, 페티시가 있어야만 흥분이 가능하고 만족스럽게 섹스할 수 있는 사람도 있다.

킹크는 뭐고 페티시는 뭐지?

킹크(kink)와 페티시가 겹칠 때도 있지만, 킹크는 특정한 사물에 대한 욕구라기보다는 전반적인 에로틱 취향 또는 성적 취향이라고 할 수 있다. 어떤 이들에게 킹크는 선호도일 뿐이라서 섹스할 때 킹크, 즉 변태적 행동이 필요할 수도 아닐 수도 있다. 또 BDSM을 즐길 때만 흥분하는 사람이 있는 것처럼(146페이지 참조) 어떤 이들에게는 킹크가 흥분의 핵심이 되는 에로틱한 성향이다. 페티시와 마찬가지로 킹크는 일반적으로 주류에서 벗어난 것으로 여겨지지만, 이는 사실 주관적이다. 누군가에겐 킹크로 보이는 것이 다른 누군가에게는 정상일 수 있기 때문이다. 킹크와 반대되는 것을 바닐라 섹스(vanilla sex)라고 하는데, 이 역시 주관적이다. 어떤 이들에게는 바닐라가 달콤하고 받아들이기 좋으며 자신이 정확히 원하는 것일 수 있기 때문이다.

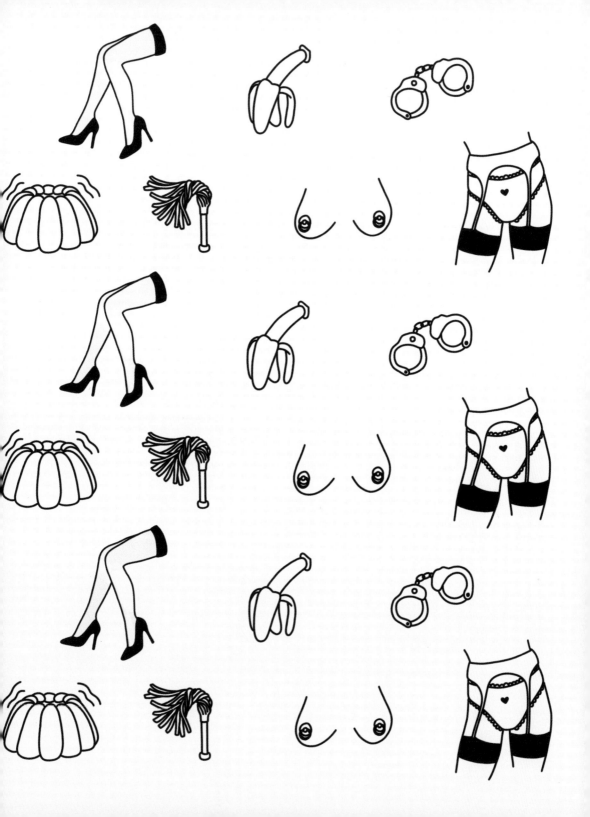

BDSM이란 무엇일까?

본디지, 훈육(또는 지배), 사디즘(또는 복종), 마조히즘을 합쳐서 부르는
말인 BDSM은 합의에 의한 권력 교환, 역할극, 그리고 때로는 강렬한
감각 자극으로 설명된다.

다른 성생활과 마찬가지로 BDSM도 다양한 스펙트럼으로 존재한다. BDSM의 중심 주제는 권력 플레이인데, 이는 동반자가 지배적(돔) 또는 복종적(서브) 역할을 맡거나 혹은 두 역할을 넘나드는 것을 말한다. 이 권력 교환이 꼭 섹스를 수반할 필요는 없으며, 때로는 일상적인 상황에서도 행해질 수 있다.

본디지와 훈육

본디지는 신체적으로 구속당하거나 묶이는 행위, 또는 동반자를 신체적으로 구속하는 행위다. 대부분의 본디지는 한 동반자에게 통제력을 넘기는 것이며, 신체적·심리적 긴장과 기대감이 생겨서 모든 참가자에게 매우 즐겁고 에로틱할 수 있다. 본디지 테이프, 수갑, 케이블 타이, 로프 같은 장비가 사용된다. 안대나 눈가리개를 쓰면 관능적 경험과 통제력을 넘기는 감각을 더할 수 있다.

　중요한 것은 동반자가 사전에 규칙에 합의하는 것이다. 훈육은 일반적으로 지배적인(돔) 동반자가 복종하는 (서브) 동반자의 규칙 위반으로 간주될 수 있는 행동을 교정하고 신체적 또는 심리적 신호를 이용해 훈육하는 것이 포함된다.

사디즘과 마조히즘

이 성향은 신체적 또는 정신적 고통을 경험하거나(마조히즘) 고통을 가함으로써(사디즘) 성적 쾌감과 즐거움을 얻는 것으로 정의된다. 안전하게 고통을 가하는 방법은 예를 들어 열감과 냉감, 채찍이나 플로거, 집게젖꼭지 같은 수단이 있다.

안전한 실행

명확하게 소통한 합의, 경계선, 안전 대책은 BDSM에 필수다. 한계와 기대치에 대해서는 역할극을 시작하기 전에 합의해야 한다. BDSM은 격렬할 수 있으므로 이는 매우 중요하다. 언제든지 중단할 수 있다는 것을 알면 동반자가 안심하고 마음껏 즐길 수 있기 때문이다.

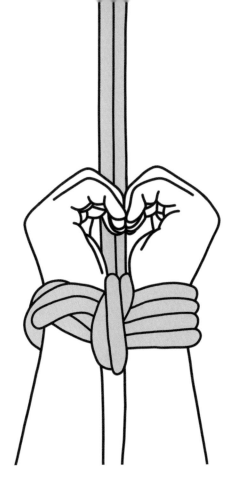

- 안전어(safe word)는 다른 단어와 명확히 구분할 수 있는 것이라야 한다. 예컨대 '안 돼'나 '싫어'는 BDSM에서 오해의 여지가 많으므로 피하는 편이 좋다. 신호등 체계를 사용하는 사람도 많다. '초록(그린)'은 계속했으면 좋겠다는 뜻이고, '노랑(옐로우)'은 격렬해서 한계에 가까워졌다는 뜻이며, '빨강(레드)'은 한계에 이르렀다는 뜻이다. 빨강이라는 단어를 사용했을 때 강도를 낮출 것인지 아니면 완전히 중단해야 하는지는 미리 협의하자.

- 한계에 동의하는 것이 중요하다. 이는 복종하는 동반자가 안전하다고 느끼도록 하는 동시에 지배적인 동반자가 무엇을 할 수 있고 무엇은 할 수 없는지에 대한 모호함을 없애준다. '강성 한계'(hard limits)는 절대적인 것으로, 합의하지 않는 행동을 뜻한다. '연성 한계'(soft limits)는 복종하는 동반자가 관심은 있지만 확신이 없어서 어떤 느낌인지 알아보는 데 합의한 행동을 말한다. 한계는 상황에 따라 달라질 수 있으므로 한 번 합의한 것이 늘 유효하다고 가정해서는 안 된다.

휴가 섹스는
어째서 그렇게 좋을까?

**일상에서 탈출해 환경이 바뀌면 새로움이 신경 화학적 자극을
불러오지만, 그게 전부는 아니다.**

뇌의 도파민 보상 중추를 활성화하는 것(56페이지 참조) 말고도, 일상을 벗어나 새
롭고 즐거운 환경과 활동을 즐기는 것에는 온갖 장점이 있다. 성생활을 증진시키
고 성욕과 끌림에 대한 열정을 다시 불지필 수 있는 것이다(128페이지 참조).

시간의 제약에서 벗어나기

휴가 중에는 시간 제약에서 벗어나 할 일 목록, 업무 회의, 일상 업무에 대한 걱정
을 내려놓을 수 있다. 어디로 가야 하고 무엇을 해야 하는지에 대한 불안감에 시
달리지 않고 현재에 집중할 수 있기 때문에 시간이나 장소에 구애받지 않고 섹스
를 즐길 수 있다. 이로 인해 자발적 욕구와 반응형 욕구(130페이지 참조), 양쪽 다 더
개방적으로 받아들일 수 있게 된다.

동반자과 함께 휴가를 보내면 자연스레 함께 보내는 시간의 질이 높아지는
데, 일상 생활에서는 이런 시간이 부족하게 느껴지기 쉽다. 그 결과 교감이 늘어
나서 동기를 부여하고 서로를 향한 욕구가 증가한다. 부모로서 자녀와 함께 휴가
를 보내는 경우조차도 일상 생활에서 벗어나는 것은 휴식과 모험을 의미하며, 동

**휴가 모드가 된다는 것은 걱정을 접고
흥분을 느끼기가 더 쉬워진다는
뜻일 수 있다.**

반자와 다시 교감하고 일상적인 부모 역할에서 탈출하는 데 도움이 된다.

재충전의 기회

부족한 수면을 채우는 것도 휴일의 장점이고, 그 덕분에 욕구가 일어나기 쉬워진다. 충분한 수면은 정서적·심리적으로는 물론이고 생물학적으로도 중요하다. 수면이 부족하면 신체는 스트레스 호르몬인 코르티솔을 더 많이 생성하는 경향이 있는데, 이는 성호르몬을 억제할 수 있다. 여성을 대상으로 한 어느 연구에 따르면 수면 시간이 1시간 늘어나자 다음 날 성욕이 증가했으며, 참가자들 중 14%가 동반자와의 섹스가 증가했다고 답했다.

자유로움

일상과 단절되고 여러 가지 제약에서 벗어나며 아는 사람이 없는 새로운 장소에 들어서면 자유로움을 느낀다. 그 결과 탐구와 실험이 가능해지고 호기심을 느낄 여유가 생긴다. 휴가 중 연애를 즐기는 사람들에게는 새 환경이 주는 도취가 새 동반자와의 시간이 제한되었기 때문에 느껴지는 강렬함과 결합된다. 그 결과 앞으로 이 만남이 어떻게 될지보다는, 지금 여기서 일어나는 일에만 집중할 수 있는 자유로움을 느낄 수도 있다.

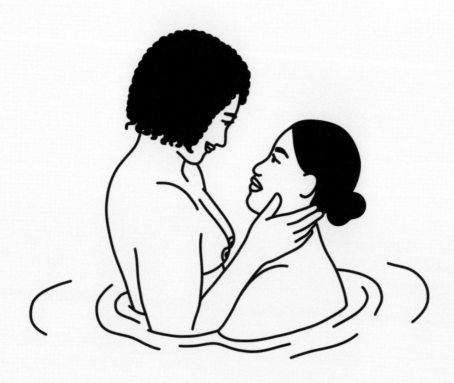

섹스를 하기 가장 좋은 시간은 언제일까?

성생활을 영위하는 데는 생리적 과정도 한 축을 담당하지만, 생활 방식과 습관이 생물학보다 더 큰 결정 요인이 될 수 있다.

성생활은 거의 침실에서 일어나고 사람들은 대부분 잠 잘 시간에 침실에 있다는 점을 생각하면, 대다수가 밤에 자기 전에 섹스하는 것은 놀랄 일이 아니다.

그러나 수면 시간에 섹스를 하는 경우가 가장 흔한데도 주요 성호르몬 중 하나이며 특히 남성에게 중요한 테스토스테론(108페이지 참조)이 급증하는 시간은 아이러니하게도 아침이다. 이는 생활이라는 제약과 욕구의 주요 요인인 의식의 개입이 없다면 아침에 일어날 때가 흥분한 느낌에 따라 충동적으로 행동하기 가장 쉽다는 사실을 시사한다. 우리가 아침형인지 저녁형인지에 영향을 미치는 몸의 생체 시계(신체의 자연적인 생물학적 리듬)도 호르몬과 상호작용하며 언제 가장 섹스하고픈지에 큰 역할을 할 수 있다.

인간은 의식을 자발적으로 끌 수 없다. 이는 사색적인 마음이 생물학적 충동을 압도할 수 있다는 뜻이다. 마찬가지로 우리의 생활 여건도 언제 욕구를 느끼게 될지에 큰 영향을 미친다. 따라서 서둘러 하루를 준비하는 동안은, 바쁘고 정신없기까지 한 탓에 아침에 섹스를 우선하기가 어렵다. 장애인의 경우도 섹스를 미리 준비하고 계획해야 할 수 있어서, 아침에 자연스럽게 섹스하기가 어려울 수 있다.

자신에게 알맞는 방식

어떤 이들에게는 아침이 아직 하루를 '시작'하기 전 여유 있는 시간이라 충분히 섹스에 집중해서 즐길 수 있어서, 처음부터 신경 화학적 지원을 받으며 활기차게 시작할 수 있다. 어떤 이들은 잠자는 시간에 섹스할 때 가장 편안함을 느끼는데, 이때는 잠 말고는 섹스에 방해될 것이 없으며 섹스 및 오르가슴으로 인해 관련 신경 화학 물질(옥시토신, 바소프레신, 프로락틴, 세로토닌)이 분비되면 잠에 들기가 쉽기 때문이다.

식사 후에는 섹스에 흥미를 잃는 사람도 있는데, 이들은 배 부른 상태에서 몸에 신체적 압박이 가해지는 것을 싫어하고 식사 후 나른함에 잠기는 것을 즐긴다. 또 어떤 이들은 교대 근무 같은 현실적인 제약 때문에 특정 시간에만 섹스를 하기도 한다.

사실 하루 중 섹스를 하기에 가장 좋은 시간은 자신에게 잘 맞는다고 느껴지는 시간이다. 자신의 취향, 생활

방식, 심리적으로 무엇을 좋아하는지를 고려하면 섹스
할 의욕이 가장 넘치고, 수용적이며, 반응이 좋아지는 시
간을 쉽게 찾을 수 있다.

섹스하기에 가장 좋은 시간은 자신의 취향과 생활의 필요성이 일치하는 시간이다.

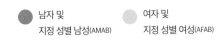

● 남자 및
지정 성별 남성(AMAB)

○ 여자 및
지정 성별 여성(AFAB)

하루 중 테스토스테론 수치 변화
성욕을 촉진하는 이 호르몬의 수치는 오전
7~9시에 최고점에 이르렀다가 낮 동안 서
서히 떨어진 후 밤에 다시 올라간다.

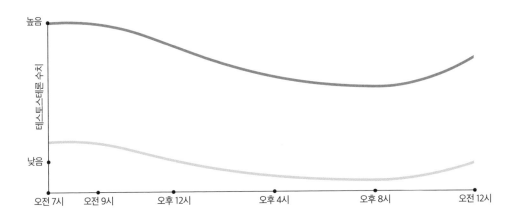

누구에게나 있는 스마트폰, 방해가 될까?

여러 측면에서 스마트폰은 대부분의 사람에게 우선적 관계가 됐다. 우리는 직접 접촉하기보다 문자를 더 많이 보내고, 서로의 눈을 응시하기보다 화면을 지켜보는 경우가 더 많다.

스마트폰은 인간의 관심을 훔쳐간다. 원래부터 그렇게 고안된 것이다. 스마트폰을 통한 정보 접근은 성생활에 도움이 되는 동시에 방해가 되기도 한다. 이용 가능한 성적인 콘텐츠가 급증한 탓에 신용할 수 없는 정보가 신뢰할 수 있는 성교육을 대체하게 되었다. 또한 스마트폰은 개방된 상황에서 섹스에 관해 대화하는 대신 개인적으로 섹슈얼리티를 탐구하는 관문이 되기도 했다.

주의를 분산시키다

휴대폰은 다른 사람과 연결되는 데 필수적이지만, 누군가와 함께 있을 때는 오히려 장벽을 만들기도 한다. 특히 비언어적 소통에 장해가 되는데, 이런 소통이야말로 성생활에 핵심 역할을 한다. 2020년에 영국 미용 브랜드 디스웍스가 시행한 연구에 따르면 25%가 넘는 사람들이 휴대폰, 노트북, TV가 친밀함에 방해된다는 것을 인정했다. 45세 미만인 사람은 침대에서 잠들기 전에 가장 많이 하는 일이 휴대폰 사용이라고 답해서 독서, TV 시청, 껴안기, 대화, 섹스보다 높았는데, 66%가 주로 침대에서 섹스한다고 답했음에도 그렇다.

좀 더 집중하기

휴대폰에 빠지면 눈 맞춤, 언어적 신호, 손길 같은 동반자의 관심 표현(bids for attention)을 놓칠 수 있다. 이런 표현이야말로 욕구를 촉발하는 비옥한 토양이므로, 이를 무시하면 성적 잠재력을 스스로 제한하는 꼴이 된다.

- 얼마나 자주 휴대폰에 손을 뻗는지를 인식하고, 되도록 집어 들지 않으려 노력하자.
- 잠자리에 들기 전에는 전자기기를 사용하지 않도록 노력하자. 잠자리에 들기 30분 전에 휴대폰을 내려놓는 것을 목표로 삼고, 여러분의 주변에 주의를 기울이자.
- 정기적으로 전자기기를 사용하지 않는 시간을 갖기로 동반자와 약속하자. 예를 들어 식사 시간이나 소파에 앉아 이야기를 나눌 때 등이다. 외부의 개입을 제거함으로써 온전히 현재 이 순간에 집중하고, 교감을 이루며 쾌감에 더 몰입하기 쉬워진다.

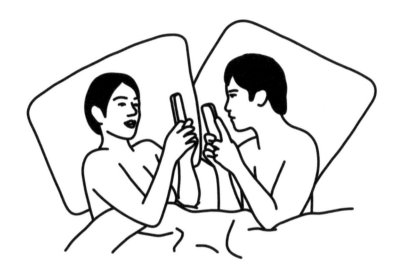

의도치 않게
스마트폰은 우리의
영원한 군식구가 됐다.

섹스 휴식기가 욕구를 재부팅할 수 있을까?

성욕이 저조하다고 느껴질 때 섹스 휴식기를 가지는 것이 욕구를 높이는 간단한 해결책이 된다는 것이 믿기지 않을 수 있다. 하지만 방향 전환도 때로는 도움이 될 수 있다.

욕구 저하가 일부 성적 경험에 대한 불안과 관련 있거나 동반자 간에 욕구 수준에 차이가 있다고 인지한 경우 (136페이지 참조), 섹스를 완전히 중단하는 대신 섹스의 일부를 잠시 중지하는 것만으로도 문제가 더 커지는 것을 막을 수 있다.

하지만 모든 그룹에 적합한 해결책이 아니라는 비판도 제기되고 있다. 예컨대 트라우마를 경험한 사람 중 일부에게는 접촉이 다시 트라우마를 일으키는 계기가 되기도 한다. 중요한 것은 만병통치약은 없으며 어느 기법이든 효과는 사람마다 다를 수 있다는 점이다.

다양한 해결책
성과학자인 마스터스와 존슨은 1970년대에 삽입에 대한 불안으로 욕구가 위축되는 사람들을 위해 '감각 집중'이라는 기법을 개발했다. 이 개념은 일정 기간 동안 삽입 섹스에서 한 발 물러났다가, '실제 상황에의 노출'이라는 순차적인 일련의 접촉 연습을 거쳐 절제된 방식으로 다시 섹스로 돌아가는 것이었다. 이 방법은 성심리 요법에 적용되어 어느 정도 성공을 거두었다. 쾌락적 손길과 그로 인한 반응형 욕구로 교감하는 데 도움이 되는 것이 그 성공의 일부 요인이었다.

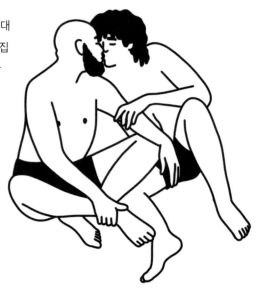

새로운 길을 찾다

성생활에 재부팅이 필요하다고 느낀다면, 마스터스와 존슨의 기본 전제가 몇 가지 유용한 대안을 제시할 수 있다.

함께 섹스하는 주요 방식을 제외하거나 회피하면 다양한 방식으로 서로를 탐구하도록 북돋을 수 있다. 이는 성교가 섹스의 주요 방식인 커플에게만 적용되는 것이 아니라, 섹스가 습관화된 경우라면 어느 유형에나 효과가 있다. 섹스에 대한 우리의 생각은 사회적으로 통제된 경우가 많기 때문에 대안을 만들면 쾌감을 다시 살펴보는 데 도움이 되며, 이로 인해 습관적인 행동과 의식인 선택을 분별할 수 있다. 다시 감각에만 집중하고 그 감각이 어떤 행동으로 이어지는지를 제쳐두면 관능의 목소리를 키울 수 있다. 이는 뇌의 중뇌변연계 경로(56페이지 참조)에서 도파민 분비를 촉진하고, 이는 다시 보상과 관련된 학습을 강화한다. 게다가 주요 섹스 방식에서 벗어나 일시적으로 주어진 규칙을 고수하라는 과제를 받는 것 자체에 흥분을 느끼는 사람이 많다. 욕구, 희구, 희롱, 장난스러운 접촉이 쌓이면 관능이 일어나게 되고 두 사람 다 흥분을 느낄 수 있으며, 이 자체가 섹스를 더 많이 하게 되는 동인이 된다.

이 민감화 기법은 동반자와의 섹스에만 적용되는 것이 아니라 솔로 행위에도 사용할 수 있으며, 쾌감에 이르는 새로운 방법을 탐구하는 데 도움이 된다.

재미있는 연습

둘 다 게임을 좋아한다면, 단순한 연습이 동반자와 새로운 쾌감의 길을 탐구할 수 있는 재미있는 수단이 될 수 있다. 20분 동안 타이머를 설정하다. 이 시간 동안 키스하고, 만지고, 애무하는 것은 허용되지만, 일반적으로 섹스와 관련이 없는 신체 부위만 만질 수 있다. 타이머가 울리면 원하는 방식으로 멈추거나 계속할 수 있으며, 기분이 좋은 부분에 집중하자.

화해 섹스가
더 좋을까?

어떤 커플에게는 갈등이 욕구를 불 붙여서 열정적인 결합으로 이어질 수 있지만,
이것이 제대로 작동할지 아닐지는 사람마다, 그리고 관계마다 다르다.

갈등과 불화는 관계의 일부로서 충분히 예상되는 일이다. 반려 관계를 구성하는 개인들은 의존과 독립을 동시에 추구하기 때문이다. 화해 섹스가 더 만족스러운지(즉 관계 회복의 방법으로서 유효한지)는 여러분과 동반자가 어느 정도 수준의 해결책까지 갈 수 있는지에 따라 달라진다.

파열을 치유하고 말다툼을 넘길 수 있어 행복하다고 느끼는 사람들에게는 섹스가 화해 과정의 일부로 작용할 수 있다. 두 사람 다 감정적으로 고조된 상태일 가능성이 높기 때문에, 이런 감정 상태가 성행위를 충전시켜 더 열정적이고 격렬한 섹스로 이어질 수 있다(157페이지 참조).

화해 섹스는 친밀함을 깊게 하는 방법으로도 작용할 수 있다. 관계가 깨질 위험이 있는 갈등과 불화는 해결 과정에서 취약성을 더 드러낼 수 있고, 이로 인해 문제를 함께 해결하면서 더 친밀함을 느낄 수 있기 때문이다.

본인이나 동반자가 논쟁을 잠재우거나 해결책을 찾는 데 어려움을 겪는다면 화해 섹스가 좋은 해결책이 되지 못할 가능성이 높다. 이런 상황에서는 위축되어서 서로를 향해 다가가지 못할 때가 많고, 갈등 직후에는 섹스에 대한 욕구를 느끼지 못할 가능성이 높다. 원하지 않는데도 억지로 섹스에 대한 욕구를 불러일으키려 하면, 오히려 화를 돋워서 성생활과 전반적인 정신 건강에 해만 끼치는 경우가 대부분이다.

중요한 것은 화해 섹스가 항상 상호 합의하에 이루어져야 한다는 점이다. 화해 섹스가 섹스의 주요 패턴이 된다면, 이는 그다지 생산적인 관계가 아니며 성생활에 열정을 불어넣을 수 있는 다른 방법을 찾을 필요가 있다는 신호일 수 있다.

갈등 중에는
편도체((뇌의 감정 중추)가
활성화되어 뇌가
투쟁 - 도피 모드로
전환된다.

이렇게 경계심이
높은 상태에서는 스트레스
호르몬인 아드레날린과
코르티솔이 분비된다.
감정이 고조되거나 평소의
통제를 벗어난 것처럼
느껴질 수 있다.

열정과 감정은
사랑과 갈등
모두에서 존재한다.

스트레스 호르몬은 신체에도
생리적인 영향을 미쳐서
심박수, 체온, 혈류를 증가시켜
즉각 행동할 수 있게 한다.

이렇게 고조된
상태는 긴장감과 열정을
일으킨다.

'흥분 전이'라는 과정이 발생할
수도 있는데, 이는 어떤 고조된 상태가
다른 종류의 고조된 상태로
옮겨지는 경우다. 이는 격정적이고
열정적인 화해 섹스로
이어질 수 있다.

아니면 고조된 긴장감이
욕구의 브레이크로
작용할 수 있다(158페이지 참조).
이런 커플은 갈등부터 해결해야
섹스를 고려할 수 있다.

무엇이 우리의
흥분을 **켜거나 끌까?**

한 사람의 섹스에 대한 동기는 욕구를 억제하거나 흥분시킬 수 있는 무수한 요인에 의해 영향을
받으며, 그로 인해 흥분 정도도 달라진다. 이는 섹스에 정상이 따로 없다는 것을 보여준다.

1990년대에 킨제이 연구소의 성과학자인 에릭 얀센
(Erick Janssen)과 존 밴크로프트(John Bancroft)는 '성적 반
응의 이중 제어 모델'이라는 개념을 고안해냈다. 이는 욕
구가 어떻게 외부 요인에 의해 켜지거나 꺼질 수(흥분되거
나 억제될 수) 있는지를 설명하는 데 도움이 됐으며, 성적
흥분에 대한 이해를 순수한 생물학적 차원을 넘어서는
수준으로 끌어올렸다.

　이 성적 억제 시스템(sexual inhibition system)과 성적 흥
분 시스템(sexual excitation system)은 기본적으로 성적 반
응을 브레이크와 액셀러레이터의 지배를 받는 것으로
설명하며, 여기서 각 페달의 민감도는 사람에 따라 달라
진다. 여기에는 변동성이 매우 많은데, 생각, 관심, 기억,
상황, 그리고 온갖 자극이 억제와 흥분의 균형을 맞추기
때문이다. 이 시스템은 뇌의 지배를 받으며, 뇌는 우리
주변에서 일어나는 일들에 대한 입력을 받고 지속적으
로 가늠한다. 이것이 흥분하기에 좋은, 즉 적절한 시간
인지 아닌지에 대해 생각하고 느끼는 방식에 영향을 미
친다.

욕구를 느끼는 상황 이해하기

'성적 반응의 이중 제어 모델'에서 이중이란 말은 흥분
중에는 자동차의 브레이크와 엑셀러레이터처럼 한쪽 페
달이 작동하면 다른 쪽 페달은 쉬게 된다는 것을 뜻한다.
이 모델에 따르면 누군가가 섹스하고 싶은 기분이 들다
가도 동반자가 신체의 특정 부위를 만지면 그 손길이 브
레이크를 작동시킨 듯 즉시 흥분이 꺼지는 이유를 설명
할 수 있다. 반대로 특정 상황에서 더 쉽게 흥분하는 경
우도 있다. 예컨대 룸메이트나 자녀가 집에 없는 경우 액
셀러레이터가 작동하게 된다. 이 모델은 성적으로 흥분
하는 데 어려움을 겪거나 섹스를 시작할 때 중립적 또는
양가적인 감정을 느끼는 이유가 우리 마음이 여러 가지
사건을 처리하기 때문이라는 것을 이해하는 데 도움이
될 수 있다.

　여러 개의 상을 받은 이 과학적 모델은 전 세계에서
성 연구에 사용되고 있다. 이 모델은 섹슈얼리티, 성기
능, 행동에 보편적인 측면이 있지만, 섹스에 대한 욕구에
대해 생각할 때는 이런 보편적인 면 외에 개인의 특성도
반드시 고려해야 한다는 것을 보여준다.

액셀러레이터와 브레이크 식별하기

이중 제어 모델을 이해하면 자신의 성적 취향을 아는 것이 성생활을 이해하는 데 얼마나 도움이 되는지 알 수 있다. 흥분을 느끼는 데 어려움을 겪는 사람이라면 특히 더 그렇다. 다음과 같은 자가 질문은 자신의 브레이크와 엑셀러레이터를 파악하는 데 도움이 될 수 있다.

• 만지면 곧바로 섹스에 더 흥미를 느끼거나 개방적으로 변하는 신체 부위가 있는가?
• 특정 상황에, 예컨대 조명이 켜져 있거나 꺼져 있을 때, 또는 음악이 틀어져 있을 때 같은 경우에 더 편안함을 느끼는가?

• 섹스 중에 소음이나 주변 상황에 너무 쉽게 주의가 산만해지는가?
• 가까운 동반자에게 더 쉽게 흥분하는가, 아니면 잘 모르는 사람에게 더 흥분하는가?
• 스트레스나 걱정이 얼마나 깊은지에 따라 성행위(혼자 하는 것이든 동반자와 함께하는 것이든)에 대한 관심이 달라지는 것이 느껴지는가?

이런 질문은 뻔한 것처럼 느껴질 수도 있지만, 이 모든 요소가 지금 이 순간에 몰입하지 못하게 하는 방해꾼으로 작용한다. 주의를 기울이고 자신의 취향에 맞춰 환경을 바꾸면 브레이크를 풀기 쉬워진다.

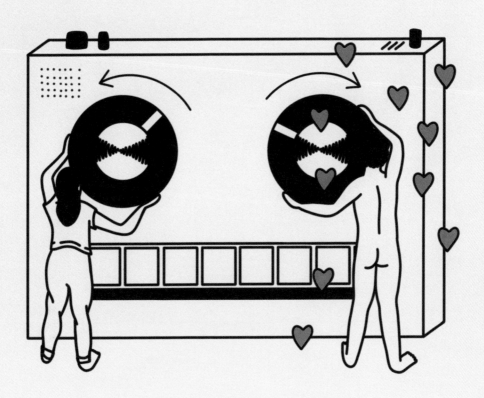

욕구를 느끼지 않는데 왜 흥분할까?

주관적인 욕구(감정적 또는 정신적으로 어떻게 느끼는지)와 몸의 신체적·생리적 흥분 징후 사이의 단절을 경험하면 혼란스럽기 마련이다.

몸과 마음이 성적으로 일치하지 않는다는 느낌은 매우 흔한 경험이며 흥분 불일치라는 말로 알려져 있는데, 2015년 에밀리 나고스키가 『그대 그대로 오라(Come as You Are)』에 쓴 용어로 유명하다. 흥분 불일치는 몸은 흥분의 징후를 보이지만 심리적으로는 흥분을 느끼지 못하거나, 반대로 욕구는 느끼지만 신체적으로 흥분하지 않을 때 일어나게 된다.

흥분 불일치는 의료 검진이나 자가 검진 같은 상황에서 일어나게 되는데, 윤활액이 증가하거나 발기하는 등 신체가 반응하지만 섹스하고픈 마음은 들지 않는 경우다. 이는 뇌는 현재 일어나는 일을 성에 관련된 것, 예컨대 촉각 같은 것으로 분류했지만, 여러분은 자신을 만지는 사람에게 심리적으로 흥분하거나 끌림을 느끼지 않기 때문이다. 이는 촉감에 대한 불수의적이고 자동적인 신체 반응이다. 158~159페이지에서 설명한 '이중 제어 모델'의 관점에서 보면, 뇌가 엑셀러레이터를 밟고 있는 것이다.

이는 일부 성폭행 피해자가 트라우마가 생길 만큼 일방적이며 주관적인 성적 욕구가 전혀 없는 상황이었음에도 불구하고, 흥분에 상응하는 생리적 반응을 경험했다고 묘사하는 이유를 설명해준다. 그들의 신체가 일으킨 생리적 반응은 스스로 통제가 불가능한 것이다. 또한 과거의 트라우마로 인해 뇌가 섹스를 위험하거나 고통스럽거나 위협적인 것으로 해석하게 될 수 있으며, 이로 인해 어떤 이들은 흥분을 느끼기 어려울 수 있다. 현재는 섹스가 더 긍정적인 의미를 갖는 상황이라 해도 트라우마가 해소되지 않는 것이다.

이는 성생활에서 소통이 얼마나 중요한지를 보여준다. 질이 젖는 등의 흥분 징후가 있다 해도 명확한 소통이 없었다면 합의가 아니라는 점을 이해해야 한다. 일반적으로 우리의 뇌는 주변 환경으로부터 성에 관련된 신호를 많이 수신하며, 이런 신호는 주관적으로 성적으로 흥분했음을 알려주는 단서보다 훨씬 많을 수 있다.

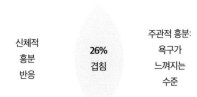

여성의 흥분 일치도

신체적
흥분
반응

26%
겹침

주관적 흥분:
욕구가
느껴지는
수준

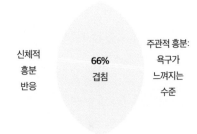

남성의 흥분 일치도

신체적
흥분
반응

66%
겹침

주관적 흥분:
욕구가
느껴지는
수준

더딘 반응

흥분 불일치는 혼란과 속상함으로 이어질 수도 있다. 성적으로 욕구는 느끼지만 주의가 분산되어 신체적 흥분이 방해받는 상황에 처한 경우가 그렇다. 예컨대 스트레스나 주의 산만과 같은 요인은 흥분과 자신을 분리시켜 신체가 섹스를 위한 준비가 되지 않게 할 수 있다. 생애단계 중 폐경기 같은 경우도 에스트로겐 부족이 질 건조증을 유발할 수 있기에 몸과 마음의 성적 반응이 일치하지 않을 수 있다. 이럴 때 무슨 일이 일어나고 있는지 이해하지 못하면 자기 비난이나 자책에 빠지기 쉽다.

하지만 자신의 몸을 알면 성생활에 정말 중요한 변화를 도입할 수 있다. 예컨대 윤활제를 사용하거나 마음챙김 기반 기법(180페이지 참조)을 사용함으로써 감각에 주의를 기울이고 주관적인 흥분과 신체적 반응의 일치도를 높일 수 있다.

몸과 마음의 성적 일치

2010년에 심리학자 메러디스 치버스가 진행한 연구에 따르면, 남성은 여성보다 성기 반응과 섹스에 대한 심리적 욕구 사이의 상관관계가 더 높은 것으로 나타났다. 남성의 성적 일치도는 66%로 여성의 26%에 비해 높았다. 한 가지 그럴 듯한 가설은 남성은 신체적 흥분이 더 분명하게 드러나기 때문에 이에 더 빨리 인식하고 그에 상응하는 욕구를 느끼기 쉽기 때문이라는 것이다.

내가 얼마나 흥분했는지 더 잘 인식할 방법이 있을까?

우리 몸의 흥분 신호를 알아차리는 것은 성적 경험에서 중요한 부분이다.
이는 자신이 얼마나 흥분했는지를 감지함으로써 흥분에 의미를 부여하고
그 순간 섹스에 대한 욕구를 불러일으키기 때문이다.

시간을 들여 자신이 무엇을 좋아하고 무엇을 싫어하는지 알아보면 신체적 감각에 집중하고 몸이 제대로 반응하고 있는지에 대한 자기비판을 피하기 쉬워진다. 이런 자기비판은 섹스 중에 방해가 될 때가 많기 때문이다.

흥분 신호 인식하기

다음에 나열한 연습은 내 신체와 긍정적인 관계를 구축하는 데 도움이 되며 지속적이고 반복적으로 실행하면 좋다. 쾌감 측면에서 보자면 이 연습은 여러분이 원하는 만큼 하면 된다. 특별한 목표를 세우지 말고 그저 자신의 몸을 에로틱하게 살피고 탐구하며 흥분이 어떻게 나타나고 욕구가 증가되는지 인식하려고 노력하면 된다.

- **아무 옷이나 입고**(속옷이나 알몸도 괜찮다), 편한 곳에 앉거나 누워서 긴장을 푼다. 좋은 섹스를 위한 조건을 생각하면서(163페이지 참조) 음악, 조명, 온도와 같은 감각적 단서에 기대어 욕구의 브레이크(158페이지 참조)를 풀어본다.
- **이어서 깊고 절제된 호흡을 연습하며** 자신의 신체를 편안하게 받아들인다. 이 연습을 하면 부교감 신경계가 작동해 몸이 이완된다. 숨을 들이마시며 넷까지 센 다음, 숨을 참은 채 다시 넷까지 세고, 숨을 내쉬면서 다시 넷까지 센 후, 폐를 비운 상태에서 또다시 넷까지 세고 난 뒤에 다음 호흡을 하자. 이를 서너 번 반복한다. 숨이 코와 입으로 들어와, 몸을 거치고, 다시 밖으로 나가는 경로에 집중하자. 숨을 쉴 때 몸의 어느 부분이 움직이는지 인식하면서 손을 어디에 두었는지, 지금 어떤 자세로 앉거나 누워 있는지, 어떤 감각이 느껴지는지를 알아본다.
- **준비가 되었다 싶으면** 손을 머리 위로 올려서 맞잡는다. 원하는 시간 동안 원하는 만큼, 손으로 머리에서부터 머리카락을 거쳐 얼굴, 귀, 목까지 여러분이 좋아하는 세기와 방식으로 만져 내려간다. 탐구심을 가지고 쾌감에 따라 움직이는 것을 명심하며 어떤 느낌과 생각이 드는지 확인한다. 이런 느낌과 생각은 여러분 자신의 일부이며 허락도 제한도 스스로 하는 것이다.
- **이런 손길을 몸으로도 가져가** 다채롭게 만져본다. 손가락 끝으로 피부를 쓰다듬거나, 손바닥의 평평한 면

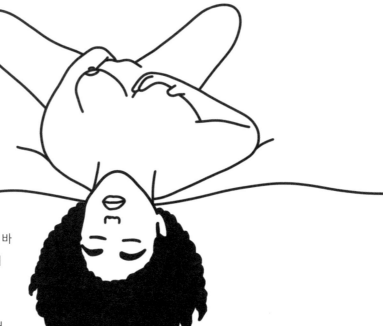

을 사용하거나 방향과 동작을 바꾸는 것이다. 가슴이나 성기 같이 섹스와 관련된 부위도 피하지 말고 그렇다고 특별 취급하지도 말고, 집중해서 머리부터 발끝까지 누벼보자.

• **집중이 안 된다고 느껴진다면**, 부담을 느끼거나 기대를 품지 않은 상황인데도 왜 이런 일이 일어나는지 생각해보자. 그런 반응을 불러일으키는 부위나 만지는 방식이 따로 있는가? 어떤 부분이 기분 좋게 느껴지고 어떤 부분이 성적 충동을 사그라뜨리는가? 마음과 감정에는 어떤 일이 일어나고 있는가? 습관적으로 피하는 부위는 없는가? 촉감으로 자신이 무의식적으로 행하고 있을지도 모르는 것들을 인식하면서 우리 몸이 어떻게 보이고, 느껴지고, 기능하는지에 대한 자기비판을 벗어날 수 있을 때가 많다. 때로는 자아상이나 수치심으로 인해 그 순간에 온전히 집중하지 못할 수도 있다. 이를 염두에 두면서 감각에 집중하면 부정적인 통념을 버리고 쾌감을 온전히 경험하기 쉬워진다.

좋은 섹스를 위해 필요한 것

흥분 일치를 조절하는 데 도움이 되는 특정 조건이 있다(160페이지 참조). 바로 욕구와 신체적 흥분을 일치시키는 것이다. 『격차 이해하기(Mind The Gap)』를 쓴 카렌 거니(Karen Gurney) 박사는 이 책에서 좋은 섹스를 이루는 세 가지 영역을 설명한다.

• 심리적 흥분(심리적으로 편안하면서 달아오르는 느낌)
• 신체적 접촉으로 인한 쾌감
• 순간에 집중(방해받지 않고)

완벽한 세상이라면 이 모든 것이 최대한 이상적으로 되면서 쾌감을 극대화할 수 있을 것이다. 현실적으로는 불균형이 있겠지만, 이런 요소를 인식하면 욕구 수준을 조절하고 동반자가 있을 경우 욕구 격차를 좁히기 쉬워진다.

누가 먼저 섹스를 요구하느냐가 중요할까?

대부분의 커플은 일반적으로 섹스를 시작하는 방법이 정해져 있으며, 자신만의 암호나 익숙한 말을 사용하는 경우가 많다. 하지만 패턴이 굳어지면 문제가 생길 수 있다.

이성애 관계에서는 누가 먼저 섹스를 요구하는지에 대한 성별 규범이 많은 사람들의 성 관념에 깊이 뿌리 박혀 있다. 널리 퍼진 선입견은 남성이 먼저 시작하고 여성이 응한다거나, 남성이 섹스에 대해 더 많이 생각하기 때문에 그만큼 섹스를 요구할 가능성이 더 높다는 것이다.

테스토스테론에 관한 설명도 자발적 욕구(130페이지 참조)가 항상 외음부가 있는 사람보다 음경이 있는 사람에게 더 많다는 생각을 부추긴다. 그러나 이런 선입견은 사실이 아니며 모든 이에게 적용되는 것도 아니다. 그럼에도 불구하고 이런 선입견은 섹스가 어떤 식으로 이루어져야 하는지에 대한 기대치를 설정하고 강화해서, 자신에게 맞지 않든 안 맞든 벗어나기 어렵게 한다. "내가 먼저 섹스하자고 안 하면 절대 안 하잖아"나 "자기는 늘 섹스하고 싶을 때만 키스하지" 같은 말은 섹스를 압박으로 느끼는 대화에서 흔히 나타난다.

다양한 역할 탐구하기

다양한 관계 모델을 살펴보면 몇 가지 흥미로운 통계가 드러나며, 불필요하게 고착된 역할에서 벗어날 용기가 생긴다. 2018년 미국에서 4,175명을 대상으로 실시한 설문조사에서 이성애자 여성의 28%가 자주 또는 항상 섹스를 먼저 요구한다고 답한 반면, 이성애자 남성의 50%가 항상 섹스를 먼저 요구한다고 답했다. 그러나 성별 규범을 따르지 않는 경향이 높은 게이 커플과 양성애자 커플의 경우, 섹스 요구는 양쪽 동반자에게 거의 균등하게 나눠지는 것으로 나타났다.

흥미롭게도 이성애 여성이 성생활에서 판타지를 사용하는 경우 섹스를 먼저 요구하는 비율이 25%나 증가한다. 이는 판타지를 도입하는 것이 고착된 성 역할을 깨는 데 도움이 된다는 것을 시사한다.

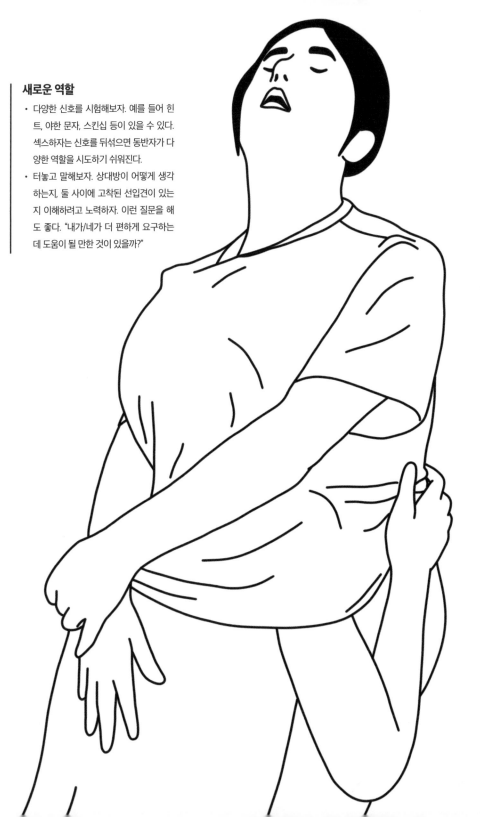

새로운 역할

- 다양한 신호를 시험해보자. 예를 들어 힌트, 야한 문자, 스킨십 등이 있을 수 있다. 섹스하자는 신호를 뒤섞으면 동반자가 다양한 역할을 시도하기 쉬워진다.
- 터놓고 말해보자. 상대방이 어떻게 생각하는지, 둘 사이에 고착된 선입견이 있는지 이해하려고 노력하자. 이런 질문을 해도 좋다. "내가/네가 더 편하게 요구하는 데 도움이 될 만한 것이 있을까?"

동반자가 거부당했다고 느끼지 않게 거절하려면 어떻게 해야 할까?

동반자의 기대치를 조절하려다, 유혹으로 비춰질까 봐 친밀함(즉 섹스로 이어질 수 가능성이 있는 모든 것)을 피하게 되는 경우가 많다.

섹스에 대한 욕구가 없다는 것은 대개 본능적으로 그럴 상태가 아니라고 느낀다는 것을 뜻한다. 특정 장소, 시간, 순간에 섹스를 원하지 않는 이유가 무엇이든, 거절할 권리는 항상 있다. 소통은 동반자와 어떤 상황에 있든 아주 중요하다. 상호 존중이 있는 상태에서, 동반자가 거부당했다고 느끼지 않게 거절할 수 있는 방법을 찾으면 신뢰와 이해가 증진된다.

흥미롭게도 연구에 의해 인간이 섹스하는 237가지 이유가 밝혀졌는데, 당연하다면 당연하지만 동기가 항상 욕구와 연결되는 것은 아니다(42페이지 참조). 섹스는 쾌감을 원하기 때문일 수도 있지만 모든 경우가 그런 것은 아니다. 예컨대 친밀감을 원한다거나 쉽게 잠이 들기 위해 섹스할 수도 있다. 그러나 때로는 상호작용을 기대하는 열린 마음이 반응형 욕구와 그에 따른 성적 만남의 쾌감으로 이어지기도 한다(130페이지, 167페이지 참조).

부드러운 거절

- 모호함을 피하자. 현재 상황을 모르면 지나친 억측이 자라나게 된다. 무엇을 하고 싶은지 명확히 말하자. 예컨대 이런 식이다. "오늘은 섹스할 기분이 아니지만, 침대에서 같이 껴안고 영화 보는 건 하고 싶어."
- 동반자의 반응에 귀를 기울여 자신의 말을 경청한다고 느끼게 하자. "네가 왜 그렇게 느끼는지 이해하는데, 내가 지금 여유가 없어" 같은 말은 동반자가 인정받고 있다고 느끼는 데 도움이 된다.
- 무언가를 시도해보는 데는 동의하지만 상황을 보며 진행하고 싶다면 그대로 소통하자. 반드시 실행해야 한다는 압박감을 느끼면 투쟁-도피 스트레스 반응이 촉발될 수 있다. 반대로 자신의 느낌을 솔직하게 소통하면 현재 이 순간에만 집중할 수 있고, 이것이 반응형 욕구로 이어질 수도 있다.
- 사랑을 재확인하고, 지금 거절하는 것이 동반자에 대한 거절이 아님을 명확히 한다. 섹스는 상호 간의 경험이며 지속적인 협상이 필요한 관계의 일부다.

커뮤니케이션 = 이해

동반자에게 자신의 요구를 전하는 방법을 배우면
상처 입히지 않고 상대방의 이해를 얻을 수 있으
며, 때로는 상대방의 반응형 욕구에 기댈 수 있는
자유를 얻을 수 있다.

섹스를 원하지
않는다고
명확히 소통하면...

섹스할 기분이
아니라고
말하지 못하면...

애정 표현이 다른 의도로
받아들여질 수 있다는
걱정을 줄일 수 있다.
포옹이라는 친밀한 행위를
편하게 즐기면서도
그 이상으로 이어질 거라는
걱정은 접어둘 수 있다.

다른 의도로 받아들여질까 봐
두려워 포옹 같이
유대감을 주는 애정 표현을
외면할 수도 있다.

그 순간의 감정을
제대로 설명하지
않아서 동반자가
거부당했다고
느낄 수 있다.

단순히 신체적 친밀함만
즐길 수도 있으며,
이는 유대감을 형성하는
옥시토신의 분비도
촉발한다.

이런 신체적 친밀함은
반응형 욕구를
유발할 수 있다(130페이지 참조).
그 순간의 관능에 반응하면서
기분이 변할 수 있고,
더 나아가 동반자와 섹스를
즐길 수도 있다.

명확히 소통하면 동반자가
오해에 빠져 신뢰가 깨질지도
모르는 상황을 피할 수 있다.

성별
격차

섹스할 때는 실제로 경험하는 것과 이상적이라고 생각하는 것 사이의 격차를 느낄 때가 많다. 이는 미디어에서 현실적이지 않은 섹스 형태를 자주 노출하는 탓에 더욱 악화된다. 문제를 더욱 복잡하게 만드는 것은, 이런 격차를 줄이려고 섹스에 대한 잘못된 선입견에 의지하고 그런 생각과 느낌을 사실로 취급함으로써 많은 사람이 불만족스러운 성적 패턴에 붙들린다는 점이다. 올바른 정보를 갖추면 성적 안전지대에서 벗어날 용기가 생기고 성적 만족도를 높일 수 있다.

왜 동반자가 나보다
오르가슴을 더 많이 느낄까?

**동반자 간의 오르가슴 불일치는 흔히 '오르가슴 격차'라고
불리며, 누구에게나 좋지 않다.**

오르가슴을 느끼지 못하는 일은 누구에게나 발생할 수 있다. 하지만 커플 간의 오르가슴 비율에서는 이성애 동반자 사이에서 가장 큰 격차가 발생하며, 언제나 남성이 여성보다 오르가슴을 더 많이 느낀다. 오르가슴 격차는 현대 섹스 연구의 초창기부터 알려졌다. 1953년 킨제이 보고서 『인간 여성의 성적 행동』은 결혼 전에는 여성의 36%가 절정에 도달한 적이 없는 반면, 남성은 100%가 절정에 도달한 적이 있음을 밝혔다.
추가 연구는 남성과 섹스를 가질 때의 여성은 늘 동반자보다 오르가슴을 느끼는 비율이 낮다는 것을 드러냈다. 연구에 따르면 여성이 자위를 하거나 동성 행위를 할 때는 이 격차가 극적으로 줄어들거나, 심지어 거의 사라지기도 하는 것으로 나타났다.

이성애자 남성의 95%가 동반자와 성적인 친밀함을 가질 때 거의 또는 늘 오르가슴을 느낀다고 말했다.

게이 남성의 89%가 동반자와 성적인 친밀함을 가질 때 거의 또는 늘 오르가슴을 느낀다.

오르가슴 격차
2017년 한 연구에서 다양한 성적 지향을 가진 성인들의 한 달간 오르가슴 비율을 비교했다. 그 결과 이성애 여성 비율이 가장 낮았다. 여성은 오럴 섹스, 손을 사용한 음핵 자극, 딥키스를 받았을 때 오르가슴을 느낄 가능성이 더 높았다.

잘못된 통념

성과학 심리학자이자 『음핵력 키우기(Becoming Cliterate)』(음핵+문해력으로 민츠 박사가 만든 신조어이며, 여성의 섹슈얼리티에 대한 이해력을 뜻한다-옮긴이)의 저자인 로리 민츠(Laurie Mintz) 박사는 오르가슴 격차의 핵심 원인 중 하나는 여성의 성적 쾌감이 어떻게 작동하는지에 대한 교육이 부족하기 때문이라고 말한다. 역사적으로 생물학, 사회, 교육이 모두 질 삽입 성교에 초점을 맞췄기 때문에 여성보다 남성의 성적 쾌감이 중시되었다는 것이다. 성교만 섹스인 것처럼 강조하고 두 용어를 동의어로 사용함으로써 직접 음핵 자극은 충분한 관심을 받지 못했는데, 이 자극이야말로 외음부가 있는 사람 대부분이 오르가슴을 느끼는 방식이다. 그렇게 해서 외음부가 있는 사람들이 오르가슴을 느끼기 더 어렵다는 통념이 만들어졌다. 그러나 실제 연구 결과는 이와 달라서, 레즈비언과 양성애자 여성의 오르가슴 비율이 높다는 것은 음핵 자극이 더 쉽게 만족감을 준다는 것을 보여준다. 외음부의 쾌감이 까다롭다는 믿음이 뿌리 박히면 성적 경험에도 영향이 미칠 수 있는데, 쾌감에 집중하지 못하고 오르가슴에 도달하지 못하는 일이 흔하다는 생각을 가지게 되기 때문이다. 섹스는 원래 불만족스러운 경우가 많고 오르가슴은 보너스라는 선입견이 생기는 것이다.

동반자가 쾌감을 온전히 경험하지 못한다는 느낌은 양쪽 모두 좌절감을 줄 수 있다. 자신의 신체에 대해 알아가고 쾌감에 대해 소통하면, 이런 격차를 좁히고 모두에게 만족스러운 섹스를 이루기 쉬워진다.

> **'질'이라는 말을 외음부 대신 사용하는 것은 쾌감의 핵심 원천 중 하나인 음핵을 무시하는 것이다.**

레즈비언의 88%가 동반자와 성적인 친밀함을 가질 때 거의 또는 늘 오르가슴을 느낀다.

양성애자 여성의 66%가 동반자와 성적인 친밀함을 가질 때 거의 또는 늘 오르가슴을 느낀다.

이성애 여성의 65%가 동반자와 성적인 친밀함을 가질 때 거의 또는 늘 오르가슴을 느낀다.

가짜 오르가슴이 문제가 될까?

동반자에게 가짜 오르가슴을 흉내내는 것은 하얀 거짓말이라고 생각할 수 있지만, 이로 인해 성생활이 안 좋은 방향으로 흘러갈 수 있다. 단기적으로는 이득일지 몰라도 장기적으로는 부정적인 영향을 미칠 수 있는 것이다.

동반자와의 섹스 중 가짜로 오르가슴을 흉내내는 것은 이성애 여성만이 아니지만, 통계에 따르면 그런 경우가 가장 많다. 미국의 한 연구에 따르면 여성의 58%가 가짜 오르가슴을 흉내 낸 적이 있으며, 다른 연구에서는 남성의 28%도 질 삽입 섹스 중 가짜 오르가슴을 흉내 낸 적 있는 것으로 나타났다.

왜 가짜 오르가슴을 보여줄까?
일반적으로는 다음과 같은 이유를 들 수 있다.

- **동반자의 감정을 보호하기 위해서다.** 여성은 동반자가 겪는 감정에 더 무거운 책임을 느끼는 듯하다. 2022년 미국 유거브(인터넷 기반 시장 조사 및 데이터 분석을 전문으로 하는 다국적 회사로 본사는 영국에 있지만 유럽, 북미, 중동, 아시아에도 지사가 있다-옮긴이) 설문조사에 따르면 여성 중 56%가 다른 사람에게 맞춰준다고 한 반면, 남성은 42%였다. 가짜 오르가슴을 계속하는 사람이 많은 이유는 솔직히 고백하면 신뢰가 깨질까 걱정하기 때문이다. 하지만 죄책감이 편도체(뇌의 감정 중추)

에 작용하면서 깨기 힘든 패턴이 형성된다.
- **오르가슴에 이르기 어려운 이유가** 자신에게 문제가 있어서라고 생각해서다. 자기비판은 수치심을 낳고, 이 수치심은 내면화된다.
- **동반자에게 '섹스를 못 하는 사람'이라고 여겨지는 것이 싫거나** 오르가슴을 느끼지 못하는 것이 동반자의 느낌에 영향을 미치는 것을 바라지 않아서이다.
- **섹스를 끝내려고 그렇다.** 각인된 통념으로 인해 오르가슴이 성공적인 섹스의 자연스러운 끝이라고 생각하기 때문이다.

하지만 이런 흉내에는 결함이 있다. 동반자의 쾌감을 우선시하다 보면 결국 자신의 기대감과 쾌감이 줄어들어서 섹스하고픈 마음이 감소할 수 있다. 게다가 섹스에 대한 미신에 일조하기도 한다. 외음부가 있는 사람은 삽입 섹스를 할 때 절정에 오르기 쉽다는 식의 미신 말이다. 그리고 동반자가 여러분을 만족시켰다고 여기면, 효과가 있다고 생각한 행위를 반복하기 때문에 여러분은 진정한 성적 쾌감을 얻지 못하게 된다.

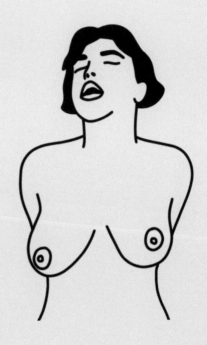

오르가슴 격차 줄이기

섹스에는 많은 보상과 혜택이 있으며, 오르가슴은 그중 하나일 뿐이다. 하지만 오르가슴에 도달하는 데 가장 큰 장애물은 바로 그 오르가슴에 이르려고 노력하는 것이다. 절정에 이르기가 힘들다면 다음 사항을 고려해보자.

- **느낌이 좋은 곳을 찾아보되,** 이것이 주관적이라는 점을 명심하자. 자신의 몸에 익숙해진 다음 동반자에게 느낌이 좋은 곳을 알려주는 것은 재미있고 즐거운 일이 되어야지, 섹스 스킬이 부족하다는 의미로 전달되어서는 안 된다

- **명확히 소통하고, 추측하지 말자.** 호기심을 가지고 동반자에게 무엇을 좋아하는지 물어보고 각자가 즐기는 것을 공유하면 서로에게 힘을 실어주며 쾌감이 가득한 동반자 섹스로 이어질 수 있다.

- **오르가슴을 목표로 삼지 말자.** 섹스는 오르가슴 없이도 즐거울 수 있지만, 절정에 집착하면 압박감이 생긴다. 성적이지 않은 상황, 예를 들어 업무에서 마감일

같은 약간의 압박감은 성과를 내는데 도움이 될 수 있다. 하지만 섹스에서의 압박감은 주의를 분산시켜 오르가슴으로 이어질 수 있는 감각에 집중하지 못하게 한다. 마음챙김 섹스나 탄트라 섹스(180페이지 참조) 같은 행위는 결과보다 성행위 자체에 초점을 맞춘다.

영상 속 섹스는
왜 그렇게 자극적일까?

실제로 하는 섹스와 영상 속 섹스 사이에는 상당한 격차가 있는 경우가 많다.
그러나 화면에 묘사된 섹스는 대부분 오해의 소지가 있다.

양질의 성교육이 부족하면 많은 사람이 섹스의 완전한 뉘앙스를 이해하지 못하고 의문을 가진 채 살게 된다. 그리고 개방적인 자세로 섹스에 관해 대화가 가능한 경우라도, 호기심이 강한 사람은 교육 과정 이외의 것도 알고 싶어서 영상 속 섹스나 포르노 같은 자료를 찾는다.

하지만 일반적으로 드라마나 포르노의 섹스는 교육을 염두에 두고 만들어지지 않는다. 소비자로서 논리적으로 생각하면 당연하지만, 그럼에도 다른 정보 원천이 없다면 이런 자료가 섹스에 대한 생각에 영향을 미칠 수 있다. 특히 포르노의 경우 2007년부터 스마트폰이 널리 보급되면서 접근성이 훨씬 좋아졌고, 특히 젊은 시청자들이 접하기 쉬워졌다. 현재까지의 교육으로는 섹스에 대한 왜곡된 표현에 반론을 제시하기가 힘에 부친다. '포르노 문해력'(많은 젊은이들이 포르노를 본다는 점을 받아들이는 것)에 대해 이야기하면 최소한 시청자가 자신이 보는 것에 대해 비판적으로 생각할 여지가 생긴다.

현실과 동떨어진 묘사

영상에서 묘사되는 섹스는 카메라로 보기 좋은 섹스 방식을 모델링하는 경우가 많으며, 사람이 좋게 느끼는 것을 그대로 재현하지는 않는다. 이런 섹스는 일반적으로 실제 섹스의 불완전함을 반영하지 않기 때문에, 신체에서 뜻하지 않게 발생할 수 있는 소음, 체위의 불편함, 문자 수신으로 인한 방해 등은 거의 보여주지 않는다.

이런 현실 대신, 드라마나 포르노에 나오는 섹스는 거의 항상 그럴싸한 면만 부각한다. 커플이 동시에 섹스할 기분이 들고, 삽입이 오르가슴에 이르는 가장 좋은 방법으로 보이며, 삽입이 시작되자마자 즉시 쾌감을 느끼고 커플이 함께 절정에 이르는 식이다. 게다가 실제로는 비현실적이고 하기 힘든 체위와 어색한 각도로 삽입하는 경우가 자주 나오는데, 보기 좋은 화면을 연출하기 위해서다.

사람들은 흔히 영상 속 섹스를 보고 흉내내거나 따라

한다. 이러면 성적인 지식을 갖췄거나 전문가처럼 느껴지기 때문이다. 아이러니한 것은 그런 행동이 보통 정반대 효과를 불러오게 된다는 점이다. 성적 경험을 탐구하는 방법 중 지금까지 나온 최고의 방법은 직접 경험하며 어떤 느낌인지 알아가는 것이다.

그래도 일부 제작사에서 친밀감 코디네이터(Intimacy Coordinator)의 활용이 증가한 것은 환영할 만한 변화다(오른쪽 참조). 배우들이 좀 더 안심할 수 있는 조건을 갖출 뿐만 아니라, 섹스가 사실적으로 보이도록 함으로써 시청자가 "난 저렇게 안 되는데!" 같은 생각에 주의를 빼앗기지 않고 집중해서 시청하게 해준다.

긍정적인 관점

우리가 포르노를 바라보는 시각의 반대편에는 이것이 어떤 이들에게는 포용과 안정감을 준다는 일면도 있다. 예컨대 자신의 성적 욕구가 주류 사회에서 무시당한다고 느끼는 사람들은 온라인 커뮤니티를 찾아 소속감을 느낀다(60페이지 참조). 또한 자신의 성적 취향과 성향을 받아들이고 수치심을 줄이는 데 도움이 될 수도 있다. 고립된 커뮤니티에 속한 사람들에게 인터넷은 연결되어 있다는 감각을 제공한다.

친밀감 코디네이터

오늘날에는 수많은 드라마에서 큰 진전을 이뤘는데, 바로 친밀감 코디네이터 도입이다. 이들은 섹스 장면에서 배우의 연기가 사실적으로 보이게 지도할 뿐 아니라 배우의 합의 내용을 확인하고 배우와 감독 간의 소통을 원활하게 해 배우를 안전하게 지켜준다.

왜 성에 대한 이야기는 금기로 느껴질까?

섹스에 대한 대화는 최근 수십 년 간 큰 변화가 있었지만, 섹스에 대한 언급을 정상으로 받아들이고 일상적으로 말하는 수준에는 이르지 못하고 있다.

섹스에 관련된 직업인이나 성 건강 또는 쾌락 산업에서 일하는 사람을 외설적으로 보고 다른 의료 전문가들과 동등하게 여기지 않는 경우가 많다. 섹스에 대한 대화는 본질적으로 성애화로 간주되는데, 이는 사회에서 섹스에 대한 주제를 멀리하는 또 하나의 이유가 된다.

또한 자녀와 섹스에 대해 이야기하면 그만큼 더 일찍 성적으로 눈뜰 것이라는 생각도 여전히 강하게 남아있다. 하지만 연구에 따르면 실제로는 나이에 맞는 성교육(24페이지 참조)을 받은 청소년은 첫경험이 더 늦어지고 피임법을 사용한다. 멕시코에서 시행한 어느 교육 프로그램을 보면 훈련된 교사로부터 성교육을 받은 학생의 83%가 피임법을 사용한 반면, 훈련받지 않은 교사의 학생은 58%에 그쳤다. 수많은 전문가와 성교육 종사자들이 나이에 맞는 성교육을 통해 합의의 중요성을 강조하고 부적절한 신체적·사회적 접촉을 식별함으로써 성폭력으로부터 아동을 보호할 수 있다고 조언한다. 또한 섹스에 대한 정보를 쉽게 얻을 수 없다면, 대신 잘못된 정보가 끼어들게 된다. 예컨대 10대들에게 포괄적이고 정확한 정보가 제공되지 않으면 또래 친구나 온라인에서 얻은 부정확한 정보에 지나치게 관심을 기울일 수 있다.

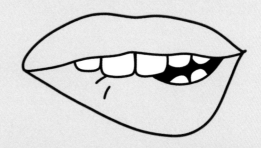

어색한 대화

성에 대한 주제를 불편해하는 사람과 대화할 때면, 생물학적으로도 본능적으로도 그 불편함을 읽을 수 있다. 신체 언어에 관한 과학(운동학, kinesics)은 비언어적 신호가 어떻게 소통의 일부가 되는지 보여준다. 인간은 눈을 마주치지 않거나 팔짱을 끼거나 얼굴에 손을 얹는 등의 신체 언어의 변화(미세부정 메시지라고 한다)를 보고 불편함, 당혹감, 수치심을 나타내는 신호를 즉각적으로 알아챈다. 반대로 자신이 이런 신호를 보냄으로써 섹스에 침묵하는 문화를 내면화할 수도 있다.

성 건강 우선시하기

섹스를 하는 모든 사람이 섹스에 대해 교육적이고, 떳떳하며, 수치스럽지 않은 방식으로 이야기할 수 없는 것은 당연하다. 물론 원하지 않는데도 성생활에 대한 정보를 공유해야 한다고 느낄 필요는 없다. 섹스에 대해서는 프라이버시를 지키는 것이 옳다고 여기는 경우도 충분히 있을 수 있다. 그러나 주류 대화에서 섹스가 보이지 않는다는 것은 말을 꺼낼 주제가 못 된다는 의미로 받아들여지기도 한다. 2021년 여성을 대상으로 한 피넛(Peanut, 여성용 소셜 네트워크 앱-옮긴이)과 헤드스페이스(Headspace, 명상 및 수면 관리 앱-옮긴이)의 공동 연구는 이런 대화 부족이 성 건강과 웰빙에 어떤 파급 효과를 내는지 잘 보여준다. 이 연구에 따르면 27%만이 성생활에 대해 의사와 상담하고, 13%만이 성생활을 개선할 방법을 찾기 위해 친구와 이야기한다. 그럼에도 불구하고 70%가 성생활을 개선할 수 있는 정보에 더 쉽게 접근할 수 있기를 원한다고 답했다.

> 사회에서 섹스에 대한 언급이 우세함에도 불구하고, 우리는 종종 섹스에 대해 이야기하는 것을 어색하게 느낀다.

왜 섹스가 공연처럼 느껴질 때가 있는 걸까?

사람들이 섹스에 대해 흔하게 하는 걱정이 바로 분리감을 느끼는 것이다. 즉 자신이 무엇을 느끼는지보다 무엇을 하는지에 집중하는 경우다. 이것이 쾌감에 미치는 영향은 명백하다.

섹스는 행동이자 감각이다. 섹스에 있어서 심신의 연동은 잘 증명되어 있으며, 이는 섹스 중에 인지 기능을 끌 수 없다는 것을 의미한다. 문제는 자기비판적이고 산만한 생각이 생리적 흥분 과정을 방해할 때 생긴다(92페이지 참조). 뇌는 신체에서 가장 큰 섹스 기관이라고 말할 수 있는데, 섹스에서 뇌를 젖혀놓고 생각할 수는 없다.

잡생각
동반자의 느낌에만 몰두하고 동반자가 여러분을 어떻게 생각하는지가 섹스를 얼마나 잘 하는지에 대한 지표가 되면, 섹스가 공연처럼 느껴질 수 있다. 어떻게 '공연'을 하고 무엇을 해야 하는지에 대한 생각으로 꽉 차게 되는 것이다. 이런 생각은 대체로 특정한 섹스 시나리오에 집착하기 때문인 경우가 많다. 예컨대 "이 각도에서 보는 내 모습이 괜찮았으면 좋겠는데", "상대가 너무 오래 걸

잡생각은 쾌감에서 탈선하게 한다.

리는 것 같아, 내가 제대로 못 하는 걸까?", "사실 체위를 바꾸고 싶은데, '이건 별로야'라고 말하는 것처럼 보이긴 싫어" 같은 생각이 들 수 있다.

이런 생각 대부분은 섹스는 어때야 한다는 견해에서 나오며(52페이지 참조), 미디어에서 보이는 성행위의 다양성 부족으로 더욱 강화된다. 공연하는 것 같다는 느낌은 섹스를 어떤 식으로든 달성한 목표에 따라 측정할 수 있다는 생각에서 비롯되고, 섹스는 주관적인 경험이라는 생각을 최소화한다.

브레이크 발동
섹스가 공연처럼 느껴지면 스트레스가 생기는데, 신체가 이를 위협으로 인식하기 때문이다. 뇌는 진화의 산물인 투쟁-도피 모드로 전환되어 코르티솔과 아드레날린 분비를 촉발하고, 혈류는 근육 같은 부위에 우선순위를 두고 성기에서 빠져나간다. 투쟁-도피 상황에서는 흥분이 중요하지 않기 때문이다. 욕구에 브레이크가 걸리면(158페이지 참조) 흥분에 방해가 되고, 이로 인해 섹스도 방해를 받는다.

쾌감에서 멀어지는 악순환

아이러니한 점은 섹스에 대한 걱정 때문에 섹스에서 멀어진다는 것이다. 신체적 신호와 쾌락적 감각에 주의를 기울이는 대신 자신에 대한 평가에 몰두하면서 감각은 뒤로 젖혀 놓는 것이다. 이는 마치 신체적 감각의 볼륨을 낮추는 것과 같은 효과를 내서 쾌감과 만족감을 덜 느끼게 된다. 궁극적으로 섹스에 대한 전반적인 욕구를 감소시킨다.

성기능 불안

성기능 불안은 섹스 중에 공연한다고 느끼는 것과 동일하지는 않지만, 이런 불안도 부정적인 생각이 순환하면서 발생하며 욕구와 흥분을 방해할 수 있다. 성적 욕구와 흥분을 경험할 수 있는 능력에 대한 걱정이 찾아오면 성기능 장애로 이어질 수 있다(118~123페이지 참조). 악순환이 일어나 미래의 일에 대한 초조함이 더 큰 불안을 만들어내는 것이다.

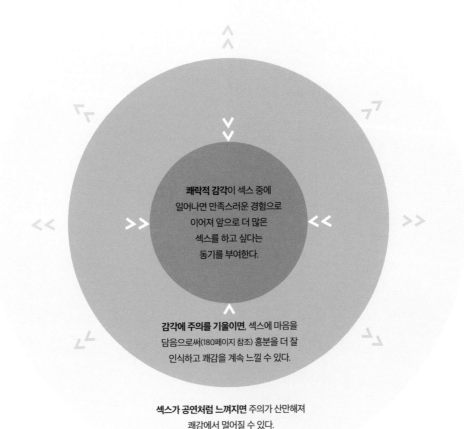

쾌락적 감각이 섹스 중에 일어나면 만족스러운 경험으로 이어져 앞으로 더 많은 섹스를 하고 싶다는 동기를 부여한다.

감각에 주의를 기울이면, 섹스에 마음을 담음으로써(180페이지 참조) 흥분을 더 잘 인식하고 쾌감을 계속 느낄 수 있다.

섹스가 공연처럼 느껴지면 주의가 산만해져 쾌감에서 멀어질 수 있다.

마음챙김 섹스란 무엇일까?

마음챙김 섹스에는 의식적으로 자신의 성적 경험에 주의를 기울이되 자신이나 동반자에 대한 비판은 걷어내는 것이 포함된다.

마음챙김이란 평정심을 유지하며 편견이나 옳고 그름 없이 생각에 주의를 기울이는 것이다. 이렇게 하면 잡생각으로 주의가 쏠려 스트레스 반응이 발현하는 것을 막을 수 있다. 섹스에 관한 마음챙김 연습은 각종 장애물이 있는 경우에 특히 유용할 수 있다. 예컨대 욕구가 낮거나 섹스가 고통스러워 쾌감에 집중하지 못하는 경우 등이다.

섹스의 이점

심리학자 로리 브로토 박사는 암 환자를 대상으로 마음챙김 섹스의 이점에 대한 연구를 수행했다. 이 연구에서 신체 감각에 주의를 집중하면 신체적 흥분을 더 잘 인식할 수 있을 뿐만 아니라 흥분 수준 자체도 높아진다는 것이 드러났다. 규칙적인 마음챙김 수련은 뇌의 집중력 중추(실제로 있는 의학적인 부위가 아니고 상징적인 비유다-옮긴이)

삶과 성적 쾌감에 마음챙김 도입하기

마음챙김의 요소를 성생활에 도입하는 것은 이미 명상이나 마음챙김 수련을 하는 상태가 아니더라도 가능하다. 마음챙김은 신속한 해결책이 아님을 명심하자. 다음과 같은 수련을 일상의 일부로 삼는다면 마음챙김을 성생활에 도입하기가 쉬워진다.

일상의 쾌감을 인식하자. 쾌감 일기를 쓴다. 쾌감을 주는 간단한 것들을 기록해보는 것이다. 예를 들어 일어나서 처음 마시는 커피 한 모금, 편안한 침대, 얼굴에 비치는 햇살, 부드러운 옷의 감촉, 친구의 포옹 등이다. 섹스 이외의 쾌감을 인식하면 섹스 중의 쾌감도 더 인식하기 쉬워진다. 쾌감을 느끼는 순간마다 심호흡을 하면 그 경험에 온전히 집중하기 쉬워진다.

의문을 가지는 대신 허용하자. 잡생각이나 방해가 되는 생각이 떠오르면 그 생각을 그냥 내버려둔다. 그냥 인정하고 "이건 그냥 생각일 뿐, 사실이 아니야"라고 자신에게 말하는 것만으로도, 자신의 현실을 형성하는 데 스스로 능동적인 역할을 한다는 것을 상기할 수 있다. 하루에 떠오르는 생각은 수천 개이고, 이를 인식하면 모든 생각에 주의를 기울이는 것은 현실적으로 불가능하다는 사실을 깨달을 수 있다.

방해물에 관심을 주는 대신 감각에 집중하면 욕구와 흥분을 증진시킬 수 있는 기회가 늘어난다.

를 활성화하고 생각을 평온하게 해준다. 47개의 연구에 대한 메타 분석에 따르면 마음챙김 프로그램은 심리적 스트레스의 부정적인 요소를 감소시켜 스트레스 호르몬인 코르티솔 수치를 낮추는 것으로 드러났다. 기분의 변화는 스트레스에 대한 인식에도 중요한 역할을 해서, 더 차분해지고 현재에 집중함으로써 욕구가 강해지고 생물학적 흥분 반응이 증진된다.

탄트라 섹스

탄트라는 목표 지향적인 생각을 영적이고 관능적이며 친밀한 인식으로 대체하는 고대 철학이다. 탄트라 섹스에는 호흡, 마음챙김, 눈 맞춤을 통한 교감이 포함되며, 관능적인 친밀함을 자아낸다.

호흡에 집중하자. 호흡에 주의를 기울이면 지금 이 순간 몸에 일어나는 일에 집중하기가 쉬워진다. 깊고 느리게 호흡하면 부교감 신경계에 신체를 진정시키라는 신호가 간다. 평소에 호흡에 집중하는 방법을 연마하면 섹스 중에도 이를 수련할 수 있으므로, 현재 경험하는 감각에 집중할 수 있다.

차근차근 하자. 우리 삶의 대부분은 목표 지향적이지만, 이런 태도는 섹스에 방해만 된다. 일상적인 일을 차근차근하면 섹스하는 동안 몸이 바라고 마음이 가는 대로 기대감, 욕구, 흥분을 쌓을 수 있는 마음가짐이 계발된다.

감각을 활용하자. 날마다 만지고, 냄새 맡고, 맛보고, 듣고, 보는 것을 감각적으로 확인하자. 이는 지금 이곳에 집중할 수 있는 수련이 된다.

섹스하기 좋은 상황을 만들자. 어떤 환경이면 일상에서 벗어나 섹스에 집중할 수 있을지 생각해보자. 이런 환경에는 주의를 끄는 물건을 치우고, 음악을 듣고, 휴대폰을 내려놓거나 아니면 다른 방에 두고, 뜨거운 물로 샤워나 목욕을 하고, 다음 날 할 일 목록을 작성해두고 내일에 대해서는 잊어버리는 것이 포함될 수 있다.

계획된 섹스는 섹시하지 않을까?

일반적으로 최고의 섹스는 즉흥적인 것이며, 계획된 친밀함은 그다지 설레지 않는다고 여겨진다. 하지만 일기장에 함께할 시간을 적어놓는다는 것이 꼭 섹시하지 않을 것도 없다.

대부분의 사람에게, 섹스할 시간을 찾는 것은 일상에 맞춰야 하는 현실적인 일이다. 이는 동반자와 하는 섹스든 솔로 섹스든, 밤에 잠자리에 들었을 때 하는 경우가 많다는 뜻이다. 섹스 일정을 이런 식으로 짜면 계획대로 되지 않는 날에도 유연성을 갖출 수 있다. 이런 비공식적인 스케줄은 꽤 잘 작동한다. 하루 일과를 마치고 긴장이 풀린 상태라서 정신적으로 산만해질 가능성이 적고, 그 결과 반응형 욕구에 의지해(130페이지 참조) 육체적으로 가까워질 기회를 누릴 수 있기 때문이다.

친밀함을 위한 시간
중요한 점은 섹스 자체를 일종의 목표로 삼는 계획은 세우지 말아야 한다는 것이다. 섹스를 기대하는 것은 때로 최음제 역할을 해 욕구를 키울 수 있지만, 섹스에 어려움을 겪고 있는 경우라면 계획된 섹스가 기대와 압박을 자아내 불안감을 키우고 회피로 이어질 수 있다.

또한 섹스를 중심으로 계획하면 관계에서 다른 친밀한 순간, 성적이지 않은 순간을 평가절하할 수도 있다. 그러는 대신 신체적 친밀함과 교감을 위한 시간을 따로 두는 편이 좋다. 그러면 그 시간이 섹스로 이어질 수도 있고, 아닐 수도 있게 된다. 이런 식으로 함께 있는 습관을 들이는 것은 긍정적인 일인데, 연구에 따르면 일상적으로 신체적 친밀함을 키우는 커플의 성적 만족도 수준이 가장 높기 때문이다. 핵심은 이런 시간이 그냥 생기기를 기대하기보다 적극적으로 추구하는 것이다.

한편 어떤 것에 지나치게 익숙해지는 습관화(63페이지 참조)로 인해 에로틱한 욕구가 감소될 수도 있다. 일상습관이 욕구를 죽인다면 조명, 체위, 장소를 바꾸거나 윤활제나 섹스 토이를 사용하는 등의 작은 변화가 심리적·생리적 자극을 일으켜, 뻔한 일에서 벗어남으로써 동기 부여를 위한 도파민(56페이지 참조)이 분비되는 보상을 주고 욕구를 불 붙일 수 있다.

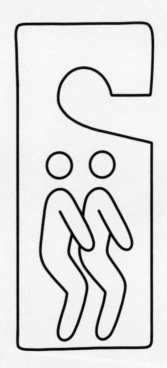

그렇다면 즉흥적인 섹스가 더 좋을까?

즉흥적 섹스, 즉 자발적 욕구(130페이지 참조)는 누군가를 처음 만났을 때 가장 흔하게 일어난다. 통념상으로는 너무 달아올라 참을 수 없을 정도고, 섹스는 열정적이며 뜨겁다. 이 통념의 반대편은, 한 사람과 하는 섹스는 시간이 지나면서 지루해진다는 것이다.

즉흥적인 섹스를 다르게 생각해보면, 이는 누군가를 알아가는 초기 단계에서는 일반적으로 성적 통화(키스, 눈 맞춤, 손길, 관심 등 섹스 외적으로 서로에게 주는 관심, 220페이지 참조)가 더 많으며 이것이 욕구를 촉발하는 역할을 한다는 것을 반영한다. 또한 아직 일상이 정립되지 않은 이 '허니문 단계'에는 섹스를 통해 교감을 쌓는다. 섹스가 점점 일상화되는 것은 자연스러운 현상이지만, 그렇다고 만족도가 줄어든다는 뜻은 아니다.

섹스는 계획되고 안 되고가 아니라 쾌감에 집중하는 것이 중요하다.

섹스에서 경험이 중요할까?

우리는 지금까지 섹스 동반자가 몇 명인지에 의미를 두도록 사회화되어 왔다. 하지만 이는 섹스를 편파적으로 평가하는 방법이다.

우리는 지금까지 섹스 동반자 수가 성 경험을 얼마나 많이 했고, 섹스에 얼마나 숙달되었는지와 상관관계가 있다고 배웠다.

또한 섹스 동반자 수에 의미를 부여하고 그 숫자가 얼마면 부족한지, 적당한지, 너무 많은지에 대한 통념을 받아들이도록 사회화되었다. 그 결과 자신이 거쳐온 동반자가 지나치게 적거나 많다고 생각할 경우 자기를 부

정적으로 인식하게 된다. 어딘가 문제가 있다는 통념을 내면화하기 때문이다.

잘못된 바로미터
실제 이런 대중적인 통념을 바탕으로 경험을 판단하면 지금껏 섹스했던 상대의 수를 제외하고는 당사자의 성생활에 관해 아무것도 파악할 수 없다. 예컨대 동반자 중

만족을 위한 섹스 레시피
좋은 섹스와 자신감은 얼마나 많은 사람과 잤는지가 아니라 섹스에 대한 태도, 가지고 있는 정보, 소통 방식에서 비롯된다.

신뢰할 수 있는 출처와 건전한 메시지를 통해 양질의 정보를 획득하면, 동반자와 섹스에 대해 이야기할 자신감을 갖추게 된다.

동반자와 소통이 잘되면 욕구를 표현하고 동반자의 요구에 귀를 기울이기 쉬워진다.

성적 만족도는 주관적인 척도이며 평생에 걸쳐 오르내리는 것이다.

섹스는 주관적인 경험이고, 객관적으로 측정하려 노력할 뿐이다.

일부 또는 전부가 경험한 섹스의 질이 어떤지, 얼마나 만족했는지, 섹스는 얼마나 자주 했는지에 대해서는 알 길이 없다.

섹스는 주관적이기 때문에, 이런 식으로 성적인 '스킬'을 측정하려고 하면 경험을 어떻게 세는지에 대한 질문이 제기된다. 성교를 한 횟수일까? 오르가슴을 몇 번이나 느꼈는지일까? 지금까지 동반자가 몇 명이나 되는지일까? 만약 한 동반자와 몇 년이고 함께했다면 어떻게 되는 걸까? 게다가 성적인 관계에 있지만 성교는 하지 않는 경우도 포함될까? 솔로 섹스는 포함될까?

끊임없는 진화

모든 섹스는 주관적이고, 그 순간에 함께 만들어가는 것이다. 다양한 동반자와 함께하든, 다른 상황에서 같은 동반자와 함께하든, 아니면 혼자서 하든 말이다. 무엇으로 경험을 세는지에 대한 단일 기준은 없다. 성적으로 자신을 알고, 학습과 계발이라는 끝없는 과정 속에서 섹스가 진화한다는 것을 인식하는 것(218페이지 참조)이야말로 성적으로 자신감을 가지는 가장 좋은 방법 중 하나다.

실패에 대한 두려움보다는 자신감 증가를 느낀다.

성기능에 대한 압박이 사라지면 경험 부족에 대한 걱정이 감소한다.

목표 지향적이지 않으면, 성공이라는 개념보다는 지금 느낌에 집중할 수 있다.

섹슈얼리티는 유동적일까?

섹슈얼리티는 평생 고정된 것으로 여겨질 때가 많았다. 섹슈얼리티가 어떻게 진화할 수 있는지 점차 인식하게 되면서 이런 이해의 격차가 좁혀지고 있다.

섹슈얼리티에 대해 더 많이 알게 될수록 우리 문화가 얼마나 헤테로노머티브(heteronormative, 이성애만을 사회적 규범으로 보는 것)하고 모노노머티브(mononormative, 두 명이 상호 배타적으로 맺는 동반자 관계만을 규범으로 보는 것)한지 알게 된다. 지난 수십 년 동안 성과학자들은 이런 생각에 도전하며 섹스가 흔히 주어지는 이분법적 정의보다 훨씬 더 미묘할 수 있음을 이해하도록 도와주었다. 1948년 미국의 성과학자 알프레드 킨제이는 '킨제이 척도'를 개발해 『인간 남성의 성적 행동』을 통해 발표했다. 이 책은 수천 명과의 인터뷰를 바탕으로 사람들의 성적 지향을 탐구한 보고서였다. 오늘날에 와서는 한계가 있는 것으로 여겨지지만, 이 획기적인 연구는 섹슈얼리티가 이분법적이고 고정되어 있다는 생각에 도전하는 길을 열었다. 킨제이 척도는 '철저한 이성애자'에서 '철저한 동성애자'까지 표시된 슬라이딩 척도를 사용했으며, 그

사이에서 서로 다른 성별에 대한 끌림 수준이 달라졌다. 킨제이의 연구는 성적 행동, 생각, 감정이 유동적일 수 있고, 취향이 항상 고정된 것은 아니며 성적 지향을 엄격하게 분류하는 데 한계가 있음을 보여주었다.

성적 지향은 정체성의 일부이며 다른 사람에게서 느끼는 낭만적 및 성적 끌림과 관련이 있다(19페이지 참조). 오늘날에는 매우 다양한 섹슈얼리티가 존재하며, 누군가가 자신의 섹슈얼리티를 어떻게 표현하는지는 그 사

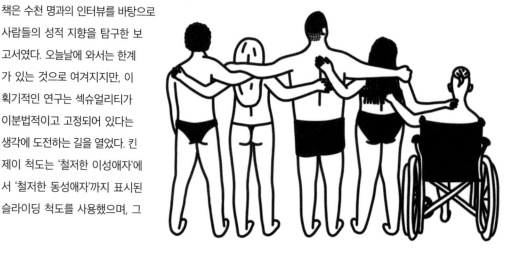

람의 정체성으로 존중되어야 한다는 견해가 힘을 얻고 있다.

추측 피하기

타인의 섹슈얼리티에 대해서 관찰한 것만 바탕으로 맥락은 고려하지 않은 채 성급히 결론을 내릴 때가 많다. 예컨대 이성애자라고 생각했던 사람이 동성 동반자를 사귀고 있다면 그 사람의 성 정체성이 바뀌었다고 추측할 수도 있다. 하지만 겉보기로는 모르는 것이, 이 사람은 양성애자로 식별되지만 적절한 상대를 만나기 전까지는 이를 표출하는 데 불편함을 느꼈을 수도 있다. 섹슈얼리티와 그 표현에 대한 문화적, 법적 제약이 있는 곳에서는 맥락도 중요하다.

또 다른 잘못된 가정은 성전환을 하거나 성 정체성이 바뀌면 성적 지향도, 예컨대 이성애자에서 게이로 바뀌어야 한다고 생각하는 것이다. 실제로는 항상 한 성별로 식별되어 왔고 섹슈얼리티는 그대로일 수도 있다. 또는 섹슈얼리티 자체가 유동적이라고 깨달을 수도 있다.

에로틱한 탐구(판타지와 포르노에서 탐구할 수 있는 분야)는 섹슈얼리티와는 별개의 개념이라는 것을 이해하면 자신에 대한 추측을 피하기 쉬워진다. 예컨대 이성애자 정체성을 가진 사람 중 많은 이들이 동성 포르노를 보거나 동성 판타지를 가지고 있지만, 이런 탐구를 직접 행동으로 옮기고 싶은 욕구는 느낄 수도 느끼지 않을 수도 있다.

섹슈얼리티는 미묘하고 사람마다 다르다. 어떤 사람에게는 평생에 걸쳐 유동적일 수 있다.

성적인 안전지대는 걸림돌이 될까?

성생활의 격차는 현실과 이상 사이의 공간을 나타낸다. 이런 격차를 검토해봄으로써 변화를 위한 동기를 찾고 만족도를 높일 수 있다.

도움이 되지 않는 성적 행동 패턴에 고착되었을 때, 예를 들어 가짜로 쾌감을 꾸미거나 같은 식의 섹스를 계속 반복하는 경우, 익숙한 안전지대에 갇혔다 할 수 있다. 안전지대 뒤에 놓인 심리를 이해하면 이런 제한된 패턴에서 벗어나기가 쉬워진다.

평이한 행동을 반복하면 우리의 뇌는 일상의 편안함에 안주한다. 패턴을 바꾸는 것은 미지의 세계로 모험을 떠나는 것을 뜻하며, 이는 잠재적인 두려움(그리고 그에 따른 심리적 위험)을 뇌에 알리는 신호다. 그래서 같은 생각, 느낌, 행동만 반복하게 되고 수치심, 불안, 자의식 같은 부정적인 감정이 강화될 수 있다.

변화에 대한 열망
걸림돌이 되는 행동을 바꾸려면 동기가 필요하다. 잠재적인 장벽을 인식하는 첫 번째 단계는 왜 변화해야 하는지 자신에게 물어보는 것이다. 그러면 깊이 뿌리 박힌 패턴 생각에 기반하는 경우가 많아서 자동적으로 드는 부정적인 생각에 도전하고 이를 긍정적인 대안으로 대체할 수 있다. 이렇게 함으로써 섹스에 대한 생각을 바꾸고 관점을 넓히기 위한 동기를 부여할 수 있다.

새로운 성적 지평
성생활의 격차를 줄일 방법을 찾다 보면(예컨대 동반자와의 소통을 개선하거나, 섹스를 온전히 즐기지 못하게 하는 사회적·문화적 압력과 방해 요소를 인식하는 등), 점점 더 성적 자아를 긍정적으로 받아들이고 그만큼 수치심에서 벗어날 수 있다(32페이지 참조). 그리고 그로 인해 진정한 성적 자아에 대해 더 자신감을 가지고 원한다면 탐구할 동기도 생기게 된다.

성적 안전지대 탐구하기
안전지대에서 벗어나는 데는 시간이 걸린다. 이를 위해

서는 특정 성적 행위를 '가장 편안함'에서 '전혀 편안하지 않음'까지 등급을 매겨보는 것이 도움이 된다. 이를 통해 가장 행복하게 느낄 행위에 대해 생각하며 안전지대를 벗어나기 시작할 수 있을 뿐만 아니라, 전혀 흥미가 없는 행위는 하지 않게 될 수도 있다.

안전지대 질문

• 내가 원하는 것은 무엇일까?
• 내게 걸림돌이 되는 것은 무엇일까, 어떻게 하면 다르게 생각할 수 있을까?
• 뭔가 새로운 것을 시도하면 어떤 느낌이 들까?
• 나는 무엇을 배웠을까, 탐구를 계속해도 될까?

안전지대에서는 뇌가 익숙한 패턴에 안착한다. 통제력과 안전함을 느끼지만, 성적으로는 이것이 곧 만족감과 성취감을 의미하지 않을 수도 있다.

공포지대에서는 익숙한 행동을 바꾸는 것에 불안감을 느끼고 스트레스 호르몬인 코르티솔 분비가 촉발될 수 있다. 자신을 의심하고 변화에 관해 걱정할 수도 있다.

학습지대에서는 새로운 것을 시도하며 성취감을 느낄 수 있다. 그 결과 뇌가 도파민 분출(56페이지 참조)로 보상해 동기에 불을 붙인다.

성장지대에서는 자기 제한적 통념이 약해지고 자신감이 성장한다. 용기를 얻어 더 많이 탐구하고 다시 도파민으로 보상을 받는다.

성
건강

신체적·정신적 성 건강은 단순히 문제나 질병이 없는 것보다 훨씬 큰 의미가 있다. 양호한 성 건강과 웰빙의 핵심 지표는 성생활에서 정보에 입각한 선택을 얼마나 실행할 수 있는지다. 다양한 피임 방법과 성병 감염 및 원치 않는 임신으로부터 자신을 보호하는 방법을 이해하고 성 건강 검진을 받으면, 자신을 건강하게 관리할 수 있다. 또한 정신 건강과 성 건강 사이의 관계를 이해하면(어떤 이들에게는 과거의 트라우마로 인해 복잡하지만), 문제를 살피고 필요하다면 순응하며 성적 자신감을 회복하기가 쉬워진다.

성 건강이란 무엇일까?

**WHO는 성 건강을 그저 기능 장애나 질병이 없는 것이 아니라
섹스 측면에서 '신체적, 정서적, 정신적, 사회적 웰빙'을 느끼는 것으로 정의한다.**

세계보건기구(WHO)는 늘 섹스에 대해 긍정적이고 존중하는 접근법을 중시하며 '강압, 차별, 폭력' 없이 안전하고 즐거운 관계를 즐길 수 있는 능력의 중요성에 관해 설명한다. 이런 성 건강 정의는 신체적, 정신적, 사회적 맥락을 포괄하는 총체적 접근 방식을 취한다.

정보에 입각한 선택

앞에서 언급한 정의의 핵심 요소 중 하나가 선택이다. 성 건강에서 큰 비중을 차지하는 부분이 성생활에서 무엇을 원하고 어떤 식의 관계를 바라는지에 대해 정보에 입각한 성적 선택을 할 수 있는 능력이다. 이는 2단계 과정으로 이루어져 있다. 먼저 신뢰할 수 있는 정보를 얻고, 다음엔 이 정보를 바탕으로 무엇을 할지 선택하는 것이다. 일단 올바른 정보가 주어지면 덜 비판적이고 더 포용적인 입장에서 섹스를 고려하기 쉬워진다.

물론 정보는 상황과 문화에 따라 달라지며, 종교와 신앙에 따라 형성될 때도 많다. 인터넷의 확산으로 섹스에 관한 정보를 쉽고 광범위하게 접할 수 있게 되었고, 많은 이들이 온라인을 통해 스스로 정보를 학습하고 있다. 하지만 온라인에서 주워 모은 정보는 부정확하거나 오해의 소지가 많다. 따라서 올바른 정보를 얻는다는 것은 신뢰할 수 있는 출처에서 정보를 수집하고 검색하는 것을 뜻한다. 이런 정보는 섹스에 어떤 것들이 포함되고 어떻게 작동하는지, 성병(STIs, Sexually transmitted infections) 어떻게 전염되고 전파되는지, 피임법에는 무엇이 있는지 이해하는 데 도움이 된다. 조력자가 필요하다면 신뢰할 수 있는 사람을 찾아 상담하고 적극적으로 성 건강 검진을 받아보자.

올바른 정보를 알고 있으면 동반자와 소통하기가 쉬워지므로 자신의 욕구와 취향을 더 잘 표현할 수 있다. 성적으로 안전하고 편안하게 느끼기 위해 필요한 것이 무엇인지 파악할 수 있으며, 왜 성행위를 원하는지, 그리고 그것이 자신에게 적합한 이유인지 자문해볼 수 있다.

편안한 상황

성 건강의 핵심은 현재 상황에 만족하는 것이다. 섹스는 항상 어떠한 강압 없이 자유의지로 이루어져야 하며(20페이지 참조), 동반자나 동료에게 압박을 받아서도 안 된다. 예컨대 보호책 없이, 또는 다른 사람에게 맞춰줘야 한다는 생각 때문에 섹스해서는 안 된다는 것이다. 언제

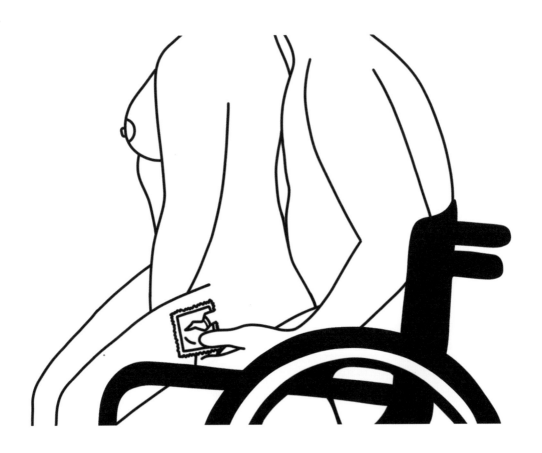

든 마음을 바꿔도 괜찮다고 안심할 수 있어야 하며, 섹스
에 앞서 만족할 만큼 보호책을 고려할 수 있어야 한다.

    섹스하는 긍정적인 이유에는 서로 간의 끌림, 욕구,
친밀함 및 쾌감에 대한 소망, 호기심 등이 있다. 항상 섹
스가 스스로의 결정이며 잠재적인 결과에 대해 인지하
고 있는지 확인하자.

섹스는 항상 합법적이고 상호 합의 하에 강압 없이 이루어져야 한다.

순결에 대한 정의가 바뀌었을까?

성에 대한 생각이 진화하는 만큼 순결의 전통적인 개념은 과거의 유물이 되고 있다. 오늘날 처녀성은 사람마다 그 의미가 다르다.

널리 받아들여지는 순결의 정의는 아직도 첫 성교에 초점이 맞춰져 있다. 그러나 이 정의는 섹스의 일부일 뿐이며 많은 이들의 경험을 배제하고 있다. 예를 들어 이성애가 아닌 경험을 했거나 취향이나 능력이 성교와 관련 없는 경우다. 순결에 대한 이런 전통적인 관점은 목표 지향적이고 선형적인 섹스 모델(13페이지 참조)에 의존하기에 성적 탐험에 대한 생각을 포용하지 못한다.

순결의 개념
많은 사람이 '처녀 탈출'에 대해 갖는 기대감은 섹스 합의가 가능한 나이에 이른 뒤 순결을 잃을 때까지 오래 걸릴수록, 그리고 또래들과 동떨어진 시기에 겪을수록 '정상'이 아니라는 생각 위주로 돌아갈 때가 많다.

　중요한 점은 성적 경험의 개념이 주관적이고 사람마다 다르다는 사실을 이해하는 것이다. 섹스를 처음 시작할 때 가장 중요한 것은 모습이 어떻든 자신이 선택한 시기에 합법적이고, 합의에 의해, 안전하게 이루어져야 한다는 것이다.

**순결에 대한 정의는 성교에만
편협하게 초점을 맞추고 있다.**

섹스 후 임신 가능성은 얼마나 될까?

올바르게 사용하면 피임법의 성공률은 높지만 (200페이지 참조), 보호책 없이 정기적으로 섹스를 한다면 임신 가능성을 고려해야 한다.

개인의 임신 능력은 나이, 생활 방식, 성교 빈도 등 여러 요인에 따라 달라진다. 질 내 사정 후 정자는 이 생식 기관 안에서 최대 5일까지 살 수 있으므로, 그 기간 동안 정자가 난자에 도달하면 수정될 가능성이 있다.

성교 시기는 임신 가능성에 영향을 미친다. 배란 직전과 배란 후 최대 24시간(평균적으로 월경 주기에서 약 14일째) 동안은 임신 가능성이 가장 높다. 일단 난자가 방출되면 나팔관을 따라 내려가는데 여기가 바로 정자에 의해 수정되는 곳이기 때문이다. 가임 기간이 지나면 임신할 확률은 매우 낮지만, 월경 주기의 길이는 매우 다양할 수 있고 불규칙한 경우도 있기 때문에 가임기를 예측하는 것 자체가 신뢰할 수 있는 피임법은 아니다.

임신하게 되는 가장 흔한 방법은 성교지만, 어떤 식으로든 정자가 질로 들어가면 임신 가능성이 있다. 예를 들어 동반자가 질구 가까이에 사정하는 경우가 그렇다.

처녀막은 어떨까?

처녀막에 대해서는 오해가 많다. 이는 사실 막이 아니라 질 입구에 있는 얇은 조직이다. 흔한 오해 중 한 가지는 처녀막은 질이 있는 사람이 처음 섹스할 때만 찢어진다는 것이다. 사실 처녀막은 시간이 지남에 따라 변화하거나 찢어지거나 사라질 수 있다. 이유도 탐폰 사용, 운동, 자위 등 다양하다. 처녀막이 찢어지는 것을 인식하거나 알아차리지 못하는 사람도 많으며, 가벼운 출혈을 경험하는 일부 사람들은 이를 생리 때문이라고 착각하는 경우도 많다.

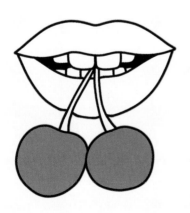

보호책에 대해 이야기하면
열정이 죽을까?

**아니다, 안전한 섹스가 좋은 섹스다. 보호책에 관해 대화하면 욕구가
감소할 것이라는 추측은 섹스에 대한 공개적이고 솔직한 대화를 어색
해하는 데서 기인했을 가능성이 높다.**

섹스에서 중요한 부분은 추측이 아니라 지식을 통해 건
강 면에서 위험을 감수하지 않는다는 것을 알고 안전하
다고 느끼는 것이다. 성심리 치료사는 '그 사람 성병이
있을 타입은 아닌 것 같아요', '난 그 사람 믿어요', '그 사
람이 괜찮다고 했어요' 같은 말을 자주 듣지만, 이는 사
실이라기보다 감정적인 표현이다.

추측하지 않기
누군가를 신뢰할 수 있다고 느끼는 것이 그 사람의 성 건
강 상태를 판단할 수 있는 안전한 방법은 아니다. 또한
누군가의 섹스 이력이 반드시 성병에 감염될 가능성을
나타내는 것도 아니다(204페이지 참조). 게다가 일부 성병
은 무증상이므로, 아무리 건강해 보여도 겉모습은 성병
에 감염되지 않았다는 지표가 될 수 없다. 실제로 보호책
없이 섹스를 하면 누구나 동반자로부터 성병에 감염될
위험이 있다.

피임에 대해 생각하기
피임에 대해 논의한다는 것은 자신의 몸에 가장 적합한
선택지를 고려하는 것이다. 호르몬 피임법을 고려하고
있다면 본인과 본인의 건강에 맞는 수단을 찾는 것이 핵
심이다. 선택한 피임법이 성병을 막지 못하는 경우, 두
사람 다 성 건강 검진을 받을 때까지 콘돔을 사용할지 동
반자와 논의해야 할 수 있다. 동반자와 성적으로 독점적
인 관계라면 콘돔 사용을 언제 그만둘지 선택할 수 있다.

성 건강 찬미하기
성 건강을 돌보는 것은 웰빙의 다른 측면을 돌보는 것과
같으며 부끄러워할 것이 아니라 찬미해야 할 일이다. 보
호책에 관해 이야기하고 동의한 보호에 기반한 합의를
하는 것(21페이지 참조)이야말로 섹스 중 안전을 보장하는
것이다. 어느 동반자든 이것을 모두의 건강에 대한 관심
과 책임감을 보여주는 것으로 받아들여야 한다. 이런 개

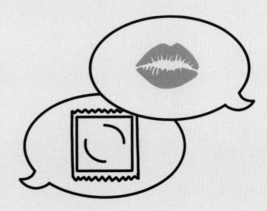

인적인 책임감과 이에 대해 논의할 수 있는 자신감은 관계의 다른 요소에도 좋은 신호가 될 수 있다. 이는 섹스에 대해 솔직하게 소통할 수 있는 기회를 열어줘서, 그 자체가 성생활에 이득이 될 수 있다(20페이지 참조).

새로운 동반자와는 성적인 상황에 들어가기 전에 보호책에 대해 이야기하는 것이 섹스 직전에 말하는 것보다 이상적일 수 있다. 이를 통해 상대방이 이 주제를 얼마나 중요하게 여기는지, 그리고 여러분의 개인적인 경계선을 받아들일 사람인지 평가할 수 있다.

자신과 동반자의 성 건강에 대한 자신감을 느끼면 긴장을 풀기 쉬워지고 궁극적으로 섹스가 더 나아진다. 안전하다고 느낀다는 것은 성 건강에 대한 걱정에 구애받지 않고 거리낌 없이 쾌락적인 감각에 더 집중할 수 있다는 뜻이기도 하다.

대화 시작하기

보호책에 대해 물어보는 것이 어색하다면 다음 예문이 도움이 될 수도 있다.

"더 나아가기 전에, 내가 피임약을 복용 중이라는 알려주고 싶어. 하지만 우리 둘 다 성 건강 검진을 받기 전까지는 콘돔도 사용하는 것이 더 안심이 될 것 같아. 검진 결과가 나오면 다시 얘기해보는 것도 좋고."

"우리 둘의 안전을 지키기 위해 둘 다 검사를 받고 싶어. 그렇게 해줄래?"

"아직 나에게 맞는 호르몬 피임법을 찾지 못했는데, 한동안은 콘돔을 사용하면 어떨까?"

"지금은 임신을 감수하고 싶지 않으니, 피임이 중요한 것 같아. 당신은 어때?"

안전한 섹스를 위한
선택지에는 어떤 것이 있을까?

섹스 중에 보호책을 사용하면 성생활에 대한 선택권과 자율성이 생긴다. 어떤 것들이 있고 각 유형이 어떻게 작동하는지 알면 자신에게 가장 잘 맞는 것을 선택하기 쉬워진다.

자연적 또는 인공적인 보호책은 성병 감염 및 임신을 예방한다. 성병과 의도하지 않은 임신은 보호책 없는 섹스의 주요 부정적 결과다. 심리적으로도 보호책이 없으면 불안감이 생길 수 있다. 주요 보호책 유형은 아래에 요약되어 있다. 200~201페이지에도 자세히 나와 있으며, 차단법과 호르몬 피임 및 비호르몬 피임으로 구성된다. 그 밖의 선택지로는 수술과 응급 피임법이 있다. 트랜스젠더의 경우 각자의 상황에 따라 보호책이 다르므로 의료 전문가와 상담해 개인에게 맞는 조언을 받자.

보호 유형

차단법
콘돔은 주로 콘돔, 캡, 다이어프램으로 구성된다. 콘돔은 물리적 장벽을 만들어서 정자가 질에 들어가 난자와 수정되는 것을 방지한다. 콘돔은 성병도 막아주며, 오럴 섹스 시 외음부나 항문에 착용하는 러버 댐도 마찬가지다. 캡과 다이어프램은 임신은 막아주지만 성병은 막지 못한다.

호르몬 피임
여기에는 경구 피임약, 주사, 임플란트 또는 패치, 질 링, 호르몬 코일 등이 포함된다. 이 유형은 합성 호르몬을 섭취해서 배란을 멈추고 자궁 내벽을 얇게 하며 자궁경부 점액을 두껍게 한다. 복합 경구 피임약과 질 링에는 에스트로겐이 함유되어 있어 일부 약물과 함께 복용하는 것은 권장되지 않는다. 35세 이상의 흡연자에게도 마찬가지인데, 이 분류군은 심혈관 질환 및 기타 건강 위험이 높기 때문이다.

자궁 내 삽입(IUS 및 IUD)
흔히 '코일'이라고 불리며, 자궁에 삽입해서 정자가 난자와 수정하기 어려운 환경을 만든다. 호르몬 옵션과 비호르몬 옵션이 있다. IUD와 IUS는 성병을 막지 못하므로 차단법이 필요할 수도 있다.

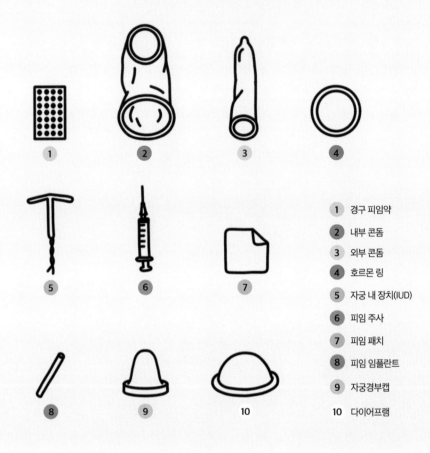

1 경구 피임약

2 내부 콘돔

3 외부 콘돔

4 호르몬 링

5 자궁 내 장치(IUD)

6 피임 주사

7 피임 패치

8 피임 임플란트

9 자궁경부캡

10 다이어프램

자연가족계획법

가임기 인식이라고도 하는 이 방법은 배란(월경 주기에서 가장 임신 가능성이 높은 시기) 징후를 추적하고 이 시기에 따라 성교를 계획해서 임신을 방지하거나 시도하는 것이다. 종교적인 이유나 호르몬 피임법을 피하기 위해 선호될 수 있다.

수술 피임

불임 수술이라고도 하며, 임신을 방지하기 위해 신체를 영구적으로 변화시키는 수술이다. 정관 수술은 정관(고환에서 음경으로 정자를 운반하는 관, 100~101페이지 참조)을 자르거나 봉합해 정자가 정액으로 들어가는 것을 막는다. 난관결찰술은 나팔관을 막거나 봉합해서 정자가 난자에 도달해 수정되는 것을 방지하는 시술이다.

응급 피임

콘돔이 터지는 등 다른 피임법에 실패했을 때 많이 사용하며, 사후 피임약을 복용하거나 IUD를 장착하는 것이다. '다음 날 아침 피임약'은 섹스 후 최대 5일 안에 복용할 수 있으며, 빨리 복용할수록 효과적이다. 아니면 섹스 후 최대 5일 안에 의료 전문가가 IUD를 장착해서 임신을 방지할 수 있으며, 그 뒤로도 지속적인 피임법으로 이용할 수 있다.

어떤 보호책이 나에게 가장 좋을까?

차단법	사용법
자궁경부캡과 다이어프램은 원형 돔이며 부드럽고 얇은 실리콘으로 만들어졌다. 자궁경부를 막아서 정자가 자궁에 도달하지 못하게 한다.	정자를 죽이기 위해 살정제와 함께 사용하며, 섹스 전에 질에 삽입하고 섹스 후 최소 6시간 동안 그대로 둔다. 사용하기 전 반드시 의사와 상의해야 한다.
콘돔은 매우 얇은 라텍스나 폴리우레탄, 폴리이소프렌으로 만들어진다(202페이지 참조).	외부 콘돔은 음경 위에 착용하며 질, 항문, 오럴 섹스 시 사용한다. 내부 콘돔은 질 내부에, 음경과 접촉하기 전에 착용한다.

호르몬 피임	
복합 경구 피임약, 즉 '알약'에는 에스트로겐과 프로게스토겐이 함유되어 있다.	여러 가지 버전의 피임약이 있지만, 일반적으로 21일 동안 하루에 한 번 복용하고 7일간 휴약기가 있으며, 그 기간 동안 생리와 비슷한 출혈이 있다.
프로게스틴 단독 피임약은 '미니 알약'이라고도 하며 프로게스토겐만 함유하고 있다.	휴약기 없이 매일 복용한다. 종류에 따라 다르지만 정해진 시간으로부터 3시간에서 12시간 이내에 복용해야 한다. 생리가 멈추거나, 가벼워지거나, 더 자주 하거나, 불규칙해질 수 있다.
피임 임플란트는 프로게스토겐을 혈류로 방출하는 작은 플라스틱 막대기다.	이 임플란트는 의료 전문가가 피부 아래에 삽입한다. 장기 호르몬 피임법이므로, 매일 잊지 않고 알약을 복용하는 게 힘든 사람에게 유용하다.
피임 주사는 프로게스토겐을 혈류로 방출한다.	이 주사는 의료 전문가가 놓는다. 임플란트와 마찬가지로 이 장기 호르몬 피임법은 매일 잊지 않고 알약을 복용하는 게 힘든 사람에게 유용하다.
피임 패치는 피부에 착용해서 호르몬을 경피, 즉 피부를 통해 전달한다.	패치는 1주일 동안 지속된다. 3주간 사용 후 1주일간 휴약기를 가지는데, 그 기간 동안 생리와 비슷한 출혈이 있을 수 있다.
질 링은 프로게스토겐과 에스트로겐을 지속적으로 방출하는 부드러운 플라스틱 링이다.	질 내부에 삽입하는데, 일반적으로 21일 동안 사용하고 7일간 휴지기를 가진다. 이 기간 동안 생리와 비슷한 출혈이 있을 수 있다. 성교 중에 착용해도 된다.
자궁 내 시스템(IUS), 프로게스토겐을 방출하는 T자형 플라스틱 장치로 **호르몬 코일**이다.	의료 전문가가 자궁에 삽입한다.

비호르몬 피임	
자궁 내 장치(IUD), T자 모양의 구리와 플라스틱 코일로 된 장치로, 구리를 방출해 자궁경부 점액을 정자가 살기 힘들도록 변화시킨다.	의료 전문가가 자궁에 삽입한다.
자연가족계획법은 자가 검진 방식으로 월경 주기를 통해 임신 징후를 확인해서 언제 임신 가능성이 가장 높은지를 알아보는 방법이다.	체온, 자궁경부 점액의 변화, 월경 주기의 길이를 사용해 배란을 추정한다. 피임용으로 사용하는 경우 이 시기에는 섹스를 피한다.

아래에 설명한 방법들은 필요에 따라 선택해야 한다. 임신을 피하고 싶은지 아니면 성병을 예방하고 싶은지에 따라 달라지기 때문이다. 일부 호르몬 피임법의 경우 나이, 건강, 생활 방식 같은 요인도 고려한다(198페이지 참조).

지속 시간	보호 기능	피임 확률
일반적으로 1년 정도 사용할 수 있다. 섹스 후에는 따뜻한 물과 순한 비누로 씻고 말려서 다음 번 사용 때까지 용기에 넣어 보관하다.	임신은 방지하지만 성병은 방지하지 못하므로 콘돔이 필요할 수 있다.	살정제와 함께 올바르게 사용하면 92~96%의 임신 예방 효과가 있다
일회용이다. 항문 섹스에서 질 섹스나 오럴 섹스로 넘어가는 경우, 새 콘돔을 사용해서 박테리아 감염을 피하자	콘돔은 임신과 성병 둘 다 방지할 수 있는 유일한 피임 방법이다.	외부 콘돔은 98%의 임신 예방 효과가 있다. 내부 콘돔은 95%다.
복용하는 동안 계속 피임 효과를 제공한다.	임신은 방지하지만 성병은 방지하지 못하므로 콘돔이 필요할 수 있다.	올바르게 복용하면 99% 이상의 임신 예방 효과가 있다.
복용하는 동안 계속 피임 효과를 제공한다.	임신은 방지하지만 성병은 방지하지 못하므로 콘돔이 필요할 수 있다.	올바르게 복용하면 99%의 임신 예방 효과가 있다.
최대 3년까지 지속되며, 언제든지 제거할 수 있다.	임신은 방지하지만 성병은 방지하지 못하므로 콘돔이 필요할 수 있다.	임플란트는 99%의 임신 예방 효과가 있다.
8~13주 동안 지속된다.	임신은 방지하지만 성병은 방지하지 못하므로 콘돔이 필요할 수 있다.	99%의 임신 예방 효과가 있다.
사용하는 동안 계속 피임 효과를 제공한다.	임신은 방지하지만 성병은 방지하지 못하므로 콘돔이 필요할 수 있다.	올바르게 사용하면 99%의 임신 예방 효과가 있다.
사용하는 동안 계속 피임 효과를 제공한다.	임신은 방지하지만 성병은 방지하지 못하므로 콘돔이 필요할 수 있다.	올바르게 사용하면 99%의 임신 예방 효과가 있다.
3~5년 동안 지속되지만 언제든지 제거할 수 있다.	임신은 방지하지만 성병은 방지하지 못하므로 콘돔이 필요할 수 있다.	올바르게 삽입하면 99%의 임신 예방 효과가 있다.
5~10년 동안 지속되지만 언제든지 제거할 수 있다.	임신은 방지하지만 성병은 방지하지 못하므로 콘돔이 필요할 수 있다.	올바르게 삽입하면 99%의 임신 예방 효과가 있다.
지속적으로 시행하는 수단이다.	성병이 아닌 임신 방지가 목적이므로 콘돔이 필요할 수 있다.	일관되고 정확하게 사용하면 99%의 효과가 있다. 전문가와 상담할 것을 권장한다.

어떤 종류의 콘돔을 선택해야 할까?

**사용 가능한 콘돔 종류가 너무 많아서 선택하기가 혼란스러울 수 있다.
다양한 콘돔의 용도를 알면 고르기가 쉬워진다.**

가장 흔히 사용되는 음경에 착용하는 외부 콘돔으로 모양, 크기, 재질이 매우 다양하다.

- **콘돔에는 라텍스와 비라텍스가 있다.** 어느 것이든 음경에 착용하기 쉽도록 윤활 처리되어 있지만, 추가로 윤활제를 사용해 쾌감이나 편안함을 더할 수도 있다. 라텍스 콘돔에 윤활제를 추가하는 경우 수성이나 실리콘 기반 윤활제를 사용해야 한다. 유성 윤활제는 콘돔을 파손시킬 수 있기 때문이다(86페이지 참조). 비라텍스 콘돔은 라텍스 알레르기가 있는 사람을 위한 것이며 합성 플라스틱인 폴리우레탄이나 합성 비라텍스 고무인 폴리이소프렌으로 만들어졌다. 비라텍스 콘돔은 아무 윤활제나 사용해도 된다.
- **돌기형 콘돔**은 표면에 돌기나 볼록 튀어나온 부분이 있어 성감을 높여준다.
- **초박형 콘돔**은 감각을 극대화할 수 있게 고안됐다.
- **향기 나는 콘돔**은 주로 오럴 섹스용이며, 라텍스의 맛을 가리기 위한 것이다. 어떤 코팅에는 글리세린이 함유되어 있는데, 이를 성교 중에 착용하면 질효모감염증을 일으킬 수 있다.

콘돔 착용 방법

콘돔은 잘 늘어나기 때문에 표준 사이즈는 대부분의 음경에 잘 맞는다. 하지만 너무 헐렁하거나 너무 조이면 효과가 떨어질 수 있으므로 필요하다면 더 크거나 작은 사이즈가 있는지 확인하자. 다음은 콘돔을 착용하는 요령이다.

- 포장에서 꺼낼 때 찢어지지 않게 주의하자. 이로 물고 뜯는 것이 최악이다!
- 발기된 음경 끝 부분에 놓고 엄지와 검지를 이용해 꼭지에서 공기를 짜낸 다음, 콘돔을 음경 밑으로 부드럽게 굴려 내려간다.
- 제거할 때는 음경 밑부분 쪽을 잡아서 음경을 뺄 때 떨어지지 않게 한다. 자칫해서 정액이 흘러나오면 질에 접촉할 수도 있기 때문이다.

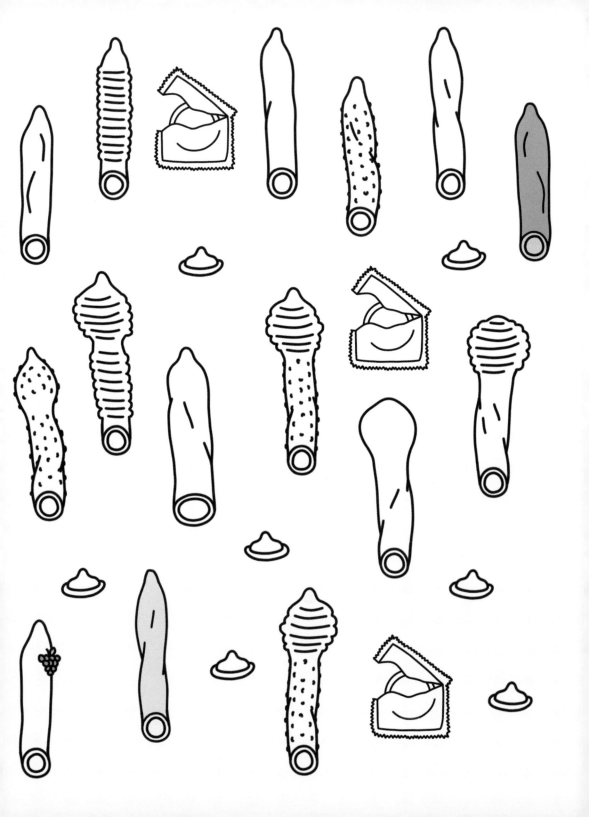

성병에 걸린 것을 알 수 있을까?

성병은 증상이 발현될 수도 있다. 하지만 증상이 전혀 없어도 성병에 감염될 수 있다는 걸 알아야 한다.

세균성, 바이러스성, 기생충성 성병은 질, 항문, 오럴 섹스를 통해 감염될 수 있다. 흔한 성병으로는 인유두종 바이러스(HPV, 205페이지 참조), 클라미디아, 임질, 매독, 생식기 사마귀, 생식기 헤르페스, 트리코모나스증, 사면발이, 옴, 그리고 치료하지 않으면 후천성면역결핍증후군(AIDS)으로 이어질 수 있는 인간면역결핍바이러스(HIV)가 있다.

무슨 증상이 있을까?

흔한 증상은 다음과 같다.

- **통증**이 배뇨 시 발생
- **질 분비물의 변화** 또는 음경이나, 질, 항문에서 비정상적인 분비물이 나오는 경우
- **비정상적인 질 출혈**
- **물집이나 사마귀, 궤양**이 성기나 항문 주변에 발생
- **발진**
- **덩어리나 혹**이 항문이나 성기 주변에 발생
- **가려움증이나 불편함**이 성기나 항문 주변에 발생

전 세계 감염률

WHO는 한 해 동안 4가지 흔한 성병에 새로 감염되는 사람을 3억 7,400만 명으로 추정했다.

2020년 감염률
- 클라미디아(1억 2,900만)
- 임질(8,200만)
- 매독(710만)
- 트리코모나스증(1억 5,600만)

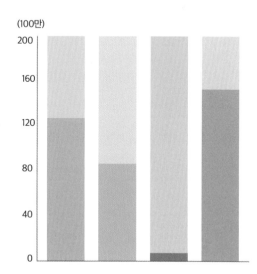

(100만)

모든 성병은 무증상일 수도 있기 때문에, 자신이 감염된 사실을 깨닫지 못할 수 있다. 예컨대 흔한 박테리아 감염인 클라미디아는 증상이 없을 때가 많다. 항생제를 단기간 투여하면 쉽게 치료되지만, 치료하지 않고 방치하면 확산될 수 있으며 장기적으로 건강상 문제를 초래한다. 특히 지정 성별 여성(AFAB)에게 심각해서, 골반 염증성 질환(PID), 자궁외 임신(난자가 나팔관에 착상해서 태아가 살 수 없는 임신) 위험 증가, 불임으로 이어질 수 있다. 잠재적인 피해를 예방하기 위해 클라미디아 검사는 수시로 하는 것이 좋다.

생식기 사마귀나 HIV 같은 일부 감염은 완치가 불가능하지만 치료와 약물로 잘 관리할 수 있으므로 마찬가지로 검사를 받는 것이 중요하다.

동반자에게 알리기

성병 양성 판정을 받았다면, 최근(마지막 성 건강 검진 이후)의 모든 섹스 동반자에게 알려서 검사를 받을 수 있도록 해야 한다.

인유두종 바이러스(HPV)

가장 흔한 성병 중 하나다. 2018년 한 해에만 미국에서 약 4,300만 건의 감염이 발생했다. HPV의 종류는 100가지가 넘는다. 일반적으로는 증상이 없지만 생식기 사마귀를 유발하며, 일부 고위험 HPV 바이러스는 암으로 발전할 수 있는 비정상적인 세포 변화와 관련이 있다. 특히 자궁경부암, 음경암, 항문암, 두경부암, 질암, 외음부암으로 이어질 경우가 많다.

자궁경부암 검진 프로그램은 자궁경부에서 세포 샘플을 채취하며, 자궁경부암으로 이어질 수 있는 세포 변이를 감지하는 데 도움이 된다. 양성 반응이 나오면 세포가 암으로 발전하기 전에 치료할 수 있다. 영국에서는 자궁경부가 있는 사람들에게 25세부터 49세까지는 3년마다, 50세부터 64세까지는 5년마다 한 번씩 검진받기를 권장하고 있다.

2006년에 HPV 백신이 승인됐다. 영국에서는 12~13세의 모든 아동에게 정기적으로 접종하고 있다. 전 세계에서 6천만 명이 넘는 젊은이에 대한 데이터를 검토한 결과, 고위험 HPV가 10대 소녀에서 83% 감소하고 20~24세 여성에서는 66% 감소해 이 프로그램이 성공적임을 시사했다.

성 건강 검진은
언제 받아야 할까?

보호책 없이 섹스하는 경우, 동반자 간 검사를 통해 성병(STI) 감염을 피할 수 있다.
이는 자신과 동반자의 건강을 돌볼 수 있는 간단한 방법이다.

성 건강 검진은 건강을 관리하고, 감염 확산 위험을 최소화하며, 마음의 안정을 찾는 데 도움이 된다. 일반적으로 동반자 간 검사를 받는 것이 좋으며, 고위험 활동을 하거나 새로운 동반자와 보호책 없이 섹스하는 경우 3~6개월마다 검사를 받는 것이 좋다. 그 밖에도 검사를 받아야 할 다양한 이유가 있다.

- 동반자·이전 동반자가 성병에 걸렸다고 말하는 경우
- 성적인 관계를 가지고 있는데 콘돔에서 성병을 예방할 수 없는 피임법으로 바꾸고 싶다면, 모든 동반자가 검사를 받는 것이 모범 사례.
- 누군가와 섹스했는데 상대의 건강 상태가 확실하지 않은 경우
- 임신을 하려는 경우로, 일부 성병은 생식력에 영향을 미칠 수 있다. 또한 성병 감염은 임신 중 잠재적 합병증을 일으켜 태아에게 영향을 미칠 수 있다.

테스트 받기

성 건강 클리닉(Sexual health clinics)은 비뇨생식(GUM, genitourinary medicine) 클리닉이라고도 하는데, 성 건강 검사를 전문으로 하며 일반의가 성병 검사를 한다. 자가 진단 키트도 있지만, 가장 좋은 방법은 전문가에게 검진을 받는 것이다.

전문 의료인은 편견 없이 여러분의 생활양식, 병력, 섹스 이력에 대한 일련의 질문을 하며, 그중에는 최근에 섹스를 했는지와 증상을 겪는지에 대한 질문도 있다. 혈액 검사를 받을 수도 있고 샘플 채취를 요청할 수도 있는데, 소변, 질, 음경, 항문 면봉 검체 등 다양하다. 대부분 화장실에서 자가 채취하게 된다. 성기 검사를 받을 수도 있다. 보통 며칠 안에 결과를 알려주며, 검사 결과가 양성으로 나오면 감염을 관리하기 위한 항생제나 약물을 처방받게 된다.

감염은 얼마나 빨리 나타날까?

성병에 감염된 경우, 검사에 나타나기까지는 시간 간격이 좀 있다. 다시 말해 성병에 걸렸다고 생각되면 이 기간이 지날 때까지 기다려야 감염 여부를 알 수 있다는 뜻이다. 잠복 기간은 클라미디아와 임질의 경우 2주, HIV는 영국의 경우 실험실 검사로는 45일, 신속 검사로 확인하는 경우는 90일이다. HIV에 노출됐다고 생각될 경우, 노출 후 예방요법(PEP)을 복용하면 위험을 줄일 수 있다(207페이지 참조).

오늘날의 HIV 관리

1980년대의 HIV/AIDS 위기 이후, 치료법에 엄청난 발전이 있었다. 오늘날에는 항레트로바이러스 치료제가 HIV 감염자의 바이러스 부하(혈중 바이러스 양)를 조절해 검출할 수 없는 수준까지 낮출 수 있을 정도다. HIV가 검출되지 않는다는 것은 전염되지 않는다는 뜻이다(아래 참조). HIV 비감염자가 노출 위험에 처한 경우, 노출 전 예방요법(PrEP) 및 노출 후 예방요법(PEP)이라는 치료법을 통해 HIV에 감염되지 않도록 보호할 수 있다.

- **PEP**는 28일 과정의 약물 치료 요법이며, HIV에 노출된 후 72시간 이내(이상적으로는 24시간 이내)에 복용을 시작해야 한다. 이 요법은 감염을 막을 수 있는 HIV 약물을 조합한 것이다. PEP는 정기적 감염 예방법이 아닌 응급용으로 설계됐으며, HIV 치료제가 아니다.
- **PrEP**는 HIV에 감염될 위험이 있는 성 접촉 전에 복용한다. PEP와 달리 정기적이고 계획적인 방식으로 복용하도록 설계됐다. 연구에 따르면 올바르게 복용한 PrEP가 HIV 감염을 예방하는 데 매우 효과적임을 보여준다.

이 모든 치료법은 HIV 전염에 대한 큰 편견에 도전한다. 다시 말해 약물을 올바르게 복용함으로써 HIV를 관리 중인 사람보다 감염 사실도 모르는 사람에게서 감염될 가능성이 더 높다는 뜻이며, 이는 검사와 교육의 중요성을 강조한다.

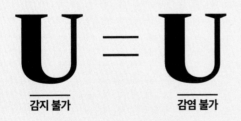

U=U 개념은 HIV 감염자라도 효과적인 항레트로바이러스 치료를 받으면 섹스 동반자에게 바이러스를 전염시키지 않는다는 과학적 데이터를 널리 인식시키기 위한 국제 캠페인이다.

정신 건강이
섹스에 영향을 미칠까?

정신 건강과 성 건강은 양방향 관계라고 볼 수 있다. 각각의 상태가 서로에게 상당한 영향을 미칠 때가 많다.

우울증이나 불안 같은 정신 건강 문제가 성생활에 영향을 미칠 수 있는 길은 여러 가지다. 예컨대 피로, 기분 저하, 수치심 같은 우울증 증상은 성적인 관심과 섹스에 대한 동기를 감소시킬 수 있다(209페이지 참조). 마찬가지로 발기 부전이나 성교통(120~123페이지 참조) 같은 문제는 정신 건강을 악화시키는 데 기여한다.

산만함의 원인

만성피로와 불안은 쾌감과 흥분에 집중하는 능력에 영향을 미칠 수 있다. 뇌가 쾌감에서 멀어지며 생리적 흥분 과정(92~93페이지 참조)과 신체적 반응 능력에 영향을 미쳐 윤활액 부족이나 발기 문제 등을 일으키는 것이다. 섹스가 계획대로 되지 않는 것도 악순환을 일으키며 부정적 감정과 수치심을 불러올 수 있다. 가능하면 동반자에게 이런 감정이 자신에게 어떤 영향을 미치는지 이야기하자. 그럼으로써 억측을 피하고 문제를 극복하기 위해

함께 노력할 수 있게 된다.

약물 검토하기

선택적 세로토닌 재흡수 억제제(SSRI)라는 항우울제는 우울증 치료에 자주 사용되지만, 그 자체가 성욕과 성기능에 어려움을 야기할 수 있다(209페이지 참조). 이는 성기능 장애가 우울증 때문인지 약물 때문인지, 아니면 이 두 가지가 복합적으로 작용한 것인지 파악하기 어려울 수 있다는 뜻이다.

그러나 약물로 정신 건강을 개선할 수 있다면 이를 통해 전반적인 웰빙이 증진될 수 있으며, 성생활에도 긍정적인 영향을 미친다. 의료진이 잠재적인 부작용에 대해 명확하게 설명하면 어떤 변화도 헤쳐 나갈 수 있다. 부작용으로 성생활이 완전히 가로막혔다고 보지 말고, 쾌감과 관능을 키울 수 있는 방법을 찾는 식으로 적응해 가면 섹스가 즐거운 경험이 될 수 있다.

기분 저하, 자신감 부족, 낮은 자존감은 부정적이고 거슬리는 생각으로 이어질 수 있으며, 이런 생각은 성적 흥분과 욕구를 방해하는 큰 장애물이 된다.

수치심은 자신이 어떻게 느끼는지를 동반자에게 공개하거나 함께 의논할 수 없다고 느낄 때 생긴다. 그 결과 고립감이나 상대방이 무슨 생각을 할지에 대한 걱정이 증가할 수 있다.

정신 건강 상태는 성생활에 다양한 연쇄적 효과를 일으킬 수 있다.

피로는 우울증의 흔한 증상이며 인지적, 정서적, 육체적으로 지치고 피곤하게 해서 섹스를 우선순위 목록의 맨 밑으로 밀어낼 수 있다.

SSRI(208페이지 참조)는 뇌의 세로토닌 수치를 증가시켜서 성기능을 방해할 수 있다. 흔히 보고되는 부작용으로는 성적 흥분을 감소시키고, 이로 인해 지루 및 오르가슴 지연 또는 불가 같은 문제가 일어나는 것이 있다.

성적 트라우마는 섹스에
어떤 영향을 미칠 수 있을까?

트라우마는 성생활, 정신 건강, 신체적 웰빙에 깊은 영향을 미친다.
이에 대처하는 데 도움이 되는 방법을 찾아내는 것이 성적 자신감을
되찾는 핵심이 될 수 있다.

성생활에 영향을 미칠 수 있는 트라우마의 원인은 다양해서 폭행, 학대, 폭력에서부터 외상성 수술, 부상, 출산 트라우마 같은 경험에까지 이른다. 여기에는 정서적 트라우마도 포함될 수 있다. 예컨대 배신을 당한 경우다.

트라우마를 경험하는 것은 심각한 심리적 상처로 이어진다. 이런 상처는 치유될 가능성이 매우 높지만, 트라우마 이후에 이전 못지 않은 평화를 되찾는 데는 시간이 걸린다. 표준화된 대응법은 없으므로 자신만의 치유 과정에 집중하는 것이 중요하다.

트라우마와 인간의 뇌
연구에 따르면 트라우마적 사건은 뇌 기능에 광범위한 영향을 미치는 것으로 나타났다. 해마, 편도체, 전전두엽 겉질 등 기억과 관련된 영역에 영향을 미칠 뿐만 아니라, 트라우마가 뇌의 신경 화학 시스템까지 영향을 미쳐 스트레스 호르몬인 노르아드레날린과 코르티솔 수치를 높일 수 있다는 것도 연구 결과 나타났다.

트라우마가 외상 후 스트레스 장애(PTSD)로 이어지는 경우, 시간이 지나도 스트레스 호르몬 수치가 높게 유지될 수 있다는 연구 결과도 있다. 이는 트라우마를 경험한 일부 사람들이 과민한 감정적 반응이 오래 지속된다고 느끼는 이유를 설명하는 데 도움이 된다(211페이지 참조).

통제감 되찾기
개개인의 경험은 주관적이고 상황에 따라 다르며, 사람의 반응은 심리적 구성 상태 못지 않게 삶의 이전 경험에도 영향을 받는다. 하지만 트라우마에 시달리는 사람들은 모두 통제를 벗어났다는 기분을 느낀다고 입을 모은다. 신체적, 정서적, 사회적 반응은 자신을 보호하고 통제력을 되찾으려는 필요에 의해 작동한다. 건강한 대처 스킬을 생활 속에 갖추면(212~213페이지 참조) 정신을 관리하는 방법을 배우기가 쉬워진다.

트라우마를 경험하면 트라우마를 떠올리게 하는 자신만의 고유한 트리거에 대한 민감도가 높아질 수 있다. 트리거에 반복적으로 노출되면 그에 대한 정서적 인내력이 감소할 수 있다. 뇌가 방어적으로 반응해서 마치 위협을 받는 것처럼 대응한다.

지나치게 경계하고 과민 반응할 수 있다. 예컨대 성적이거나 예측하지 못한 접촉, 또는 다른 사람이 먼저 시작한 접촉은 그 시점에서는 위협이 아니더라도 과거의 트라우마를 연상시킬 수 있다.

트라우마 대책

트라우마가 자신의 반응에 어떤 영향을 미칠 수 있는지 인식하면 부정적인 순환에 제동을 걸 수 있는 수단에 대해 생각하게 된다. 또한 트라우마의 트리거를 관리하며 성생활을 즐기는 데 도움이 되는 전략을 세우기가 쉬워진다.

과도한 흥분 상태는 외상 후 스트레스 장애(PTSD) 같은 상태로 이어질 수 있고, 이 경우 계속 스트레스를 느끼고 경계심이 증가하며 플래시백으로 이어질 수 있다.

회피 행동으로 접촉할 기회 같은 특정 상황이나 행동을 미연에 멀리하기도 한다. 이는 관계에 영향을 미치며 원래의 트라우마를 악화시키는 행동과 반응의 악순환을 만들 수 있다.

어떻게 하면 성적 트라우마를 극복할 수 있을까?

성적 트라우마 이후 통제감을 되찾는 것은 자기 연민과 소통에 달려 있다. 시간을 충분히 들여 신뢰를 재구축하고 친밀함에 다시 편안함을 느낄 수 있게 되는 것이 중요하다.

가능하다면 훈련된 전문가의 도움을 받고, 아니면 신뢰할 수 있는 친구, 가족, 후원 그룹의 도움을 받는 것도 도움이 될 수 있다. 스스로를 도울 수 있는 전략을 모색하고 동반자와 소통하기 위해 노력하는 것도 성적 신뢰를 회복하는 데 도움이 될 수 있다.

통제권 되찾기

자신의 신체와 섹스에 대한 긍정적인 관계를 재구축하면 섹스 중에 통제감을 느끼기 쉬워질 수 있다. 자기 주도적 손길을 심호흡 같은 안정 기법과 결합하면 자신의 신체에 다시 익숙해지기 쉬워진다. 여기에는 다양한 유형과 방식의 손길을 시도하며 어떤 느낌과 어떤 부위가 괜찮은지 탐색하는 것이 포함될 수도 있다. 준비가 됐다는 느낌이 들면 동반자와 이 탐색을 함께 시도해 볼 수 있다(오른쪽 참조).

일반적으로 정신 집중 호흡 같은 전략은 트라우마 후 높아진 민감도에 적응하는 데 도움이 될 수 있다. 트리거를 살피고 통제감을 느끼는 데 도움이 되는 간단하고 접근하기 쉬운 단계로는 자신이 마실 음료가 만들어지는 과정을 지켜보거나, 불을 켜두거나, 안정감을 주는 물건을 지니고 다니는 것 등이 있다.

동반자와의 소통

성적 트라우마(210~211페이지 참조) 후 과잉 경계 상태는 누군가와 성적 또는 관능적 관계를 맺는 데 영향을 미칠 수 있는 트리거 대해 강한 반응을 보일 수 있다는 것이다. 접촉 회피 같은 등의 회피 행동에 의존해야만 힘든 감정의 관리가 가능할 수도 있다. 소통은 중요하다. 동반자와 명확하게 소통해야만 상대방도 무슨 일이 일어나고 있는지 완전히 이해할 수 있으며, 무언가를 중단하거나 변경해야 할 필요성을 표현할 수 있게 되는 것은 행위를 통제할 수 있다는 느낌을 가지는 데 중요하다. 트라우마를 겪은 후 달라졌을 수도 있는 경계선을 명확히 해두는 것은, 두 사람이 그 순간에 대처하는 데 도움이 될 뿐만 아니라 신뢰를 재구축함으로써 상호 합의 하에 위협적이지 않은 경험을 즐길 수 있도록 해준다.

동반자에게 과거의 트라우마에 대해 털어놓는 것은 어렵고 무서울 수 있다. 하지만 무슨 일이 있었는지 설명하지 않으면 상대방이 여러분의 경계선을 이해하지 못하거나, 충분한 시간을 주지 않음으로써 트라우마를 겪을 위험이 있다. 이는 여러분과 동반자의 웰빙에 지대한 영향을 미칠 수 있다. 이 대화를 어떻게 이끌어갈지 미리 생각해두는 것도 도움이 될 수 있다.

- 현재 자신은 어떤 상태인지, 그리고 과거의 트라우마가 지금 현재에 미치는 영향을 어떻게 경험하고 있는지에 집중해보자.
- 여러분이 바라지 않는 이상, 자세히 설명해야 한다는 부담을 느끼지 말자. 적절하다고 생각되는 부분만 공개하자.
- 트리거를 느끼거나 플래시백이 올 때, 여러분 둘 다 할 수 있는 구체적인 행동에 집중하자.
- 건드리고 싶지 않은 부분이나 정말 피하고 싶은 부분이 있다면 명확하게 말하자. 동반자는 독심술사가 아니므로 자신에게는 뻔하다고 느껴지는 부분이라도 명확하게 전달하자.
- 시간을 들여 신뢰와 친밀함을 쌓아 나가자. 좋은 날도 나쁜 날도 있다는 것을 인정하는 것이다. 완전한 성적 관계로 발전하기를 바라며 자신에게 맞게 교감하고 친밀해질 수 있는 방법을 찾아보자. 하나의 방법으

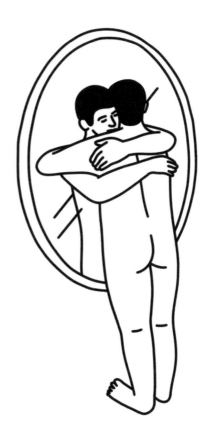

로, 동반자의 손을 잡고 편안하게 느껴지는 곳으로 안내해 자신의 경계선을 이해할 수 있도록 하는 것이 있다. 손길이 트리거를 유발하는 경우, 전문 치료사의 조언과 안내를 받아 치밀어 오르는 감정과 반응을 관리하는 것이 먼저일 수도 있다. 감정을 안전, 쾌감, 교감과 더 많이 연결시킬수록 탐색이 더 안전하게 느껴지고 다시 섹스가 가능해질 것이다.

나는 섹스 생각을
너무 많이 하고 있는 걸까?

**섹스에 대한 생각을 얼마나 자주 하는지는 사람마다 다르지만, 성적인 생각을
하는 것 자체는 매우 정상이다. 그럼에도 이런 생각이 거슬리기 시작한다면 이
를 관리하기 위한 전략이 필요하다고 느낄 수도 있다.**

섹스하는 중도 아니고 의도적으로 섹스에 대해 생각하
는 것도 아닌데 문득 섹스가 의식에 떠오르는 것은 드문
일이 아니다. 우리 뇌가 성적으로 관련 있다고 프로그래
밍한 주변 환경의 무언가에 의해 촉발될 수도 있고, 신체
적 경험이 쾌감으로 이어져 섹스에 대해 생각하거나 심
지어 흥분을 느낄 수도 있다. 예컨대 자동차의 진동이나
샤워 중에 성기에 닿는 물의 감촉 같은 경험을 말이다.

일반적으로 섹스에 대해 많이 생각한다고 해서 걱정
할 필요는 없지만, 그런 생각이 섹스에 대한 염려와 연결
되거나 강한 충동과 이어져 있다고 느껴지면 문제가 될
수 있다.

걱정과 선입견

많은 이들이 섹스에 대해 걱정을 하는데, 이런 걱정은 자
신의 신체, 성행위, 동반자가 자신을 어떻게 보는지 등에
관한 것이다. 이런 걱정이 집착이 되면 불안과 스트레스
가 성생활에 영향을 미칠 수 있다.

성적인 고민을 표현하기 쉽지 않은 문화 속에 살고
있다는 사실 때문에 불안은 더욱 악화될 수 있다. 다시
말해 걱정이 생겼을 때는 누구에게 털어놓아야 할지 몰
라 고립감을 느끼고, 이로 인해 당혹감과 수치심까지 더
해지는 경우가 많는 뜻이다.

생각이 방해가 될 때

성적 감각이나 활동에 대한 생각이 방해가 되거나 강박적이거나 통제 불능이라고 느껴지기 시작하면 정신 건강과 인간관계에 영향이 갈 수 있다. 유발 요인으로 여겨지는 상황을 피하게 되며, 수치심과 자기비판이 고통스러운 감정을 일으켜 친밀한 관계를 방해할 수 있다.

어떤 사람들은 체액 교환으로 인한 오염 및 감염 위험에 대한 강박에 시달려서 타인과의 섹스에 어려움을 호소한다.

성적인 생각이 통제 불능이나 충동적으로 느껴진다면 의료 전문가나 자격을 갖춘 성심리 치료사에게 지원과 조언을 구하는 것이 도움이 될 수도 있다. 이런 도움을 받으면 유발 요인을 식별하고 성적인 상황이 아닐 때는 생각을 이런 유발 요인으로부터 떼어낼 전략을 찾기가 쉬워지고, 고착화된 사고 패턴에서 벗어날 수 있게 된다.

섹스에 대해 생각하지 않으려고 노력하면 오히려 의식에 더 많이 떠오르는 반대 효과가 일어날 수 있다.

섹스는 어떻게 진화할까?

우리는 일생 동안 계속해서 상황의 변화에 맞춰 섹스의 의미를 재조정한다. 새로운 삶의 단계에 접어들어서, 즉 가족을 만들거나 자연적인 노화 과정을 겪거나 이별 후 마음의 상처를 치유하느라 그럴 수도 있고 외도, 거리감, 아니면 그냥 주도권의 변화로 인해 관계가 달라져서일 수도 있다. 우리 삶에서 섹스의 의미는 계속 진화하기 때문에, 변화를 수용하고 섹스가 평생 학습해야 하는 개념임을 받아들여야 한다. 그렇게 한다면 우리 삶에서 섹스를 적절하게 유지하면서 계속 앞으로 나아가는 데 도움이 될 수 있다.

성적 호기심을 유지하려면 어떻게 해야 할까?

섹스와 우리와의 관계는 끊임없이 진화한다. 호기심은 이 과정에서 핵심 역할을 할 수 있으며, 바라기만 한다면 새로운 생각, 감정, 관행에 열린 태도를 가지게 해준다.

호기심은 성생활의 중요한 요소이자 욕구를 점화하는 최고의 도구 중 하나다. 호기심이 있으면 새로운 발견에 개방적이 된다. 하지만 반대로 필요한 모든 것을 알고 있다고 여기면 호기심을 젖혀둘 수 있다고 생각할 수도 있고, 이는 욕구를 억압하게 된다.

호기심을 발휘하면 성적인 관계를 강화하고 시야를 넓힐 수 있다. 뭔가 새로운 것을 기대할 때 인간의 뇌는 동기 부여를 위한 도파민을 분비해서(56페이지 참조) 기분을 좋게 하고 탐구를 계속하도록 떠민다.

평생 학습

섹스에 대한 배움은 끝이 없다. 삶이 변화함에 따라 환경, 상황, 맥락의 영향을 받아 관심사도 달라질 수 있다. 물론 때로는 성적인 호기심을 느끼지 않을 수도 있지만, 삶의 어느 시점에서는 이전에 없던 무언가를 만날 준비가 되었다고 느낄 수도 있다. 호기심을 키운다는 것은 새로운 변화를 수용하려 한다는 의미일 수 있다. 이것이 성적 안전지대를 크게 벗어나는 것을 의미할 필요는 없고 (그걸 바라지 않는 이상), 그냥 자신이나 동반자에 대해 다른 것을 배울 수 있는 가능성을 열어둔다는 뜻일 수도 있다.

변화 받아들이기

삶이 환경적, 심리적, 정서적, 생물학적으로 바뀔 때마다 인간은 적응하고 발전한다. 섹스를 경험하는 방식도 살아가면서 바뀔 수 있다. 예컨대 신체적 또는 심리적으로 트라우마나 고통, 부상을 겪으면 새로운 상황에 맞게 성생활을 조정해야 할 수도 있다. 동반자가 바뀔 때도 적응하게 되는데, 어느 동반자나 함께하는 경험은 조금씩 다르기 때문이다. 성적 지향도 평생 고정된 것이 아니라 유동적일 수 있다(186페이지 참조). 호기심의 고삐를 쥐는 것은 끊임없이 변화하는 성생활에서 중요한 힘이 될 수 있다.

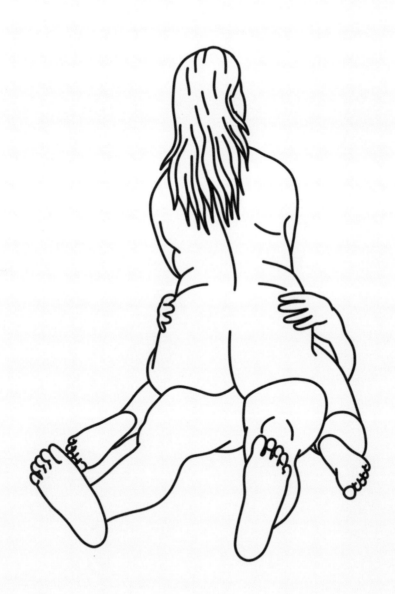

어떻게 하면 교감을 계속 유지할 수 있을까?

커플이 단절감을 느끼는 것은 섹스를 위한 전 단계로만 애정을 표현하고 평소에는 성적인 교감을 하지 않기 때문일 수 있다.

성적 통화(Sexual currency, 성행위 외에 동반자와 교감하기 위해 사용하는 성적 도구이다. 예컨대 긴 포옹, 오래 지속되는 키스, 플러팅, 눈 맞춤, 긍정적인 칭찬, 장난스러운 손길, 암시적인 메시지 등)는 성적인 애정 표현과는 다른 것이다. 그런데 이것이야말로 성적인 교감에 어려움을 겪고 있는 커플들에게 결핍된 것이라고 흔히 거론되는 것 중 하나다.

욕구와 섹스를 잇는 다리
성적 통화는 끌림과 욕구를 상기시켜주는 것이다. 성적 통화를 근육이라고 치면, 규칙적인 운동까지는 아니더라도 정기적으로 스트레칭을 해야 탄력 있게 유지할 수 있다. 성적 통화를 안정감 있게 유지하면 욕구에 불을 붙일 수 있다. 또한 이런 애정 행위는 각 성행위 사이에 놓인 다리라고 생각할 수 있으며, 욕구를 주고받기 어려울 만큼 거리를 두는 대신 동반자 간의 친밀함을 유지해준다.

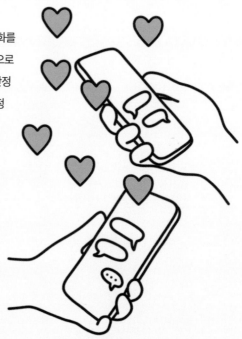

성적 통화가 부족할 때

성적 통화는 동반자에 따라 바뀌는 경향이 있다. 처음에는 자발적 욕구와 마찬가지로 높은 경우가 많다. 이 기간에는 계속해서 욕구를 재확인하고 표현하기도 한다. 커플이 성적으로 고착됐다고 느낄 때는 애정 표현을 섹스를 위한 전주곡으로만 사용하고 그 밖의 시간에는 교감을 유지하지 못하기 때문인 경우가 많다. 일단 이를 인식하고 나면 의도적으로 행동 방식을 바꿀 수 있다. 공식적인 증거는 없지만, 성적 통화를 개선하려고 노력한 커플들은 성생활이 긍정적으로 변화했다고 한다.

정서적 소통

성적 통화를 연장한 것이 바로 '관심 표현'(bids for attention)이라는 개념이다. 관계 치료사 존 가트먼 박사가 이 개념을 개발한 것은 커플의 상호작용을 분석하고 6년 후 해당 커플들을 다시 만나 누가 아직 함께 있는지, 누가 헤어졌는지, 또한 함께 있지만 행복하지 않아 보이는 커플은 누군지를 관찰하면서였다. 그는 관심 표현을 '정서적 소통의 기본 단위'라고 설명했다. 표현은 언어적일 수도 비언어적일 수도, 클 수도 작을 수도 있지만, 어쨌든 관심이 필요하다는 신호다. 예를 들면 동반자에게 하루가 어땠는지 묻거나 가볍게 포옹하는 것, 문제 해결을 요청했을 때 도와주는 것 등이 있다. 동반자가 관심 표현을

강력한 교감

가트먼의 연구(아래 참조)는 '관심 표현'에 응답하는 것이 미치는 영향을 보여주었다.

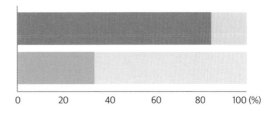

- 관심의 86%에 응답한 커플은 행복하게 함께 지냈다.
- 관심의 33%에만 응답한 커플은 행복도가 최하이거나 헤어졌다.

하면 상대방은 이를 인정하고 동반자에게 주의를 기울이거나(예컨대 하던 일을 멈추고 질문에 대답하는 경우), 무시하거나 표현을 놓쳐서 돌아서 있거나, 표현에 반발해 갈등을 일으키기도 한다. 가트먼의 연구는 6년 뒤에도 행복하게 함께하며 정서적, 성적 관계를 즐기고 있는 커플은 대부분 서로의 관심 표현에 응한다는 것을 보여주었다. 따라서 정기적인 교감이야말로 핵심이며, 특히 중요한 것은 서로에게 주는 관심이 그 내용보다 큰 의미가 있다는 것이다.

만족스럽지 못한 성생활이
헤어짐의 이유가 될까?

성생활의 문제가 반려 관계의 끝을 알리는 신호인지 아닌지는, 각 동반자가
관계 안에서 섹스에 어떤 가치와 의미를 부여하는지에 따라 달라진다.

섹스에 대한 생각이 서로 다를 때 문제가 발생할 가능성이 높다. 예컨대
한 사람에게는 섹스가 중요하지만 다른 사람에게는 그렇지 않거나, 둘 중
한 사람 또는 둘 다 문제를 해결하려 하지 않는 경우다.

섹스는 관계에서 큰 비중을 차지할 수 있다. 섹스가 불만족스럽거나
결여되어 있을 때, 또는 관계가 플라토닉할 때는, 이를 친숙한 우정과 구
분하기 어렵다고 느끼는 사람이 많다. 반대로 무성애자(36~37페이지 참조)
나 섹스에 관심이 거의 또는 전혀 없는 사람에게는 섹스 부족이 문제가
될 가능성이 적으며, 관계에 가치를 부여하자면 섹스보다 더 중요한 요소
들이 많다고 느낀다.

문제 다루기

만족스러운 성생활이 중요하다고 느끼는 경우라면, 문제가 발생했을 때
이를 어떻게 다루는지에 따라 문제를 극복할 수 있을지 아닐지가 판가름
날 수 있다. 섹스에 대한 지속적인 갈등이 논쟁의 중심 주제가 되면 부정
적인 감정과 분노가 쌓이고 동반자가 서로를 향한 비난과 좌절감을 느낄
가능성이 높다. 이런 갈등과 분열로 인해 둘 사이의 대화가 생산적이 될
가능성이 낮아지고, 함께 성생활을 개선할 방법을 찾기가 어려워진다. 게
다가 갈등이 퍼져 나가서 관계 전체에 균열이 일어날 수 있다.

동반자의 동기

각 동반자의 섹스 동기를 이해하
면 부정적인 패턴이 드러날 수
있다. 예컨대 동반자가 다른 곳
에서 섹스를 추구할까 봐 두려
워하는 등의 잘못된 이유로 섹
스하는 경우다. 차이를 해결하려
는 의지는 서로에게 동반자가 중
요하다는 것을 보여준다. 변화의
필요성을 인식하고 개선의 여지
가 있는지 찾아보는 것은 관계에
큰 이득이 될 수 있다.

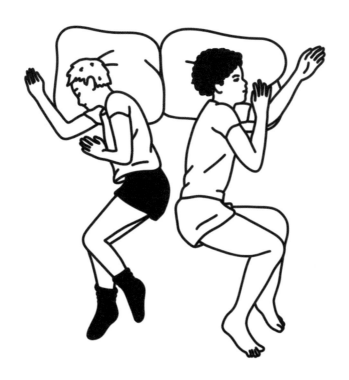

다양한 접근 방식

각 동반자가 원하는 것이 다를 때 이를 어떻게 해결할지 모색함으로써 관계를 지속할 수 있다. 예컨대 친숙함과 친밀함은 강하게 느끼지만 한쪽 동반자가 더 정기적인 오르가슴, 쾌감을 요구하거나 더 적극적인 성생활을 원하는 경우라면, 자기 위안을 통해 관계를 유지할 수 있다. 어떤 커플은 둘 사이의 관계가 어떤 식이 될지를 다시 협의해서, 성적인 차이를 헤쳐 나가기 위한 방법으로 또다른 동반자와의 성행위를 인정하기도 한다. 논모노가미 관계로 옮겨가려면(30페이지 참조) 배려, 소통, 동의, 협상이 요구된다. 어떤 커플에게는 틀린 접근 방식이지만, 또 다른 커플에게는 관계를 개방함으로써 그 관계의 유효하고 긍정적인 부분에만 집중할 수 있다. 그런 이들에게는 관계의 규칙을 다시 정하고 모노가미 모델에서 탈출하는 변화가 필요할 수 있다.

모노가미와
충실성은 같은 것일까?

인간은 모노가미 관계를 형성하는 몇 안 되는 포유류 중 하나지만, 반려 관계가 충실한지 아닌지는 동반자들이 그 관계에 대해 설정한 규칙에 달려있다.

모노가미는 한 시기에 한 명의 성적 또는 낭만적 동반자만 갖는 관계 모델이고, 충실성은 누군가에게 충실하기로 선택하는 것이다. 그러나 모든 커플은 자신들의 관계 규칙을 공동으로 정하며 모노가미 관계 안에서도 어떤 식의 관계가 될 것인지에 대해 선택, 결정, 동의를 할 수 있다. 충실성이란 서로가 동의한 범위 안에서 동반자에게 충실하게 남아있는 것이다.

관계의 경계선
중요한 점은 동반자와의 동의를 억측해서는 안 된다는 것이다. 관계 규칙은 보이지 않는 계약과 비슷하게 많은 요인에 의해 형성되며, 문화가 다르면 어떤 것이 허용되고 어떤 것은 안 되는지에 대한 개념도 달라진다. 다시 말해 누군가와 친밀한 관계를 시작할 때는 그 관계의 구조가 어떻게 되든 간에 일반적으로 서로 간의 충실성에 대한 원칙, 규칙, 개념이 있는데, 이런 원칙과 개념이 일치하지 않을 수도 있다는 뜻이다. 예컨대 한쪽 동반자가 플러팅이나 야톡(225페이지 참조)은 충실성에 포함되지 않는다고 생각하거나, 이 관계가 모노가미시(31페이지 참조)여서 가끔씩은 반려 관계 밖에서 섹스해도 된다고 생각한다면 어떨까?

관계에 대한 둘의 생각이 같아서 만족할 수도 있지만, 관계를 시작할 때 서로 같은 생각을 가졌다고 추측하기보다는 모노가미와 충실성에 대한 개인적인 견해를 서로 확인해보는 것이 도움이 될 수 있다. 서로에게 명확하게 해두면 한쪽 동반자가 경계선을 넘었는지를 명확히 알 수 있다.

야톡이란
무엇일까?

야톡은 성생활의 일부 요소를 다른 차원에서 공유하는 방법이다. 야톡은 욕구와 기대감을 쌓아 올리고, 성적 흥분의 대상과 소통하거나 섹스에 대한 욕구를 전할 수 있다.

야톡(휴대폰과 첨단 기술을 통해 성적인 콘텐츠를 메시지 형식으로 공유하는 것)에는 문자, 음성 메시지, 이미지, 동영상 등이 포함될 수 있다. 직접 대면으로 성적인 표현을 하는 것을 어려워하는 사람들에게는 야톡의 물리적 거리가 마음을 여는 데 도움이 될 수 있다. 미국 학생 1,265명을 대상으로 한 어느 연구에서 50.1%가 노골적인 문자를 보낸 경험이 있다고 답했다.

안전한 야톡
장기적인 동반자와 하든 가볍게 만나는 동반자와 하든, 야톡은 내용의 비공개 유지에 동의해 자신을 보호하는 것이 중요하다. 우려될 경우 얼굴이나 문신 같이 식별 가능한 특징은 촬영에서 제외하면 좀 더 안심할 수 있다. 사적이거나 성적인 이미지를 공유하는 경우, 그 시점에는 합의하는 것으로 간주되지만, 이 합의는 둘 사이의 이미지 공유에만 유효한 것이다. 고통을 주려는 의도로 또는 합의 없이 사적인 또는 성적인 내용을 타인에게 공유하는 것을 이미지 기반 성적 학대 또는 보복성(리벤지) 포르노라고 하며, 이는 영국이든 한국이든 불법이다.

야톡은 불륜일까?
야톡이 불륜으로 간주되는지 아닌지는 관계에서 설정한 경계선과 성적인 비신체적 교감을 허용하는 데 동의하는지 여부에 따라 달라진다. 야톡은 신체적 접촉을 공유하지는 않지만 성적인 교류인 것은 사실이므로 동반자에게 숨긴다면 신뢰에 대한 배신을 의미할 수 있다.

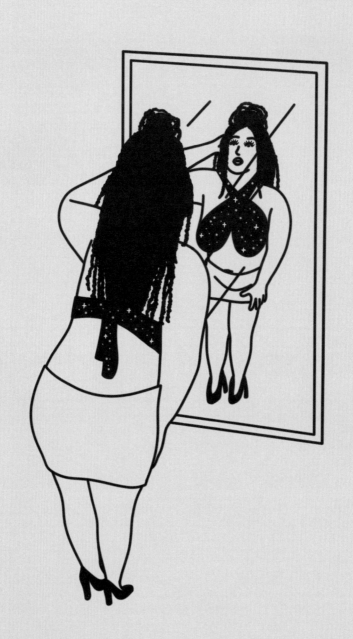

어떻게 하면 이별 후에
성적 자신감을 회복할 수 있을까?

**동반자에게 익숙해짐에 따라 처음에 느꼈던 자의식은 희미해지고 안전하다고 느끼기 시작한다.
그러다 이별을 하고 나면 다시 위험을 감수할 수 있는 능력을 키워나가야 한다.**

친밀한 관계를 지속하다가 끝낼 경우는 정서적 고통을 겪을 가능성이 높다. 연구에 따르면 이별 스트레스는 스트레스 호르몬인 코르티솔 수치를 높인다고 한다. 사회적 거절로 인한 고통과 신체적 고통 사이에도 연관성이 있다(44페이지 참조). 불안이 생기면 자신을 보호하기 위해 조심스럽게 행동하게 된다. 게다가 편견이 두려워서 사회적 고통을 숨기며 전 애인을 빨리 극복해야 한다는 강박 관념을 키우기도 한다.

압박 없애기
새로운 사람과 섹스할 준비가 됐다고 느끼는 것은 전적으로 주관적이다. 어떤 이에게는 이전 동반자를 섹스에 대한 주제에서 지우는 분리 기간이 도움이 될 수 있다. 반면 어떤 이는 더 빨리 도약할 준비가 됐다고 느낀다. 새로운 시도에 대한 두려움의 일부는 결과를 알 수 없다는 것에서 비롯된다. 얼마나 위험을 감수할지는 당사자의 심리적 상태와 안전지대를 벗어나려는 의지에 따라 달라질 수 있다(188페이지 참조). 핵심은 자신에게 특정한 방식으로 느껴야 한다는 압박을 주지 않는 것이다. 이런 압박은 서두른다는 느낌을 줄 수 있는데, 진정으로 준비

되지 않았기 때문이다.

불안과 설렘이 비슷한 방식으로 나타날 수 있다는 점을 인식하는 것이 도움이 될 수 있다. 생리적으로 두 감정 모두 심박수를 증가시키고 아드레날린의 급증, 즉 '두근거림'을 촉발한다. 기대감은 보상 신경 화학 물질인 도파민의 분비도 촉진한다(56페이지 참조). 이런 반응은 새로운 시도의 일부라고 할 수 있다.

자기 돌봄 시간
이별 후 가족 및 친구들과 시간을 보내는 상호작용은 사회적, 정서적 양식이 되고 자신을 재평가하게 함으로써 자신감과 자존감을 북돋을 수 있다. 또한 이별을 극복하려는 동기가 무엇인지, 동반자 관계가 있어야 인정받고 가치 있다고 느끼는 커플 중심의 문화에 영향을 받고 있는 것은 아닌지 생각해보는 데도 도움이 된다. 싱글일 때는 자신과의 성적 관계에 집중함으로써 자신을 돌보고 자신의 성적 신체에 익숙해질 수 있다. 이는 다시 동반자와 함께할 준비가 됐다고 판단할 때 자신감을 갖는데 도움이 될 수 있다.

시간이 지남에 따라 섹스가 변할까?

관계를 고정적으로 계속되는 것이라고 생각하기보다, 시간이 지나면서 같은 사람과 여러 가지 다른 관계를 새로 맺어 나가는 것으로 보는 편이 더 유용할 수 있다.

장기적 관계에서의 섹스

최근 맘스넷(Mumsnet, 영국의 육아 웹사이트 - 옮긴이)과 그랜스넷(Gransnet, 맘스넷의 자매 사이트로 50세 이상의 할아버지 할머니가 중심이 된 커뮤니티 사이트 - 옮긴이)이 릴레이트(Relate, 영국의 관계 상담 전문 사이트 - 옮긴이)와 공동으로 2,500명의 여성을 대상으로 실시한 설문조사에서, 장기적 관계에서의 섹스에 대한 태도를 살펴보았다.

■■■ 75%가 해당 관계에서의 섹스에 만족했다.
■■■ 52%는 해당 관계에서 더 많은 섹스를 원했다.

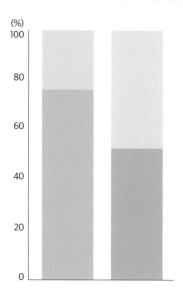

가장 흔하게 보고되는 경험은 관계의 지속 기간에 따라 섹스가 감소한다는 것이다. 하지만 많은 경우 섹스가 줄어든다는 것이 꼭 부정적이기만 한 것은 아니다. 장기적 관계를 유지하는 많은 이들이 동반자와의 편안함, 자신감, 친밀함 측면에서 성적으로 만족한다고 말하며, 더 열린 마음으로 많이 소통할수록 섹스가 만족스러워진다고 했다.

섹스리스 관계는 지속될 수 있을까?

'섹스리스' 관계에 대한 엄밀한 정의는 없으며, 성교 횟수만으로 측정하는 경우가 많다. 비공식적으로는 성행위가 1년에 10회 미만 또는 한 달에 1회 미만인 관계를 섹스리스라고 한다. 하지만 이는 성생활이 객관적으로 측정 가능하다는 것을 암시한다. 무성애 커플은 섹스 없이도 좋은 관계를 유지할 수 있으며, 섹스는 아주 가끔씩 하면서도 가깝고 친밀한 관계를 유지하는 사람도 있다. 또 어떤 사람들은 정신적 또는 신체적 건강이 나빠서 섹스의 우선순위가 낮은 시기가 있다. 핵심은 성생활이 변화를 겪고 여러 단계와 국면을 거친다는 점을 인식하는 것이다.

장거리 섹스가
정말 가능할까?

**장거리 관계에서도 섹스는 분명 가능하지만, 이때 동반자들은 섹스의
의미를 재정의해야 할 수도 있다.**

상당한 기간 동안 먼 거리로 떨어져 있을 때 섹스를 하고
싶다면, 커플은 자신에게 맞는 섹스가 어떤 모습일지를
생각할 필요가 있다. 물론 장거리 관계는 동반자와의 신
체적 친밀함에 심대한 영향을 미친다. 신체적 친밀함을
즐길 수 있는 시간을 가능할 때 미리 계획하는(182페이지
참조) 것이 우연히 함께할 얼마 안 되는 기회가 생기기를
기다리는 것보다 주된 섹스 형태가 된다는 것을 뜻할 수
있다.

가상 섹스 도입하기

일반적으로 장거리 관계에서는 성생활이 주로 대면 관
계에서 가상의 영역으로 옮겨간다(오른쪽 참조). 서로 떨
어져 있어도 욕구를 충족시킬 수 있는 가상 섹스 선택지
는 다양하며, 동반자가 물리적으로 함께 있지 않더라도
쾌감에 동참할 수 있다. 소통과 경계선이 명확하면, 가상
섹스는 먼 거리가 성생활의 끝을 알리는 신호가 되지는
않는다는 것을 뜻할 수 있다.

가상 섹스에는 어떤 것들이 포함될 수 있을까?

전화 또는 화상 섹스, 야톡, 이메일은 장거리 관계에
서 성적인 소통의 주요 수단이 될 수 있다. 어떤 커
플은 텔레딜도닉스(인터넷을 통해 동기화할 수 있는 섹스
토이)를 사용하기도 한다. 양쪽 동반자가 동작과 감
각이 상응하는 한 쌍의 토이를 사용해 서로에게 일
치하는 감각을 동시에 경험할 수 있다. 이 토이는 전
화나 화상 섹스, 야톡과 함께 사용함으로써 가상 섹
스 중 인간의 성적 상호작용을 확장할 수 있다.

안전하고 편안하다고 느껴지는 경계선을 찾으
면 불안이 가상 섹스 중 흥분이나 달아오름을 방해
하는 것을 막을 수 있다. 프라이버시가 걱정이나 산
만함의 핵심 요소일 수 있다. 어떤 이들은 자신을
보지 않아야 긴장을 풀고 집중하기가 쉽기 때문에
화상 섹스의 우선순위를 낮게 두거나 화면이 꺼진
상태에서 사용하며, 또 어떤 이들은 자신을 볼 수
있다는 것에 흥분을 느낀다.

출산 후 섹스는 언제쯤 가능할까?

섹스를 다시 시작할 수 있는 적절한 때는 정해진 게 없지만, 각종 신체적 변화 같은 요인을 생각하면 적어도 몇 주는 기다리는 것이 바람직하다.

출산 후에 섹스를 다시 하기로 결정할 때는 신체적, 정서적으로 준비가 됐다고 느끼는 시점을 기준으로 하는 것이 가장 좋다. 아기를 낳은 초기 몇 주 동안은 수면 부족 및 호르몬 변화와 씨름하는 데 압도당할 수 있으므로, 한동안 섹스를 우선순위에 두지 않는 경우가 드물지 않다. 출산 후에는 예전 성생활로 돌아가는 데 집중하지 말고 '현재 자신에게 최선이 무엇일까?'라는 측면에서 접근하는 것이 가장 좋다.

출산 후 3주 이내에 다시 임신할 수 있고 모유 수유 중이거나 생리가 다시 시작되지 않았을 때라도 임신이 가능하므로, 섹스에 앞서 피임부터 생각해보는 것도 중요하다.

내 몸에 무슨 일이 일어나고 있을까?

질 분만이든 제왕절개 분만이든 출산 후에는 질 출혈이 발생하는데, 이를 오로라고 하며 혈액, 점액, 자궁 조직으로 구성되어 있다. 오로는 몇 주 동안 지속될 수 있으므로 멈출 때까지 기다린 뒤에 섹스를 시작하는 편이 좋다.

임신, 출산, 산후의 커다란 신체적, 호르몬적 변화로 인해 이 시기에는 신체에 대한 느낌이 바뀔 수 있으며, 섹스를 원하는 시기에도 영향을 미칠 수 있다. 질 분만 후에는 아기가 통과할 수 있도록 늘어난 질관이 회복되는 기간이 있으므로 섹스를 하기 전에 좀 더 편안해질 때까지 기다리는 편이 좋다. 회음부 절개술(분만을 쉽게 하기 위해 질과 항문 사이를 절개하는 시술)을 받은 경우, 삽입 섹스는 봉합 부위가 아물 때까지 기다린 뒤 하는 것을 권한다.

모유 수유를 하면 프로락틴 수치가 높아지는데, 이는 배란이 억제되고 에스트로겐이 감소한다는 것을 뜻한다. 모유 수유로 에스트로겐이 감소하면 질 건조증을 유발해 성교통이 심해질 수 있으므로 윤활제 사용이 권장된다.

명확한 소통

많은 사람이 출산 후 섹스가 고통스럽거나 전과 다르게 느껴질까 봐 염려하고, 동반자 역시 통증을 유발할까 걱정할 수 있다. 육체적으로 어떤 느낌인지는 본인만이 알 수 있으므로 소통하고, 시간을 갖고, 육체적으로 다시 연결할 수 있는 여유를 만드는 것이 중요하다. 성교가 고통스럽거나 불편한 경우, 비삽입 성적 접촉을 우선시하면 두 사람이 여전히 성적으로 연결되어 있다고 느끼는 데

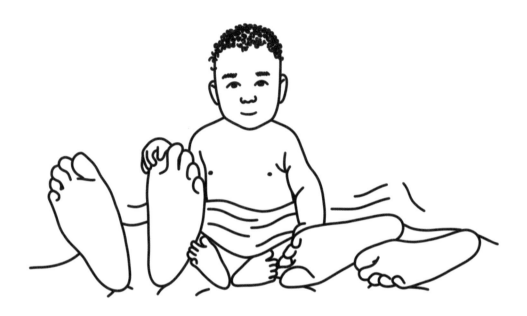

도움이 될 수 있다. 일시적으로 새로운 경계를 설정하는 편이 좋을 수도 있다. 예컨대 전에는 가슴 만지는 것을 즐겼던 사람들 중 일부는 모유 수유 중에는 쾌감이 예전만 못하다는 것을 느낀다.

연구에 따르면 남성 동반자는 아기가 태어난 후 테스토스테론이 영구적으로 감소하는 것으로 나타났다. 영국의 안나 마친(Anna Machin) 박사 같은 진화 인류학자들은 이것이 성욕 저하, 공격성 감소와 같은 특정 행동에 미치는 영향에 대해, 이 시기가 '투자하는 아버지'(investing fathers, 인간은 아동기가 길어서 아버지도 양육에 참여하며 일부일처제 형식으로 장기간 관계를 이어가도록 진화했다는 이론-옮긴이)라는 진화 이론의 일부라고 설명한다.

어떤 경로를 통해 아기를 가졌든, 부모가 된다는 것은 인생의 전환기다.

성기는 어떻게 노화될까?

우리의 온 몸은 노화 과정을 거치고, 성기도 예외가 아니다. 하지만 그것이 만족스러운 성생활을 계속 즐길 수 없다는 뜻은 아니다.

나이가 들어 가면서 피부는 탄력을 잃는다. 탄력과 탱탱함을 유지시켜주는 콜라겐과 엘라스틴 단백질의 생성이 감소하기 때문이다. 이 수치가 감소하면 주름이 생기고 피부가 더 느슨하게 늘어지기 시작하다. 이는 호르몬 변화 및 자연적인 노화 과정과 함께 성기를 노화시키고 다른 신체 부위와 마찬가지로 기능에 영향을 미칠 수 있다.

- **콜라겐과 엘라스틴 감소**로 외음부의 조직이 얇아지고 음순은 덜 통통해지며 음낭은 더 처질 수 있다.
- **에스트로겐과 테스토스테론 감소**도 나이가 들며 일어나서, 질 위축이 발생할 수 있다. 질 위축은 질벽이 얇아지고 건조해지며 염증이 생기는 증상으로, 이 때문에 섹스가 고통스럽고 불편해질 수 있다. 질 위축은 테스토스테론을 복용하는 모든 연령대의 지정 성별 여성(AFAB) 트랜스젠더에게도 영향을 미칠 수 있다. 성교통은 섹스를 바라지 않는다는 부정적 인식을 강화시켜 욕구와 관계에 영향을 미칠 수 있다. 윤활제와 질 보습제를 사용하는 것이 섹스와 삽입을 계속 즐길 수 있는 열쇠가 될 수 있다.
- **음모와 체모**는 머리카락과 마찬가지로 나이가 들면서 변화한다. 가늘어질 뿐만 아니라 멜라닌(피부, 머리카락, 눈의 색소 침착을 조절하는 분자)의 생성이 느려지면서 회색으로 변할 수도 있다.

혈액 순환 감소

나이가 들면서 수많은 요인이 혈액 순환에 영향을 미친다. 일례로 고혈압은 혈관이 경화와 혈류 감소로 이어질 수 있다. 이런 순환계의 변화는 성기의 감각과 기능에 영향을 미칠 수 있다. 혈류 감소는 성적 흥분에 악영향을 준다(93페이지 참조). 생식기로 가는 혈류가 감소하면 조직의 산소 공급에도 영향을 미치고 민감도에도 악영향이 미친다. 결과적으로 이전 수준의 흥분과 쾌감에 도달하려면 더 많은 시간과 자극이 필요할 수 있으며, 성생활

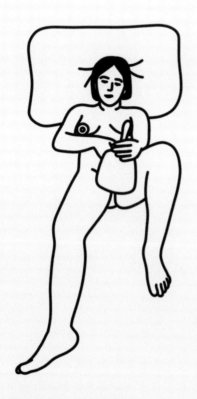

**인생의 다른 부분과
마찬가지로 신체도
여러 단계를 거치며
변화한다.**

방식을 조정해야 할 수도 있다. 예컨대 윤활제를 사용하
거나, 성교에 중점을 두지 않는 것이다.

근육 감소의 영향
나이가 들면서 우리 몸의 근육은 탄력성이 떨어지고 그
양도 감소하는데, 이를 근감소증이라고 한다. 근육량이
감소하면 골반기저근도 약해져서 오르가슴의 강도, 강
렬함, 빈도에 영향을 미칠 수 있다. 음경이 있는 남성의
경우 근육량 감소는 사정 감소와 연관이 있을 수 있는데,
골반기저근이 정액 사출에 핵심 역할을 하기 때문이다.
어느 성별이든 골반기저근 운동(112페이지 참조)을 하면 이
중요한 근육을 유지하기가 쉬워진다. 근탄력성 손실은
음낭 처짐의 원인이 될 수도 있다.

폐경이 섹스에 영향을 줄까?

폐경 증상으로 인해 성생활에 불편이 생길 수 있지만, 그렇다고 섹스의 끝을 의미하는 것은 결코 아니다. 쾌감과 성적 웰빙을 지속할 수 있는 방법은 얼마든지 있다.

갱년기 장애와 폐경은 노화에 따른 에스트로겐, 프로게스테론, 테스토스테론 호르몬의 자연적 감소로 인해 일어난다. 폐경의 정의는 12개월 동안 생리를 하지 않는 것이며, 배란과 임신 능력의 종료를 의미한다. 폐경은 자연적으로 발생하는 것이 일반적이지만 의학적으로 유도될 수도 있다. 예컨대 난소 제거 수술이나 방사선 또는 화학 요법과 같은 치료를 받은 경우다. 드물지만 조기 난소 부전으로 인해 이 증상이 빠르게 일어날 수 있다.

폐경은 시스젠더 여성만 겪는 것이 아니다. 논바이너리, 간성, 트랜스젠더 남성도 폐경기를 겪을 수 있다. 그러나 호르몬 요법 및 외과적 개입으로 인해 폐경기 경험은 다르게 나타날 수 있다.

폐경 증상은 어떤 영향을 미칠까?

갱년기에 흔한 증상은 약 34가지가 있고, 여기에는 불안, 질 건조, 감정 기복, 안면 홍조, 뇌 안개(머릿속이 뿌옇고 멍한 느낌이 지속되는 증상 - 옮긴이), 수면 장애, 성욕 감소 등이 포함된다. 대부분의 사람은 이런 증상을 몇 가지는 경험하는데, 이로 인해 수면, 인지 기능, 섹스 등 여러 영역의 웰빙에 영향을 받는다.

폐경은 다양한 방식으로 성생활에 영향을 미칠 수 있다. 에스트로겐 수치 저하로 가장 흔한 갱년기 증상 중 하나인 질 건조증이 발생해 삽입 섹스가 힘들고 불편해질 수 있다. 에스트로겐과 테스토스테론의 감소는 섹스에 대한 관심에도 영향을 미쳐 욕구 부족이 발생하거나 흥분이 잘 안 되는 경우가 많아진다. 피로, 안면 홍조, 불안 같은 다른 증상도 섹스 의욕에 영향을 미칠 수 있다. 동반자와 변화에 대해 논의해, 여러분이 성생활과 쾌감

폐경기는 신체적, 정서적, 심리적 변화의 시기를 알린다.

의 측면에서 무엇이 기분 좋고 무엇이 가능한지를 이해
시키는 것이 중요하다. 그러지 않으면 자신에게 맞지 않
는 행위를 반복하다가 섹스에 부정적인 관계가 형성되
어 욕구에 더 큰 악영향을 미칠 수 있다.

갱년기 극복하기

생활 방식을 바꿔서 건강과 웰빙을 극대화하면 증상을
관리하기가 쉬워진다. 일부 사람에게는 의료진의 지도
하에 호르몬 대체 요법(HRT)을 받는 것이 도움이 될 수
있다. 이 요법은 에스트로겐과 프로게스토겐을 공급해
질 건조증, 감정 기복, 안면 홍조 등의 증상을 완화하며,
질 건조증에는 국소 에스트로겐도 사용할 수 있다. 경우
에 따라 의료진이 테스토스테론을 처방할 수도 있다.

많은 이들이 폐경기를 힘겨워하지만, 어떤 사람은 해
방감을 느끼기도 한다. 월경에서 벗어나고(생리 주기가 고
통스럽거나 문제가 있던 경우 특히 반가운 일이다), 임신에 대한
걱정에서 해방되어, 일단 갱년기를 지나면 섹스에 대한
의욕이 새로 샘솟기도 한다.

남성 갱년기란 무엇일까?

남성 갱년기, 즉 '남성 폐경'이라는 용어는 이 시기에 생
식 능력 종료가 뚜렷하게 드러나지는 않기 때문에 오해
의 소지가 있다. 하지만 40~50대 시스 남성의 경우, 테
스토스테론의 점진적 감소(30세 이후로 매년 약 1~2%의 비
율로 일어난다)로 감정과 활력에 영향을 받기 시작할 수 있
다. 테스토스테론 수치가 우려된다면 혈액 검사를 통해
확인할 수 있으며, 수치가 최고조에 달하는 아침에 검사
를 받는 것이 이상적이다.

어떻게 하면 대화를 계속 이어갈 수 있을까?

일생에 걸쳐 섹스와 긍정적인 관계를 형성하면 관능적인 세계를 형성하고 성적인 관계를 만족스럽게 즐기기 쉬워진다.

섹스를 정상화한다는 것은 '섹스'가 어때야 한다는 부정적인 통념에서 벗어나 진정한 성적인 자아를 향해 나아가는 것을 포함한다. 이는 모든 것을 까발리고 성생활을 공개적으로 드러내야 한다는 뜻이 아니라, 원하는 것을

할 수 있는 자유와 선택권이 있다고 느끼는 것이다. 우리는 자기비판과 타인에 대한 비판을 내려놓을 수 있다. 다음의 기본 원칙은 성생활이 우리 삶에서 어떻게 자리 잡을 수 있는지 더 잘 이해할 수 있게 안내해준다.

1

섹스는 사람마다 다를 수 있다는 것을 이해하자. 합의를 했고 합법적이라면, 서로의 차이점을 받아들이고 모두가 완벽하게 일치하지는 않는다는 것을 받아들이려 노력할 수 있다. 이러한 수용이 곧 동의는 아니다. 그저 다양성을 인정하는 것만으로도 충분하다.

2

소통은 차이를 살피고 받아들이는 데 있어 큰 부분을 차지하며, 서로를 이해하는 원천이다. 소통이 없으면 다른 사람의 생각을 추측할 수밖에 없고 수치심이 일어날 수 있다.

섹스는 어떻게 진화할까?

섹스에 어려움을 겪는 것은 나쁜일까?

섹스에 관한 질문은 온라인에서 가장 많이 검색되는 항목 중 하나이며, 성생활에 도움이 되는 제품을 홍보하는 브랜드가 수없이 많을 정도다. 섹스가 수익성 있는 분야라는 것은 사람들이 섹스에 대한 도움을 원한다는 뜻이다. 문제는 흔하지만 문제에 대해 이야기하는 경우는 흔치 않은데, 아이러니하게도 대화야말로 해결책에서 큰 부분을 차지한다. 이런 문제 대다수가 심리적이고, 사회적 기대에 의해 설정된 것이기 때문이다.

섹스에 어려움을 겪을 때 가장 흔하게 나타나는 부작용 중 하나는 고립감을 느끼는 것이다. 신뢰할 수 있는 사람과 함께라면(동반자, 가족 구성원, 친구, 전문가, 누구든 상관없다) 불안의 원인을 회피하지 않고 직면해 대응하기가 쉬워진다. 그리고 이를 통해 자신에게 더 잘 맞는 섹스 모델을 배우고 재구축할 수 있다.

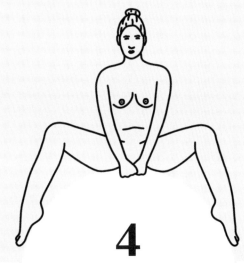

4

육체적으로 자신과 교감하면,
즉 자기 쾌감의 온전한 주인이 되면
성적 자신감이 증진되고 자기 자신,
자신의 욕구, 자신의 관능과
긍정적인 관계를 쌓아 나간다.

3

경청함으로써 우리는 섹스에 대해 더
잘 알게 된다. 우리 주변의 소문과 통념을
인식하고 자신에게 맞지 않는 섹스에 대한
생각에 도전할 수 있다. 또한 경청은
섹스에 대한 자신의 생각을 광각 렌즈를
통해 보듯 관점을 넓히는 데
도움이 된다.

섹스에서 동떨어지지 않으려면 어떻게 해야 할까?

선입견에서 벗어나 자신에게 좋은 섹스가 무엇일지 스스로 결정할 때 최고의 섹스를 할 수 있다. 이런 자기 인식은 성적 웰빙을 유지하는 데 핵심이다.

자신만의 섹스 문화 형성

개인으로서 우리 존재는 부분적으로 우리를 둘러싼 환경에 따라 정해진다. 경제적, 정치적, 문화적, 그 밖의 어떤 환경이든 말이다. 이런 환경은 어느 정도 우리의 삶을, 그리고 궁극적으로는 우리가 하려는 섹스를 형성한다.

섹스에 대한 사회의 접근 방식에는 많은 변화가 필요하다. 하지만 대규모의 변화를 이끌어내는 데는 시간이 걸린다. 광범위한 사회적 변화가 일어나기를 기다리는 한편으로, 우리는 섹스와 우리 자신과 관계에 만족할 수 있는 방법을 찾기 위해 노력할 수 있다. 우리는 살아가면서 소중한 것은 붙잡고 더 이상 중요하지 않은 것은 놓아버리기도 한다. 이런 접근 방식을 성생활에 적용하면 자신만의 섹스 문화를 형성하고, 섹스와의 관계를 더 나은 방향으로 변화시키기 쉬워진다. 이를 통해 규범에 도전하고 섹스에 대한 통념에 도전하기 시작하면서 파급 효과를 일으킬 수 있다.

성적 웰빙의 우선시

성적인 웰빙을 건강의 다른 영역 못지 않게 중시한다면, 성생활이 마땅히 누려야 할 수준으로 올라간다. 많은 사람들이 자신의 성적 필요를 표현하는 것을 가장 어려운 일 중 하나로 생각하지만, 이는 성생활을 개선하는 가장 효과적인 도구 중 하나이며, 진정으로 상대방을 이해하거나 상대방으로부터 이해받을 수 있는 유일한 방법이다.

성적 자기 인식 유지

성적으로 자신을 인식한다는 것은 자신에게 필요한 게 무엇인지, 언제 성생활을 잠시 멈추고 새로운 것을 탐구할지를 이해한다는 뜻이다. 섹스의 기본 전제는 합의하에 쾌감을 주고받는 것이다. 이를 달성하는 방법은 인생의 어느 시기에 있느냐에 따라 바뀔 수 있고 동기, 건강, 관계, 자아에 대한 감각에 기반한다는 점을 명심하자. 섹스를 부끄러워하는 문화에서 정신적으로 탈출하면 성생활 패턴을 자기에게 맞게 바꿈으로써, 자신의 성적 잠재력을 실현할 수 있게 된다.

성적 자아와의
가장 건강한 관계는
수치심과 단절된 관계다.

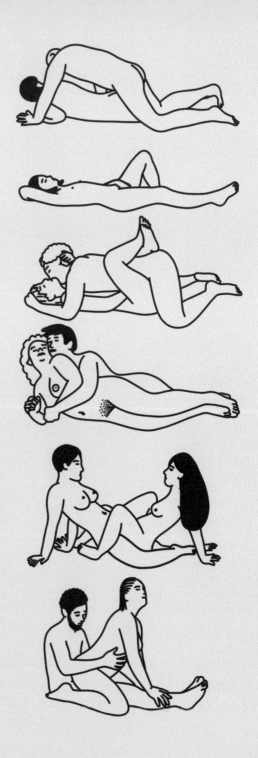

용어해설

ㄱ

가상 섹스(버추얼 섹스) 물리적으로 직접 만나지 않고 기술을 매개로 한 성적 상호작용이나 경험을 하는 현상을 말한다. 사이버 섹스라고도 하며 화상 섹스, 야톡, 텔레딜도닉스 사용 등을 포함할 수 있다.

간성(인터섹스) 생물학적으로 염색체, 생식 기관, 생식기, 호르몬 등이 남성/여성이라는 전형적인 이분법에서 벗어난 다양한 특성을 가진 사람들을 포괄적으로 일컫는다. 간성은 인간에게 자연적으로 발생하는 변이다.

간접 성교 비삽입 성적 경험을 뜻한다. 전희의 대체 단어로 사용되는데, 섹스에서 정해진 순서를 암시하지 않기 위해서다.

감(컴) 오르가슴 및 사정을 표현하기 위해 통속적으로 사용된다.

겉물(프리컴) 쿠퍼액이라고도 하는 이 현상은 흥분 중에 음경에서 무의식적으로 방출되는 소량의 액체로, 보통 사정과 별개로 그 전에 분비되기 때문에 사정전액이라는 이름도 있다.

관심 표현 애정, 관심, 긍정적인 인연을 얻기 위해 한 동반자가 다른 동반자에게 구애하는 행위이다. 존 가트먼 박사가 커플을 대상으로 연구한 것으로 유명하다.

기능 불안 섹스 분야에서 이 말은 성적 경험에 대한 걱정이나 불안을 말하며, 목표 지향적이기 때문에 압박감과 주의 분산이 유발되는 경우가 많다. 가장 흔한 것은 음경이 있는 사람이 불안 및 발기 장애를 겪는 경우라고 한다.

ㄴ

남근성형술(팔로플라스티) 음경을 만들거나 재건하는 수술로, 일반적으로 신체의 다른 부위에서 피부 일부를 가져와 사용한다.

논바이너리 바이너리 성별에 속하지 않는 사람들을 포괄적으로 지칭한다.

ㄷ

도파민 신체와 뇌의 기능에 중요한 역할을 하는 신경전달물질로 뇌의 보상 체계와 쾌감 경험에 핵심적인 역할을 한다.

딜도 발기된 음경의 모양을 본뜬 가장 흔한 섹스 토이로, 일반적으로 삽입 자극에 사용된다.

ㄹ

러버 댐 오럴 섹스 시 외음부나 항문 위에 착용해 성병의 확산을 방지하는 사각형의 신축성 있는 라텍스 조각으로, 원래는 치과용 치료기구다.

ㅁ

마음챙김 섹스 마음챙김은 의도적으로 지금 순간, 현재의 경험에 주의를 기울이고 비판이나 평가는 배제하려는 연습이다. 마음챙김 섹스란 의식적으로 비판을 제쳐두고 현재의 순간과 감각적인 경험에 주의를 집중하는 연습을 말한다.

메타 인지 우리의 생각에 대해 생각하는 과정으로, 자신의 성과나 이해를 평가하려는 방법으로 언급될 때가 많다.

모노노머티브(일부일처 규범) 무의식적으로 모노가미(일부일처주의) 관계가 규범적이라고 가정하거나, 모노가미를 평가의 척도나 기준으로 삼는 경우가 잦다. 이는 모노가미를 다른 관계 구조보다 특권화할 수 있다.

무성애(에이섹슈얼리티) 성적 지향 스펙트럼 중에서 타인에게 성적 매력을 전혀 또는 거의 느끼지 않는 사람과 성적 경험 및 행동에 관심이 거의 또는 전혀 없는 사람을 일컫는 말로, 무성애자라고도 한다.

ㅂ

바이너리 성별(이분법적 성별) 남성과 여성의 두 가지 범주로만 분류하는 성별이다.

바이브레이터(진동기) 쾌감과 성적 자극을 유발하는 진동이 가능한 섹스 토이의 일종이다.

반사 발생 반사로 인한 반응으로 음경의 직접적인 접촉이나 자극으로 인한 발기를 예로 들 수 있다.

반응형 욕구 성적 자극에 대한 반응으로 나타나는 성욕 또는 성적 경험에 대한 욕구다. 성적인 경험을 기대하면서 생기는 자발적 욕구와는 다르다.

발기 음경의 경화이다. 음경 해면체라는 음경 축의 해면체 조직이 이완되면 혈액이 유입되고 압력이 발생해 혈액을 가둬서 음경이 딱딱해지고 팽창하게 된다. 발기는 음경의 직접적인 자극에 반응하는 반사성 발기일 수도, 뇌에 성적인 생각이 들 때 발생하는 심인성 발기일 수도 있다. 발기는 주로 성적 흥분 상태에서 일어나지만, 수면 중에도 야행성 발기가 일어날 수 있다.

발기 부전 음경 발기가 안 되거나 유지하기 힘든 경우로, 삽입 성교 같은 특정 성적 경험을 하는 데 지장을 초래할 수도 있다.

버트 플러그 항문에 삽입해서 성적 쾌감과 자극을 얻도록 설계된 섹스 토이로, 삽입에 대비해 항문 괄약근을 이완하는 데에도 사용된다. 애널 토이는 안전한 사용을 위해 항상 너부죽한 기저부가 있어야 한다.

보복성 포르노(리벤지 포르노) 타인에게 고통을 줄 의도로 당사자와의 합의 없이 성적으로 노골적인 동영상이나 이미지를 공유 및 배포하는 행위이다. 중요한 것은 당시 동반자 간에 동영상이나 사진 촬영에는 합의했다 하더라도 이런 합의가 해당 콘텐츠의 공유에까지 적용될 수는 없다는 점이다. 많은 나라에서 보복성 포르노는 형사 범죄다.

부착식(스트랩온) 손으로 잡는 것이 아니라 몸에 착용하는 딜도 또는 섹스 토이로, 일반적으로 음경이 있는 위치에 엉덩이 주위로 하네스를 둘러 착용한다.

불응기 오르가슴 후 일시적으로 성적으로 반응하지 않는 시간 또는 회복 기간을 뜻한다.

비삽입 섹스 삽입(음경이든 섹스 토이든)을 포함하지 않는 신체적 섹스 경험으로 간접 성교 또는 전희라고도 한다.

ㅅ

사정 음경을 통해 몸에서 정액이 배출되는 것으로, 반드시는 아니지만 일반적으로 오르가슴을 동반한다.

생리학 신체가 어떻게 기능하는지에 대한 과학으로 신체 구조가 어떻게 작동하는지에 대한 화학과 물리학을 포함한다.

생물심리사회적 접근 생물학적, 심리적, 사회 환경적 요인 간의 상호작용을 살펴봄으로써 건강과 웰빙을 이해하려는 접근 방식이다.

성감대 만졌을 때 성감이나 욕구를 증가시킬 수 있는 신체의 민감한 부위로 유두, 목, 귀 등 생식기와 관련이 없는 부위는 생식기 외 성감대라고 한다.

성과학(섹스학) 인간의 섹스 행동에 대한 학제 간 연구이다. 성과학자는 인간의 섹스 행동을 연구하는 사람이다.

성교 일반적으로 음경이 질에 들어가는 삽입 섹스를 포함하는 성적 경험을 뜻한다. PIV(질 내 음경 삽입) 섹스, 삽입 섹스, 질 성교, 질 섹스라고도 한다.

성기 신체 외부의 성 및 생식 기관으로 음경, 음낭, 질구를 포함한 외음부를 포괄한다.

성기능 장애 성적 반응 및 기능에 반복적이거나 지속적인 문제가 나타나는 증상으로 성적 통증, 욕구, 흥분, 오르가슴 문제를 포함한다.

성기변형성형술(메토이디오플라스티) 기존의 생식기, 즉 질 조직과 음핵으로 성기를 만드는 섹스 전환 수술이다.

성별 위화감 자신의 성 정체성과 지정 성별이 일치하지 않아 느끼는 불안감과 심리적 고통을 일컫는 용어이다.

성별 인정 돌봄 WHO에서 정의한 바와 같이, '개인의 성 정체성을 지지하고 인정하기 위해 고안된' 다양한 사회적, 심리적, 행동적, 의학적 개입을 포괄하는 용어다.

성병(성매개감염병) 주로 섹스, 특히 무방비 섹스를 통해 전염되는 감염병으로, 흔한 감염병으로는 클라미디아, 임질, 트리코모나스증, 매독 등이 있다. 감염병 중엔 무증상도 많으므로 감염 여부를 확인하기 위한 섹스 건강 검진의 중요성이 강조된다.

성심리 치료(사이코섹슈얼 테라피) 성심리 상담이라고도 하며 때로는 섹스 테라피라고도 하는 이 상담은 성적인 어려움이나 난제, 고민에 특별히 초점을 맞춘 대화 요법이다.

성욕 리비도라고도 하며, 인간의 성적 본능, 충동, 섹스와 쾌감에 대한 욕구를 뜻한다. 평생에 걸쳐 생물학적, 사회적, 심리적 요인의 영향을 받으며 기복과 변화가 생긴다. 성욕에 대한 표준화된 기준이나 수준은 없고 사람마다 다르다.

성적 일치 신체적, 생식기 흥분이 심리적, 주관적(자가 보고) 성적 흥분과 일치하는 정도를 뜻한다. 반대되는 용어로 성적/흥분 불일치가 있다.

성적 취향 어떤 사람이 다른 사람이나 사물에 느끼는 감정적, 성적, 낭만적 매력을 뜻한다. 양성애, 게이, 레즈비언, 이성애, 범성애, 무성애 등이 그 예다.

성적 통화 그 자체는 섹스가 아니더라도 성생활의 구성 요소가 되는 동반자 간의 성적인 접촉과 행동이다. 예를 들어 긴 포옹, 오래 지속되는 키스, 플러팅 등이 있다.

성적 흥분 성적 자극이나 자극제에 대한 생리적, 심리적 반응이다. 성적 경험을 위해 몸을 준비시키는 역할을 한다.

성전환 자신의 성 정체성에 맞게 생활할 수 있도록 변화를 만드는 성별 인정 과정이다. 성전환은 사회적, 의학적(호르몬), 외과적일 수 있으며, 이 과정들의 조합으로 이루어질 수도 있다.

성 정체성 각 사람의 성별에 대한 개인적이고 내부적인 경험이다.

성호르몬 생식 및 임신, 성적 반응, 성 성숙에 중요한 역할을 하는 호르몬이다. 주요 생식 및 성호르몬으로는 에스트로겐, 프로게스테론, 테스토스테론을 들 수 있다.

섹스 토이 성적 쾌감을 얻기 위해 사용하도록 특별히 고안된 물건이다.

섹슈얼리티(성 존재감) 자신이 어떤 성적 존재인지에 대한 개인의 감각을 뜻한다. 여기에는 섹스에 대한 태도, 생각, 신념, 욕구, 행동은 물론 섹스에 관련된 정체성도 포함될 수 있다.

소음순 성형술 소음순의 크기를 줄이거나 바꾸는 수술이다.

스윙(스와핑) 커플 또는 동반자들이 관련된 모든 사람의 합의와 동의를 얻어 그룹 섹스나 동반자 교환 성적 경험을 하는 행위이다.

스쿼팅(분출) 외음부가 있는 사람들 중 일부가 경험하는, 오르가슴이나 강렬한 쾌감 중에 액체가 배출되는 현상을 가리키는 속어이다.

습관화 반복되는 자극에 대한 행동 반응의 감소. 비연관적 학습의 한 유형으로, 자극과 관련된 처벌이나 보상이 없음을 뜻한다.

시스젠더 성 정체성이 지정 성별과 일치하는 사람을 뜻한다.

신경 가소성 뇌 가소성이라고도 하는 이 개념은 학습에 따라 뇌의 신경망이 성장하고 변화하는 능력으로, '스스로 변화하는 뇌'라는 개념으로 설명되기도 한다.

신경다양성(뉴로다이버시티) 모든 인간의 뇌와 인지는 다 다르고 사람마다 뇌가 작동하는 방식이 독특함을 설명하기 위해 사용되는 용어다.

신경다양인(뉴로다이버전트) 일반인과 다르게 작동하는 뇌를 가진 사람을 설명할 때 사용하는 용어이다.

신경전달물질 세포 사이를 이동하며 특정 신체 반응 및 반응과 관련된 신체의 필수 화학 메신저다.

신체 긍정성 신체 다양성과 모든 신체를 찬미하는 포괄적인 용어로 신체에 대한 감사, 사랑, 자신감을 장려하고, 개인의 신체 이미지에 영향을 미칠 수 있는 사회적, 대중적 신체 '규범'에 도전한다.

신체 이형 장애(BDD) 자신의 외모에 대해 걱정하고 결점에 얽매여 많은 시간과 주의를 기울이는 정신 건강 상태이다. 정작 다른 사람에게는 잘 보이지도 않는 결점인 경우가 많다.

신체 자신감 사람이 자신의 신체와 외모에 대해 느끼는 방식이다.

신체 중립성 몸을 사랑하라는 요구나 압박 없이 우리 몸을 있는 그대로 받아들이고 감사하는 접근 방식으로, 존중의 원칙에 따라

우리 몸이 어떻게 생겼는지보다 어떻게 느끼는지에 초점을 맞춘다.

심신증(사이코소마틱) 몸과 마음의 상호작용을 뜻한다. 별다른 명확한 신체적 원인 없이 심리 및 감정에 뿌리를 두고 있을 수 있는 증상을 설명할 때 자주 사용된다.

심인성 발기 마음에서 비롯되는 반응, 예컨대 성적인 생각에 대한 반응으로 발기가 일어나는 경우이다.

ㅇ

야톡(섹스팅) 휴대폰이나 소셜 미디어 메시지 등의 직접 메시지(DM) 또는 개인 메시지(PM)를 통해 성적인 콘텐츠를 공유하는 행위이다.

에로틱(성애) 성적 욕구, 관심, 흥분 또는 흥분을 유발하는 것으로, 성애 문학이나 오디오 에로티카 같은 일부 자료는 특별히 흥분을 유발하도록 고안되었다. 에로틱하다는 느낌은 매우 주관적이다.

에이로맨틱(무연애) 다른 사람에게 로맨틱한 매력이나 관심을 거의 또는 전혀 느끼지 못하는 사람이다.

엔도르핀 통증과 스트레스를 경감하고 기분을 좋게 하는 뇌내 화학 물질로 고통, 스트레스, 쾌감을 경험할 때나 섹스, 운동, 마사지 같은 활동을 할 때 분비되며, '러너스 하이' 같은 상태의 이유라고 한다.

오르가슴 두뇌 및 신체 쾌감 경험을 뜻한다. 근육 긴장과 축적된 신경 화학 물질 방출을 특징으로 한다. 대부분 성기 자극과 관련이 있지만 다른 방법으로도 얻을 수 있다.

옥시토신 섹스, 출산, 모유 수유, 사회적 상호작용, 애착 행동에 중요한 역할을 하는 신경 화학 물질이다.

외음부 질구와 요도구, 소음순, 대음순, 치골, 귀두 음핵으로 구성되는 외부 생식기이다.

외음부 통증 원인을 알 수 없는 지속적인 외음부의 통증과 불편함을 뜻한다.

욕구 성적 경험에 대한 개인의 소망과 동기이다. 성적인 경험을 예상하고 불현듯 발생하는 자발적 욕구일 수도 있고, 성적 자극에 대한 반응으로 섹스를 하고 싶은 욕망이 생기는 반응형 욕구일 수도 있다.

윤리적/합의적 논모노가미(비일부일처주의) 둘 이상의 동반자와 섹스 및 친밀한 관계를 맺는 인간관계. 중요한 것은 관련된 모든 당사자의 합의가 필요하다는 점이다. 논모노가미의 형태는 동반자 간의 동의에 따라 다양할 수 있다.

윤활제 성기, 항문, 또는 섹스 토이나 확장기 같은 제품에 바르는 액체 또는 젤 형태의 섹스 보조제. 신체 부위 간의 마찰을 줄여 삽입을 더 쉽게 하고 더 편안하고 즐거운 경험을 하는 데 도움이 된다.

이중 제어 모델 성적 반응을 억제 과정과 흥분 과정 사이의 균형으로 설명하는 모델로, 이 모델에 따르면 개인마다 억제 및 흥분 민감도 수준이 다르다.

인지 사고, 학습, 기억, 추론 등 의식적인 정신 활동과 관련된 뇌 기능이다.

ㅈ

자발적 욕구 성적인 경험을 기대하며 불현듯 떠오르는 섹스에 대한 관심이나 동기이다.

자위 즐거움을 위해 성기를 스스로 자극하는 것으로, 대부분 손이나 섹스 토이를 사용한다. 자기 쾌락이나 솔로 섹스라고도 하며, 그 밖에도 이를 표현하는 속어가 많다.

전립샘 남성이 태어날 때부터 방광 아래, 직장 앞쪽에 갖춘 분비샘이다. 생식에 중요한 역할을 하며 회음부 및 항문을 통해 자극해 쾌감을 얻을 수 있다.

전희 성교를 준비하기 위한 비삽입 섹스를 일컫는다. 그러나 이 용어는 섹스의 순서상 이런 경험이 삽입 섹스 '전에' 이루어짐을 시사해서, 모든 사람이 찬동하지는 않는다. 따라서 어떤 사람들에게는 전희를 비삽입 섹스라는 틀로 다시 보는 편이 나을 수 있다.

젠더플루이드(유동 성별) 고정되지 않은 성 정체성을 가진 사람을 뜻한다. 단일 성별이나 변하지 않는 성별을 가진 것으로 식별되지 않는 사람을 말한다.

지정 성별 남성(AMAB)/지정 성별 여성(AFAB) 아기가 태어났을 때

의료 전문가가 외부 신체 해부학적 구조에 따라 아기에게 규정해 준 성별이다.

질경련 삽입을 시도할 때 질 주위의 골반기저근이라는 근육들이 무의식적으로 조여지는 것이 특징인 증상을 뜻한다.

질 성형술(바기노플라스티) 질을 구성하거나 수리하는 수술이다.

질 위축 질벽이 얇아지고 건조해지며 염증이 생기는 증상으로, 폐경 등으로 인한 호르몬 변화와 관련이 있는 경우가 가장 흔하다.

질 확장기 질을 늘이기 위해 크기가 커지는 튜브 모양의 제품 세트이다. 질 성형술 후, 또는 특정 부인과 암에 대한 치료용이다. 또는 질경련 및 성교통 같은 고통스러운 섹스 증상에서 질 삽입이 가능하도록 골반기저근을 훈련하기 위해서도 사용한다.

ㅊ

최음제 끌림, 욕구, 쾌감, 성적 행동을 증가시키는 것으로 여겨지는 식품에서 흔히 발견되는 물질이다.

친밀감 코디네이터 영화, TV, 연극 제작에서 시뮬레이션된 섹스 및 친밀한 장면을 조정하고 안무하는 전문가이다. 이런 장면에 관련된 사람들의 복지를 보호하는 일도 한다.

친밀함 대인관계의 역동성과 밀접함을 뜻한다. 어떤 이에게는 친밀함과 섹스가 긴밀한 관련이 있을 수 있지만, 이 둘이 동의어는 아니다. 친밀함이 반드시 성적이라거나, 성적 관계 또는 동반자 관계에서만 이루어질 필요는 없다. 친밀함은 정서적일 수도, 육체적일 수도 있다. 예를 들어 가족이나 친구와도 깊은 친밀함을 가질 수 있다.

ㅋ

코르티솔 부신에서 생성되는 신체의 주요 스트레스 호르몬이다.

콕 링 일반적으로 더 강한 발기를 유도하거나 발기를 더 오래 유지하기 위해 음경 기저부에 착용하는 링이다. 물리적으로 혈류를 제한해 음경에 혈액을 가두는 방식으로 작동한다. 다양한 버전이 있다.

킹크 파격적이고 비정상적인 것으로 간주되기 쉬운, 합의에 의한 성행위를 포괄적으로 일컫는 용어이다. 그런 사람을 표현할 때는 킹키라고 한다. 이 용어는 전통적인 '바닐라 섹스'의 반대말로 사용될 수 있다.

ㅌ

탄트라 섹스 탄트라는 고대 영적 수행의 일부인 섹스 수련법이다. 목표 지향적 섹스 모델보다 친밀함과 교감을 강조하며 섹슈얼리티와 영성을 결합하는 데 중점을 둔다.

텐팅 성적 자극과 흥분 중에 질이 겪는 과정을 뜻한다. 자궁이 위로 당겨지고 질이 확장되어 편안한 삽입을 위한 공간이 확보된다.

트랜스젠더(성전환자) 성 정체성이 지정 성별과 일치하지 않는 사람들을 지칭하는 포괄적인 용어이다.

ㅍ

페로몬 동물이 같은 종의 구성원에게 사회적 반응을 유발하기 위해 분비하는 화학 물질이다.

페티시 성적 흥분, 욕구, 만족과 강하게 연관된 물건 또는 비생식기 신체 부위를 뜻한다. 페티시를 가진 사람을 페티시스트라고 한다.

포르노 성적인 콘텐츠에 대한 노골적인 설명 및 묘사가 포함된 매체이다. 일반적으로는 영화 또는 인쇄물이지만 오디오일 수도 있다. 성적 흥분을 일으키고 유발하도록 고안된다.

폴리아모리(다자 연애) 관련된 모든 동반자가 정보에 입각한 합의 하에 동시에 두 명 이상의 사람과 연애 및 성적 관계를 맺는 것을 말한다. 윤리적 또는 합의적 논모노가미의 한 예이다.

피임 피임법이라고도 하며, 섹스로 인한 임신을 예방하기 위해 다양한 수단이나 기술을 의도적으로 사용하는 것을 말한다. 콘돔, 캡, 다이어프램 등의 차단 방식, 피임약, 호르몬 자궁 내 장치(IUS), 코일 등의 호르몬 방식, 비호르몬 구리 자궁 내 장치, 불임 시술, 자연가족계획법 등이 있다. 차단 방식은 성병의 전염을 예방하는 용도로도 쓸 수 있다.

ㅎ

합의 성행위에 참여하기 위한 모든 참여자 간의 지속적인 동의 과정이다. 강압 없이 자유롭고 명확하게 표명할 수 있어야 한다.

헤테로노머티브(이성애 규범) 이성애를 정상적이거나 선호되는 성적 지향으로 간주하는 개념과 추정이다. 이성애가 다른 성적 지향에 비해 특권을 누리는 경우가 많다는 점도 이성애 규범을 강화하는 원인 중 하나다.

화해 섹스(메이크업 섹스) 일반적으로 친밀한 관계나 동반자 관계에서 갈등 후 섹스를 뜻하는 속어다.

흥분 불일치 신체적 흥분과 심리적·정서적 흥분 사이의 단절로 몸과 마음이 일치되지 않는 상태다. 예를 들어 심리적으로는 흥분을 느끼지만 신체적 흥분을 경험하는 데 어려움을 겪거나 신체적 흥분은 느끼지만 이 성적 흥분이 감정으로 연결되지 않는 경우를 말한다.

기타

BDSM 본디지(Bondage), 훈육/지배(Discipline/Domination), 사디즘/복종(Sadism/Submission), 마조히즘(Masochism)의 머리글자를 모은 준말이다. 롤 플레이, 권력 교환, 강렬한 감각 자극을 포괄하는 다양하게 합의된 인간관계를 포괄적으로 지칭하는 용어다.

G스팟 '그래펜베르크 스팟'(Grafenberg spot)의 준말로, 질 앞벽의 몇 센티미터 안쪽에 위치한 매우 민감한 부위 또는 영역이다. 음핵 네트워크의 일부를 형성하는 이 부위는 성적 흥분 시 부풀어 오르며 자극을 통해 쾌감을 느낄 수 있다.

PDE5 억제제 '포스포디에스테라제 5형'(phosphodiesterase type 5) 억제제의 약자이다. 특정 조직으로의 혈류를 개선해 발기 부전 치료에 일반적으로 사용되는 약물이다. 여기에는 비아그라(실데나필), 시알리스(타다라필), 레비트라(바데나필), 스텐드라(아바나필)가 포함된다.

PEP '노출 후 예방'(post~exposure prophylaxis)의 준말인 이 약은 바이러스가 체내에 침투한 후 HIV 감염을 막을 수 있는 HIV 예방약이다. 노출 후 72시간 이내에, 가능한 한 빨리 복용해야 한다.

PIV 섹스 '질 내 음경'(penis in vagina)) 삽입을 뜻하는데, 성교 또는 삽입 섹스라고도 한다.

PrEP '노출 전 예방'(pre-exposure prophylaxis)의 약자로, HIV 음성인 사람이 섹스 전후에 복용해 HIV 감염 위험을 줄이는 약물이다.

참고문헌

모든 웹사이트 링크는 2023년 3월 기준이다.

11 페이지
Imperial College London (2019). [online]. By 2037 half of babies likely to be born to couples who met online. www. imperial.ac.uk/news/194152

16-17 페이지
Ditzen, B. et al. (2019). Intimacy as related to cortisol reactivity and recovery in couples undergoing psychosocial stress. *Psychosom Med.* 81(1). 16-25. DOI: 10.1097/01. psy.0000552769.11461.31
Murray, S. H. and Brotto, L. (2021). I want you to want me: a qualitative analysis of heterosexual men's desire to feel desired in intimate relationships. *J. Sex Marital Ther* [online]. 47 (5). 419-34. DOI.org/10.1080/0092623X.2021.1888830

22-23페이지
Educare. What is metacognition? (2020). [online] www. educare.co.uk/news/what-is-metacognition

26-27페이지
Hurlbert, D. F. (1991). The role of masturbation in marital and sexual satisfaction: a comparative study of female masturbators and nonmasturbators. *J Sex Educ Ther.* 17 (4). 272-82. DOI.10.1080/01614576.1991.11074029
Corrigan, F. M. (2014). Shame and the vestigial midbrain urge to withdraw. Neurobiology and treatment of traumatic dissociation. DOI: 10.1891/9780826106322.0009
The Monkey Therapist. [online] https://themonkeytherapist.com

32-33페이지
Davis, S. (2019). The neuroscience of shame. CPTSD foundation. [online]. https://cptsdfoundation. org/2019/04/11/the-neuroscience-of-shame/

34-35페이지
Rocco, S. C. (2019). Neuroanatomy and function of human sexual behaviour: A neglected or unknown issue? Brain and Behavior [online]. 9 (12). E01389. www.ncbi.nlm.nih.gov/pmc/articles/PMC6908863/

38 페이지
Warrell, M. (2015). Use it or lose it: The science behind self-confidence. *Forbes.* [online]. www.forbes.com/sites/margiewarrell/2015/02/26/build-self-confidence-5strategies

42-43 페이지
Meston, C. M. and Buss, D.M. (2007). Why humans have sex. *Arch Sex Behav.* [online]. 36. 477–507. https://labs.la.utexas.edu/mestonlab/files/2016/05/WhyHaveSex.pdf
Nagoski, E. (2015). *Come as You Are.* UK: Scribe

44-45페이지
Wnuk, A. (2018). Do hurt feelings actually hurt? *Brain Facts.* [online]. www.brainfacts.org/thinking-sensing-and-behaving/emotions-stress-and-anxiety
Garland, E. L. (2012). Pain processing in the human nervous system. *Prim Care.* 39 (3). 561–71. DOI: 10.1016/j.pop.2012.06.013
Hayati, A. (2014). The brain in pain. *Malays J Med Sci.* 21 (Spec Issue). 46–54. PMC4405805

46-47 페이지
Mitchell, K. R. et al. (2013). Sexual function in Britain: findings from the third national survey of sexual attitudes and lifestyles (Natsal-3). *Lancet.* [online] 382. 1817-1829. www.natsal.ac.uk/sites/default/files/2021-04/Natsal-3%20infographics.pdf
Wolfinger, N. H. (2021). Is the sex recession turning into a great sex depression? *IF Studies.* [online]. https://ifstudies.org/blog/is-the-sex-recession-turning-into-a-great-sex-depression
The Australian Study of Health and Relationships [online] www.ashr.edu.au/

48-49 페이지
UK Legislation. Equality Act 2010. [online]. www.legislation.gov.uk/ukpga/2010/15/section/6?view=extent

50-51 페이지
Mitchell, K. R. et al. (2013). Sexual function in Britain: findings from the third national survey of sexual attitudes and lifestyles (Natsal-3). *Lancet.* [online] 382. 1817-1829. www.natsal.ac.uk/sites/default/files/2021-04/Natsal-3%20infographics.pdf

52-53 페이지
Simon, W. and Gagnon, J. H. (1986). Sexual scripts: permanence and change. *Arch Sex Behav.* 15. 97–120. DOI: 10.1007/BF01542219

54-55 페이지
Schweitzer, R. D. (2015). Postcoital dysphoria: prevalence and psychological correlates. *Sex Med.* 3 (4). 235–43. DOI: 10.1002/sm2.74
Maczkowiack, J. and Schweitzer, R. (2019). Postcoital dysphoria: Prevalence and correlates among males. *J Sex Mar Ther.* 45 (2), 128-40. DOI: 10.1080/0092623X.2018.1488326
Bhardwaj, N. (2020). Is crying after sex normal? *Health Shots.* [online]. www.healthshots.com/intimate-health/sexual-health/is-crying-after-sex-normal-a-psychologist-answers/

56-57 페이지
Mcleod, S. (2023). Brain reward system. *Simply Psychology.* [online]. www.simplypsychology.org/brain-reward-system.html
Uniformed Services University of the Health Sciences (2017). How PTSD affects the brain. *Brainline.* [online]. www.brainline.org/article/how-ptsd-affects-brain

64-65페이지
Orwig, J. (2014). Scientists have discovered how common different sexual fantasies are. *Business Insider.* [online]. www.businessinsider.com/which-sexual-fantasies-are-normal-2014-10
Tseng, J. and Poppenk, J. (2020). Brain meta-state transitions demarcate thoughts across task contexts exposing the mental noise of trait neuroticism. *Nat Commun.* [online]. 11. 3480. DOI: 10.1038/s41467-020-17255-9
Lehmiller, J. (2018). *Tell Me What You Want: The Science of Sexual Desire and How It Can Help You Improve Your Sex Life.* Robinson.

68-69 페이지
Intima (2020). 25% of women can't correctly identify vagina [online]. www.intimina.com/blog/women-and-their-bodies/
Sex Education Forum. (2022). Young People's RSE Poll 2021. [online]. www.sexeducationforum.org.uk/resources/evidence/young-peoples-rse-poll-2021

Ferguson, R. M. et al. (2008). A matter of facts and more: An exploratory analysis of the content of sexuality education in The Netherlands. *Sex Ed.* [online]. 8 (1). 93-106. DOI: 10.1080/14681810701811878

The Eve Appeal (2016). Why 'vagina' should be part of every young woman's vocabulary. [online]. https://eveappeal.org.uk/wp-content/uploads/2016/07/The-Eve-Appeal-Vagina-Dialogues.pdf

Reeves, L. (2021). My vulva and I. Lydia Reeves. [online]. www.lydiareeves.com/my-vulva-and-i

Henshaw, P. (2022). Relationships and sex education: Too many still not being taught the basics. *SecEd.* [online]. www.sec-ed.co.uk/news/relationships-and-sex-education-too-many-still-not-being-taught-the-basics

US adolescents' receipt of formal sex education. (2022). Guttmacher Institute. [online]. www.guttmacher.org/fact-sheet/adolescents-teens-receipt-sex-education-united-states

Nielsen-Bohlman, L. (2004). Health Literacy: A prescription to end confusion. *US: NAP.* DOI: 10.17226/10883

70-71 페이지
Kalampalikis, A. and Michala, L. (2021). Cosmetic labiaplasty on minors: a review of current trends and evidence. *Int J Impot Res.* DOI: 10.1038/s41443-021-00480-1

Aleem, S. & Adams, E. J. (2012). Labiaplasty. *Obstet, Gynaecol Reprod Med.* 22 (2). 50-53. DOI: 10.1016/j.ogrm.2011.11.006

Turini, T. et al. The impact of labiaplasty on sexuality. *Plast Reconstr Surg.* 141 (1). 87-92. DOI: 10.1097/PRS.0000000000003921

72-73 페이지
Murphy, C. (2016). Sexperts say this is your most underrated erogenous zone – here's what to do to it. *Women's Health* [online]. www.womenshealthmag.com/sex-and-love/a19946348/mons-pubis-sex-tips/

Science Direct. Mon Pubis. [online]. www.sciencedirect.com/topics/medicine-and-dentistry/mons-pubis

74-75 페이지
Sullivan, C. and Jio, S. (2022). 21 vagina facts that every person with one should know. *Woman's Day* [online]. www.womansday.com/health-fitness/womens-health/a5466/8-things-you-didnt-know-about-your-vagina-113565/

Ilyich, I. (2021). What's the difference between vaginal discharge, arousal fluid, and cervical mucus? *Flo* [online]. https://flo.health/menstrual-cycle/health/vaginal-discharge/discharge-fluid-mucus

76-77 페이지
Maravilla, K. et al. (2003). Dynamic MR imaging of the sexual arousal response in women', *J Sex Marital Ther,* 29: 71-6. DOI: 10.1080/713847132

El-Hamamsy, D. et al. (2022). Public understanding of female genital anatomy and pelvic organ prolapse (POP); a questionnaire-based pilot study. *Int Urogynecol J.* 33. 309-18. DOI: 10.1007/s00192-021-04727-9

Gross, R. E. The clitoris, uncovered: an intimate history. *Scientific American.* (2020) [online]. www.scientificamerican.com/article/the-clitoris-uncovered-an-intimate-history/

O'Connell, H. E. and Sanjeevan, K.V. (2005). Anatomy of the clitoris. *PubMed.* 174 (4). 1189-95. DOI: 10.1097/01.ju.0000173639.38898.cd

78-79 페이지
National Cancer Institute. Penis. [online]. https://training.seer.cancer.gov/anatomy/reproductive/male/penis.html

80-81 페이지
Francken, A. B. et al. (2002). What importance do women attribute to the size of the penis? *Eur Urol.* 42 (5). 426-31. DOI: 10.1016/s0302-2838(02)00396-2

Tiggemann, M. et al. (2008). Beyond muscles: unexplored parts of men's body image. *J Health Psychol.* 13 (8). 1163–72. 10.1177/1359105308095971

GMFA. (2017). Penis anxiety is impacting gay men's self-esteem. *LGBT Hero.* [online]. www.lgbthero.org.uk/fs160-penis-anxiety-is-impacting-gay-mens-self-esteem

82-83 페이지
Tordoff, D. M. et al. (2022). Mental health outcomes in transgender and nonbinary youths receiving gender-affirming care. *JAMA Network Open.* 5 (2). E220978. DOI: 10.1001/jamanetworkopen.2022.0978

Stonewall. (2018). LGBT in Britain – Health (online). www. https://stonewall.org.uk/lgbt-britain-health

84-85 페이지
Vieira-Baptista, P. et al. (2021). G-spot: fact or fiction?. *Sex Med.* 9 (5). 100435. DOI: 10.1016/j.esxm.2021.100435

National Women's Health Network (2022). Is the G-spot real? *NWHN.* [online]. https://nwhn.org/is-the-g-spot-real/

Puppo, V. (2012). Does the G-spot exist? *Int Urogynecol J.* 23 (12). 1665-9. DOI: 10.1007/s00192-012-1831-y

Psychology Today (2009). The most important sexual statistic [online]. www.psychologytoday.com/us/blog/all-about-sex/200903/the-most-important-sexual-statistic

86-87 페이지
Bloom Ob/Gyn (2018). Vaginal Hygiene – Do's and Dont's. [online]. https://bloom-obgyn.com/vaginal-hygiene-dos-and-donts/

88-89 페이지
App, B. et al. (2006). Touch communicates distinct emotions. *American Psychological Association.* [online] 6 (3). 528–33. https://citeseerx.ist.psu.edu/viewdoc/download?doi=10.1.1.421.2391&rep=rep1&type=pdf

Wired (2017). The science of touch. [online] www.wired.co.uk/article/the-good-life-human-touch

Michels, L. et al (2010). The somatosensory representation of the human clitoris: an fMRI study, *NeuroImage* 49 (1). 177–84. DOI: 10.1016/j.neuroimage.2009.07.024

Crichon, P. (1994). Penfield's homunculus. *J Neurol Neurosurg Psychiatry.* 57 (525). Published Online First: 01 Apr 1994. DOI: 10.1136/jnnp.57.4.525

90-91 페이지
Nummenmaa, L. et al. (2016). Topography of human erogenous zones. *Arch Sex Behav.* 45 (5). 1207-1216. DOI: 10.1007/s10508-016-0745-z

Younis, I. et al. (2016). Female hot spots: extragenital erogenous zones. *Hum Androl.* 6 (1). 20-26. DOI: 10.1097/01.XHA.0000481142.54302.08

92-93 페이지
Masters, W. H. and Johnson, V. E. (1966). *Human sexual response.* US: Bantam Books.

Basson, R. (2001) Human sex-response cycles. *J Sex Marital Ther.* 27 (1). 33-43. DOI: 10.1080/00926230152035831

Chivers, M. L. et al. (2010). Agreement of self-reported and genital measures of sexual arousal in men and women *Arch Sex Behav.* 39 (1). 5–56. DOI: 10.1007/s10508-009-9556-9

94-95 페이지

Biga, L. M. et al. (2019). Physiology of arousal and orgasm. Anatomy and Physiology. Oregon State University. [online]. 1. 1864-72. https://open.oregonstate.education/aandp/chapter/27-5-physiology-of-arousal-and-orgasm/

Atomik Research Insights & Analytics. Co-op pharmacy erectile dysfunction PR Survey. [online]. www.atomikresearch.co.uk/case-studies-archive/co-op-pharmacy-erectile-dysfunction-pr-survey/

Davies, K. P. (2015). Development & therapeutic applications of nitric oxide releasing materials to treat erectile dysfunction. Future Sci OA. [online]. 1 (1). FSO53. DOI: 10.4155/fso.15.53

Shepherd Centre. Male Sexuality. [online]. www.myshepherdconnection.org/sci/sexuality/male-sexuality

Goldstein, I. The central mechanisms of sexual function. Boston University School of Medicine. [online]. www.bumc.bu.edu/sexualmedicine/publications/the-central-mechanisms-of-sexual-function/

96-97 페이지

Georgiadis, J. R. and Kringelbach, M. L. (2012). The human sexual response cycle: brain imaging evidence linking sex to other pleasures. Progr neurobiol. 98 (1). 49-81. DOI: 10.1016/j.pneurobio.2012.05.004

Stromberg, J. (2015). This is what your brain looks like during an orgasm. Vox. [online]. www.vox.com/2015/4/1/8325483/orgasms-science

Clarke, M. (2018). What's going on with hormones and neurotransmitters during sex. Atlas Biomed. [online]. https://atlasbiomed.com/blog/whats-going-on-with-hormones-and-neurotransmitters-during-sex/

Portner, M. (2008). The Orgasmic Mind: The neurological roots of sexual pleasure. Scientific American. [online]. www.scientificamerican.com/article/the-orgasmic-mind/

Wise, N. J., Komisaruk, B. R. et al. (2018). Brain activity unique to orgasm in women. J Sex Med. 14 (11). 1380-1391. DOI: 10.1016/j.jsxm.2017.08.014

98-99 페이지

Inverse. (2022). Why wearing socks during sex helps you have orgasms (online). www.inverse.com/mind-body/socks-sex-orgasms

100-101 페이지

ISSM's Communication Committee (2013). What is the refractory period? ISSM. [online]. www.issm.info/sexual-health-qa/what-is-the-refractory-period/

106-107 페이지

Lachowsky, M. and Nappi, R. E. (2009). The effect of oestrogen on urogenital health. Maturitas. 63 (2). 149-51. DOI: 10.1016/j.maturitas.2009.03.012

Chalabi, M. (2016). Going with the flow: how your period affects your sex drive. The Guardian. [online]. www.theguardian.com/lifeandstyle/2016/oct/15/how-period-affects-sex-drive-menstruation-ovulation

108-109 페이지

Wang, C. et al. (2011). Low testosterone associated with obesity and the metabolic syndrome contributes to sexual dysfunction and cardiovascular disease risk in men with type 2 diabetes. Diabetes Care. 34 (7). 1669-75. DOI: 10.2337/dc10-2339

Gettler, L. et al. (2011). Longitudinal evidence that fatherhood decreases testosterone in human males. PNAS. 108 (39). 16194-9. DOI: 10.1073/pnas.1105403108

Mount Sinai Today (2022). Testosterone. https://www.mountsinai.org/health-library/tests/testosterone

Marinov, D. (2022). Charts of average testosterone levels in male and female. HFS Clinic. [online]. https://hghfor-sale.com/blog/normal-testosterone-levels-by-age/

110-111 페이지

Wu, K. (2017). Love, actually: The science behind lust, attraction, and companionship. Harvard University. [online]. https://sitn.hms.harvard.edu/flash/2017/love-actually-science-behind-lust-attraction-companionship/

Owens, A. (2021). Tell me all I need to know about oxytocin. Psycom. [online]. www.psycom.net/oxytocin

Clarke, M. (2018). What's going on with hormones and neurotransmitters during sex. Atlas Biomed. [online]. https://atlasbiomed.com/blog/whats-going-on-with-hormones-and-neurotransmitters-during-sex/

Shoemaker, C. (2019). Male libido, testosterone, & neurotransmitters. Sanesco. [online]. https://sanescohealth.com/blog/male-libido-testosterone-nervous-system/

112-113 페이지

Kanter, G. et al. (2015). A strong pelvic floor is associated with higher rates of sexual activity in women with pelvic floor disorders. Int Urogynecol J. 26 (7). 991-96. DOI: 10.1007/s00192-014-2583-7

116-117 페이지

de Balzac, H. (2021). Scientific lessons to help you overcome self-doubt. Psychology Compass. [online]. https://psychologycompass.com/premium/self-doubt/

Cascio, C. N. (2015). Self-affirmation activates brain systems associated with self-related processing and reward and is reinforced by future orientation. Soc Cogn Affect Neurosci. 11 (4). DOI: 10.1093/scan/nsv136

Poirier, A. (2021). The Body Joyful. Woodhall Press.

118-119 페이지

Mitchell, K. R. et al. (2013). Sexual function in Britain: findings from the third national survey of sexual attitudes and lifestyles (Natsal-3). Lancet. [online]. 382. 1817-29. www.natsal.ac.uk/sites/default/files/2021-04/Natsal-3%20infographics.pdf

BMJ Best Practice. Sexual dysfunction in women. [online]. https://bestpractice.bmj.com/topics/en-gb/352

120-121 페이지

Vaginismus (online). www.vaginismus.com/

The Gynae Centre (2021). Vaginismus: Debunking The Myths. The Gynae Centre Blog. [online]. www.gynae-centre.co.uk/blog/vaginismus-debunking-the-myths/

122-123 페이지

LetsGetChecked (2020). 3 in 5 men in US affected by erectile dysfunction. PR Newswire. [online]. www.prnewswire.com/news-releases/3-in-5-men-in-us-affected-by-erectile-dysfunction---and-most-are-unaware-it-can-be-an-indicator-of-more-serious-health-problems-301003952.html

128-129 페이지

Fisher, H. et al. (2002). Defining the brain systems of lust, romantic attraction and attachment. Arch Sex Behav. 31 (5). 413-9. DOI: 10.1023/a:1019888024255

NPR/TED staff (2019). Helen Fisher: How Does Love Affect The Brain? NPR. [online]. www.npr.org/2019/11/22/780960553/helen-fisher-how-does-love-affect-the-brain

Van Edwards, V. (2016). The 3 stages of love. Science of People. [online]. www.scienceofpeople.com/3-stages-of-love/

Wu, K. (2017). Love, actually: the science behind lust, attraction, and companionship. Harvard University. [online].

https://sitn.hms.harvard.edu/flash/2017/love-actually-science-behind-lust-attraction-companionship/
Gottman, J. (2014). The 3 phases of love. The Gottman Institute. [online]. www.gottman.com/blog/the-3-phases-of-love/

130-131 페이지
Gurney, K. (2020). *Mind The Gap*. UK: Headline. p168.
Lifeworks (2017). What Basson's sexual response cycle teaches us about sexuality (online). www.lifeworkspsychotherapy.com/bassons-sexual-response-cycle-teaches-us-sexuality/

132-133 페이지
McClintock, M. K. (1971). Menstrual synchrony and suppression. *Nature*. 229. 244–45. DOI: 10.1038/229244a0
Verhaeghe, J. et al. (2013). Pheromones and their effect on women's mood and sexuality. *Facts, Views Vis ObGyn*. 5 (3). 189–95. PMID: 24753944

134-135 페이지
Eippert, F. (2009). Activation of the opioidergic descending pain control system underlies placebo analgesia. *Neuron*. 63 (4). 533-43. DOI: 10.1016/j.neuron.2009.07.014

136-137 페이지
Brough, E. (2009). Positive emotions and sexual desire among healthy women. Research Gate. [online]. www.researchgate.net/publication/30863012
Mercer, C. H. et al. (2003). Sexual function problems and help seeking behaviour in Britain: National probability survey. *Br Med J*. 327. 426–427. DOI: 10.1136/bmj.327.7412.426
Mitchell, K. R. et al. (2013). Sexual function in Britain: findings from the third national survey of sexual attitudes and lifestyles (Natsal-3). *Lancet*. 382. 1817-1829. www.natsal.ac.uk/sites/default/files/2021-04/Natsal-3%20infographics.pdf

138-139 페이지
Zhou, C. et al. (2018). Direct gaze blurs self-other boundaries. *J Gen Psychol*. 145 (3). 280-95. DOI: 10.1080/00221309.2018.1469465
Connole, S. (2019). Love: it's all in the eyes. Wholebeing Institute. [online]. https://wholebeinginstitute.com/love-its-all-in-the-eyes/
Jarick, M. and Bencic, R. (2019). Eye contact is a two-way street: arousal is elicited by the sending and receiving of eye gaze information. *Front Psychol*. 10 (1262). DOI: 10.3389/fpsyg.2019.01262
Nagasawa, M. (2015). Oxytocin-gaze positive loop and the coevolution of human-dog bonds. *Science*. 348 (6232). 333-36. DOI: 10.1126/science.1261022

140-141 페이지
Gurney, K. (2020). *Mind The Gap*. UK: Headline.

142-143 페이지
Frederick, D. A. et al. (2016). What keeps passion alive? Sexual satisfaction is associated with sexual communication, mood setting, sexual variety, oral sex, orgasm and sex frequency in a national U.S. study. *J Sex Research*. 54 (2). 186-201. DOI: 10.1080/00224499.2015.1137854
Gillespie, B. J. (2016). Correlates of Sex Frequency and Sexual Satisfaction Among Partnered Older Adults. *J Sex Marit Ther*. 43 (5). DOI: 10.1080/0092623X.2016.1176608

144-145 페이지
Pfeuffer, R. (2023). A list of 25 sexual kinks and fetishes we know you're curious about. Men's Health. [online]. www.menshealth.com/sex-women/a33338854/kinks-fetish-list/

149 페이지
Kalmbach, D. A. et al. (2015). The impact of sleep on female sexual response and behavior. *J Sex Med*. 12 (5). 1221–32. DOI: 10.1111/jsm.12858

150-151 페이지
Barberia, J. M. et al. (1973). Diurnal variations of plasma testosterone in men. *Steroids*. 22 (5). 615-626. DOI: 10.1016/0039-128X(73)90110-4

152-153 페이지
This Works (2020). Love sleep report. https://viewer.joomag.com/love-sleep-report-final-2020-love-sleep-report-final/0922298001580726302?

154-155 페이지
Trigwell, P. et al. (2015). The Leeds psychosexual medicine service: an NHS service for sexual dysfunction. *Sex Relation Ther*. 31 (1). 32-41. DOI: 10.1080/14681994.2015.1078459
Linschoten, M. et al. (2016). Sensate focus: a critical literature review. *Sex Relation Ther*. 31 (2). 230-47. DOI: 10.1080/14681994.2015.1127909

158-159 페이지
Dee, J. (2016). The dual control model – Why you sometimes can't get in the mood for sex. Uncovering Intimacy. [online]. www.uncoveringintimacy.com/dual-control-model-sometimes-cant-get-mood-sex/
Map Education and Research Foundation. The history of the sexual tipping point® model. [online]. www.mapedfund.org/history
Bancroft, J. and Janssen, E. (2000). The dual control model of male sexual response: a theoretical approach to centrally mediated erectile dysfunction. *Neurosci Biobehav Rev* 24 (5). 571-79. DOI: 10.1016/s0149-7634(00)00024-5
Kinsey Institute. Dual control model of sexual response. [online]. https://kinseyinstitute.org/research/dual-control-model.php

160-161 페이지
Embrace Sexual Wellness (2020). Arousal non concordance. ESW Blog. [online]. www.embracesexualwellness.com/esw-blog/arousalnonconcordance
Jean-Baptiste, O. (2021). The common sexual health issue you probably didn't know about. The Zoe Report. [online]. www.thezoereport.com/wellness/what-is-arousal-non-concordance
Chivers, M. L. et al. (2010). Agreement of self-reported and genital measures of sexual arousal in men and women. *Arch Sex Behav*. 39 (1). 5-56. DOI: 10.1007/s10508-009-9556-9
Brotto, L. A. et al. (2016) Mindfulness-based sex therapy improves genital-subjective arousal concordance in women with sexual desire/arousal difficulties. *Arch Sex Behav*. 45 (8). 1907-1921. DOI: 10.1007/s10508-015-0689-8
Chivers, M. L. and Brotto. L. A. (2017). Controversies of women's sexual arousal and desire. *Euro Psychol*. 22 (1). 5-26. DOI: 10.1027/1016-9040/a000274

162-163 페이지
Gurney, K. (2020). *Mind The Gap*. UK: Headline.

164-165 페이지
Lehmiller, J. (2018). *Tell me what you want: the science of sexual desire and how it can help you improve your sex life*. Robinson.

166 페이지
Meston, C. M. and Buss, D.M. (2007) Why humans have sex. *Arch Sex Behav*. [online]. 36. 477-507. https://labs.la.utexas.edu/mestonlab/files/2016/05/WhyHaveSex.pdf

170-171 페이지
Frederick, D.A. et al. (2018). Differences in orgasm frequency among gay, lesbian, bisexual, and heterosexual men and women in a U.S. national sample. *Arch Sex Behav* 47, 273–88. DOI: 10.1007/s10508-017-0939-z
Mintz, Laurie. B. (2017). Becoming cliterate: why orgasm equality matters and how to get it. HarperOne, Harper Collins.
Kinsey, A. et al. (1953). *Sexual Behavior in the Human Female.* Philadelphia: W. B. Saunders.

172-173 페이지
Herbenick, D. et al. (2019). Women's sexual satisfaction, communication, and reasons for (no longer) faking orgasm: findings from a U.S. probability sample. *Arch Sex Behav.* DOI: 10.1007/s10508-019-01493-0
Muehlenhard, C. L. and Shippee, S. K. (2010). Men's and women's reports of pretending orgasm. *J Sex Res.* 47 (6). 552-67. DOI: 10.1080/00224490903171794.
Ballard, J. (2022). Women are more likely than men to say they're a people-pleaser. YouGov America. [online]. https://today.yougov.com/topics/society/articles-reports/2022/08/22/women-more-likely-men-people-pleasing-poll

176-177 페이지
Ramírez-Villalobos, D. et al. (2021). Delaying sexual onset: outcome of a comprehensive sexuality education initiative for adolescents in public schools. *BMC Public Health.* 21 (1439). DOI: 10.1186/s12889-021-11388-2
Peanut and Headspace (2021). Your sexual wellness isn't taboo. [online] www.peanut-app.io/blog/peanut-headspace-sexual-wellness-for-women

180-183 페이지
Brotto, I. (2018). *Better Sex Through Mindfulness: How Women Can Cultivate Desire.* Greystone Books Ltd
Hamilton, L. D. et al. (2008). Cortisol, sexual arousal and affect in response to sexual stimuli. *J Sex Med.* 5 (9). 2111–8. DOI: 10.1111/j.1743-6109.2008.00922.x
Goyal, M. et al. (2014). Meditation Programs for Psychological Stress and Well-being. *JAMA Intern Med.* 174(3): 357-368. DOI:10.1001/jamainternmed.2013.13018

186-187 페이지
Kinsey, A. C. et al. (1948/1998). *Sexual Behavior in the Human Male.* Philadelphia: W. B. Saunders; Bloomington: Indiana U. Press. [Kinsey's Heterosexual-Homosexual Scale, 636–659.]

194-195 페이지
World Health Organization. Sexual health. [online]. www.who.int/health-topics/sexual-health#tab=tab_2

198-201 페이지
NHS. Your contraception guide. [online]. www.nhs.uk/conditions/contraception/

204-205 페이지
World Health Organization. Sexually transmitted infections (STIs). [online]. www.who.int/news-room/fact-sheets/detail/sexually-transmitted-infections-(stis)
Centers for Disease Control and Prevention. Genital HPV Infection – Basic Fact Sheet. [online]. www.cdc.gov/std/hpv/stdfact-hpv.htm
NHS. HPV vaccine overview. [online]. www.nhs.uk/conditions/vaccinations/hpv-human-papillomavirus-vaccine/
Vaccine Knowledge. HPV Vaccine (Human Papillomavirus Vaccine). [online]. https://vk.ovg.ox.ac.uk/hpv-vaccine#The-impact-of-the-HPV-programme

Centers for Disease Control and Prevention. HPV Vaccine Safety and Effectiveness. [online]. www.cdc.gov/vaccines/vpd/hpv/hcp/safety-effectiveness.html

206-207 페이지
Pebody, R. (2021). What is the window period for HIV testing? NAM. [online]. www.aidsmap.com/about-hiv/what-window-period-hiv-testing

210-211 페이지
Bremner, J. D. (2006). Traumatic stress: effects on the brain. *Dialogues Clin Neurosci.* 8 (4). 445-61. DOI: 10.31887/DCNS.2006.8.4/jbremner
Elzinga, B. M. and Bremner, J. D. (2002). Are the neural substrates of memory the final common pathway in posttraumatic stress disorder (PTSD)? *J Affect Disord.* 70 (1). 1-17. DOI: 10.1016/s0165-0327(01)00351-2
Yoon, S.A.and Weierich, M.R. Persistent amygdala novelty response is associated with less anterior cingulum integrity in trauma-exposed women. *Neuroimage Clin.* 2017 Jan 16; 14: 250-259. DOI: 10.1016/j.nicl.2017.01.015

220-221 페이지
Lisitsa, E. (2012). An introduction to emotional bids and trust. The Gottman Institute. [online]. www.gottman.com/blog/an-introduction-to-emotional-bids-and-trust/

225 페이지
Holmes, L. G. (2021). A sex-positive mixed methods approach to sexting experiences among college students. *Comput Hum Behav.* 115. DOI: 10.1016/j.chb.2020.106619
McNichols, N. K. (2021). Some surprising benefits of sexting in a relationship. Psychology Today. [online]. www.psychologytoday.com/gb/blog/everyone-top/202106/some-surprising-benefits-sexting-in-relationship

227 페이지
Eisenberger, N. I. (2012). Broken hearts and broken bones: a neural perspective on the similarities between social and physical pain. *Current Directions in Psychol Sci.* 21 (1). 42–47. DOI: 10.1177/0963721411429455

228-229 페이지
Relate (2018). Over a quarter of relationships are 'sexless'. [online]. www.relate.org.uk/get-help/over-quarter-relationships-are-sexless

230-231 페이지
NHS. Sex and contraception after birth. [online]. www.nhs.uk/conditions/baby/support-and-services/sex-and-contraception-after-birth/
Extend Fertility. Fertility Statistics by Age. [online]. https://extendfertility.com/your-fertility/fertility-statistics-by-age/
La Leche League International. Breastfeeding and sex. [online]. www.llli.org/breastfeeding-info/breastfeeding-and-sex/

232-233 페이지
Vinmec. How does the penis change with age? [online]. www.vinmec.com/en/news/health-news/healthy-lifestyle/how-does-the-penis-change-with-age/

234-235 페이지
NHS. Menopause. [online]. www.nhs.uk/conditions/menopause/

찾아보기

Data credits

The publisher would like to thank the following for their kind permission to reproduce their data:

p.65: Lehmiller, J. (2018). *Tell Me What You Want: The Science of Sexual Desire and How It Can Help You Improve Your Sex Life.* Robinson. p.131. Data from Rose.

p.131: Rosemary Basson. (2001). Female sexual response: the role of drugs in the management of sexual dysfunction, *Obstet and Gynecol*, 98 (2), 2001. 350-353, ISSN 0029-7844. DOI:10.1016/S0029-7844(01)01452-1.

p.161: Chivers M. L., et al. (2010) Agreement of self-reported and genital measures of sexual arousal in men and women: a meta-analysis. *Arch Sex Behav*. Feb; 39 (1): 5-56. DOI: 10.1007/s10508-009-9556-9.

p.170: Frederick, D.A., et al. (2018). Differences in orgasm frequency among gay, lesbian, bisexual, and heterosexual men and women in a U.S. national sample. *Arch Sex Behav*. 47: 273–288. DOI: 10.1007/s10508-017-0939-z

p.221: The Gottman Institute: https://www.gottman.com/blog/turn-toward-instead-of-away/

p.225: Laura Graham Holmes, A. Renee Nilssen, Deanna Cann, Donald S. Strassberg. (2021). A sex-positive mixed methods approach to sexting experiences among college students, *Computers in Human Behavior*, V 115. 106619. DOI: 10.1016/j.chb.2020.106619

감사의 말

지은이_케이트 모일

성심리 및 관계 치료사, EFS - ESSM 인증[유럽 성과학 연맹(European Federation of Sexology)과 유럽 성 의학 협회(European Society for Sexual Medicine)의 연합 인증 - 옮긴이] 성과학자이자 'The Wesual Wellness Sessions' 팟캐스트의 진행자다. 사람들이 성생활과 연애 관계에서 직면하고 있는 문제를 해결하고 성적 건강, 웰빙, 행복의 자리에 도달할 수 있도록 돕는 대화 치료 분야에서 일하고 있다. 저자는 교육과 대화의 힘이 섹스에 관한 문화를 더 나은 방향으로 변화시킬 수 있다고 진심으로 믿는다. 심리학 학사 학위와 통합 성심리 치료 수료증, 관계 치료 석사 학위를 보유하고 있다. 치료실에서 배운 지식과 경험을 바탕으로 성적 웰빙 관련 전문 컨설턴트로서 여러 브랜드 및 미디어와 협력하고 있으며, 패널, 팟캐스트, 미디어, 행사에 정기적으로 게스트로 출연하고 있다.

홈페이지: www.katemoyle.co.uk

인스타그램: @KateMoyleTherapy

지은이의 말

섹스를 주제로 한 책을 쓰고 싶다는 생각은 늘 하고 있었지만, DK의 자라 안바리에게 제안을 받기 전까지는 어떤 책이 될지 구체적으로 생각하지 못했다. 내 일의 가장 큰 부분 중 하나가 질문을 던지고 사람들이 스스로 답을 찾도록 돕는 것이니만큼, 이 책에 많은 사람들이 일생 동안 섹스에 대해 갖는 질문이 최대한 많이 반영되었기를 바란다.

맨 먼저 런던에 있는 성심리 건강센터의 성심리 치료 훈련 과정 설립자이자 교사인 캐비 라피에게 감사를 표한다. 캐비가 나에게 훈련에 참여할 수 있는 자리를 제안하던 날의 열린 마음과 말들은 내 기억 속에 깊이 새겨져 있으며, 이 일에 대한 내 사랑의 시작이었다.

지혜를 공유해 주신 과거와 현재의 동료와 상사 여러분들에게 감사한다. 그 분들 한 명 한 명에게서 무언가를 배웠다. 특히 항상 지속적인 지원을 해준 실바 네베스를 언급하지 않을 수 없지만, 이 책을 집필하는 과정에서 조언을 아끼지 않은 카트리오나 보파드, 에이오이프 드루리, 클레어 포크너, 나오미 서튼 박사, 줄리 세일, 사라 웰시 박사에게도 특별한 감사의 말을 전하고 싶다. 질문을 받아주고 명확하게 답변해주셔서 감사하다.

치료 의자에서 내 맞은편에 앉아 본 적이 있는 모든 사람에게 감사한다. 그 자리에 와 본 분이라면 누구나 처음 예약하고 참석하는 것이 얼마나 어려운 일인지, 그리고 치료가 얼마나 힘든 일인지 알

것이다. 내 직업은 일종의 특권이며 함께 일하는 모든 사람들로부터 인간의 섹스에 대해 새로운 것을 배운다. 섹스에는 미묘한 부분이 너무나 많기 때문에 사람을 통해서, 그리고 그들의 실제 경험을 통해서만 완전히 이해할 수 있다. 이런 이해는 학문적으로는 습득할 수 없다.

그리고 집과 가족, 친구들에게 감사한다. 이들의 도움이 없었다면 나는 어떤 일도 할 수 없었을 것이다. 한 가지 일에만 모든 시간을 집중하는 것은 불가능한데, 이 책이 책장 위에 오르기까지는 모든 사람이 큰 역할을 해주었다. 내 인생의 여러 부분을 만들어준 많은 사람들이 있으며 정신적, 육체적, 정서적 지원과 육아에 대한 도움이 없었다면 이 책을 쓰기란 불가능했을 것이다. 특히 처음부터 나를 지지해주시고 원하는 곳에 도달할 수 있게 항상 도와주신 부모님과 가족, 그리고 치료사의 배움은 끝이 없다는 것을 알면서도 항상 나의 아이디어와 야망을 격려해 주는 남편에게, 모든 것이 감사하다.

그리고 내 자녀, 조카, 손자, 더 나아가 모든 미래 세대에게 이 책이 섹스 문화를 더 나은 방향으로 변화시키는 데 작은 도움이 됐으면 좋겠다. 이 책이 나오기까지 많은 노력을 기울인 다른 분들께도 큰 감사를 드린다. DK의 베키 알렉산더, 글렌다 피셔, 이지 홀튼이 그 주인공이다. 특히 이 책의 편집자이자 무한한 인내심과 호기심을 보여준 클레어 크로스, 디자이너인 엠마와 톰 포지, 놀라운 일러스트를 그려준 조슬린 코버루비어스에게 감사의 마음을 전한다.

그린이_조슬린 코버루비어스

미니멀리즘 아트를 통해 여성의 정신 건강, 신체 규범, 섹슈얼리티, 일상 생활을 표현함으로써 사람들에게 자신의 피부에 대한 소속감과 자신감을 선사하는 것을 즐기는 아티스트다. 뉴욕에 거주하고 있다.

인스타그램: @joce_cova

옮긴이_강세중

서울대학교 수학교육과를 전공하였으며, IT회사에서 다년간 근무하였다. 현재 번역에이전시 엔터스코리아에서 출판기획 및 전문 번역가로 활동 중이다. 주요 역서로는 『고도 엔진4: 게임 개발 프로젝트』 『아주 이상한 수학책』 『엘리멘탈 아트북』 『게임 시스템 디자인 입문』 『토비의 과일 농장』 『토비의 작은 나무들』 『던전 앤 드래곤 아트북』 등이 있다.

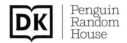

섹스의 과학

발행일   2024년 12월 23일 초판 1쇄 발행
지은이   케이트 모일
그린이   조슬린 코버루비어스
옮긴이   강세중
발행인   강학경
발행처   시그마북스

등록번호 제10-965호
주소   서울특별시 영등포구 양평로 22길 21 선유도코오롱디지털타워 A402호
전자우편 sigmabooks@spress.co.kr
홈페이지 http://www.sigmabooks.co.kr
전화   (02) 2062-5288~9
팩시밀리 (02) 323-4197
ISBN   979-11-6862-266-1 (03510)

* 시그마북스는 ㈜시그마프레스의 단행본 브랜드입니다.

First published in Great Britain in 2023 by
Dorling Kindersley Limited
DK, One Embassy Gardens, 8 Viaduct Gardens,
London, SW11 7BW

The authorised representative in the EEA is
Dorling Kindersley Verlag GmbH. Arnulfstr. 124,
80636 Munich, Germany

Original Title: The Science of Sex: Every Question About Your
Sex Life Answered
Text copyright © Kate Moyle 2023
Artwork copyright © Jocelyn Covarrubias 2023
2023 Copyright © 2023 Dorling Kindersley Limited
A Penguin Random House Company
10 9 8 7 6 5 4 3 2 1
001–333478–Sept/2023

A CIP catalogue record for this book
is available from the British Library.
ISBN: 978-0-2415-9329-5

Printed and bound in China

www.dk.com

감수를 맡아준 킷 헤이얌 박사님, 교정을 맡아준 클레어 웨더번-맥스웰, 색인을 작성해준 힐러리 버드에게 DK가 감사의 마음을 전합니다.

면책 조항

이 책의 정보는 다루고 있는 특정 주제와 관련해 일반적인 지침을 제공하기 위해 작성됐습니다. 특정 상황과 특정 장소에 대한 의료, 건강 관리, 제약, 기타 전문적인 조언을 대신할 수 없으며 그런 용도로 사용해서도 안 됩니다. 의학적 치료는 시작, 변경, 중단하기 전에 담당 주치의와 상담하시기 바랍니다. 지은이가 아는 한, 이 책에서 제공한 정보는 2023년 3월을 기준으로 정확한 최신 정보입니다. 관행, 법률, 규정은 모두 변경되기 마련이므로 독자는 이런 문제에 대해서 최신 전문가의 조언을 구해야 합니다. 이 책에 제품이나, 치료법, 조직의 명칭이 언급됐다고 해서 이를 저자 또는 출판사가 보증한다는 의미는 아니며, 그런 명칭이 누락됐다고 해서 인증 거부를 의미하지도 않습니다. 지은이와 출판사는 법이 허용하는 한 이 책에 포함된 정보의 사용 또는 오용으로 인해 직간접적으로 발생하는 모든 책임을 부인합니다.

성 정체성에 대한 참고 사항

DK는 모든 성 정체성을 인정하며, 태어날 때 성기를 기준으로 지정 받은 성별이 자신의 성 정체성과 일치하지 않을 수 있음도 인정합니다. 사람은 스스로를 어느 성별로도, 또는 성별이 없는 것으로 식별할 수 있습니다(여기에는 시스 또는 트랜스 여성, 시스 또는 트랜스 남성, 기타 논바이너리인 사람을 포함하되 이에 국한되지 않습니다).

성별 언어와 그 언어의 사회적인 사용이 진화함에 따라 과학계와 의학계는 자신들의 표현을 계속해서 재평가하고 있습니다. 이 책에 언급된 대부분의 연구에서는 지정 성별 여성인 사람을 일컬을 때 '여성'이란 말을, 지정 성별 남성인 사람을 일컬을 때 '남성'이란 말을 사용합니다.